胎兒心理學

李光濬

胎兒心理學

李光濬

杏林書院

머리말

　필자가 태아심리학에 관심을 갖기 시작한 것은 1980년대 중반이었다. 그때는 관심만 갖고 있었기에 틈나는 대로 관련자료를 찾아보긴 했지만 관련 있는 자료라 해도 불교에 있어서의 태생론 관련 자료와 일본학자들이 쓴 임신론 관련 논문 정도였다. 그리고 미국 유학에서 돌아온 지인으로부터 미국에는 출생전 심리학 관련 논문이 많이 나온다는 말을 들은 기억이 있을 뿐이었다. 그리고 1986년 당시 필자는 카운슬링과 불교의 선심리학적 연구를 위해 일본의 고마자와 대학[駒澤大學]으로 가서 다년간 연구생활을 한 후, 두 번째로 2001년도 당시 일본의 문부과학성 산하 국제일본문화연구센터에서 연구생활을 할 계기가 주어졌다. 이때 필자의 연구과제는 '태생론에 대한 선심리학적 연구'로 태생론과 관련된 연구자료들을 다수 접하게 되고 또 어느 정도 기반을 세울 수 있었으며, 그밖에도 필자에게 있어서 매우 중요한 관심 있는 자료들을 구할 수 있는 계기가 되었다.

　그러나 그 중의 한 분야로 연구센터에서 '태생학'의 문제를 연구과제로 삼고자 하였던 것은 태아학은 학문적으로는 인간과학의 제일 기반이 되는 학문이기 때문이고, 국가적으로는 우수 민족 문제의 연구기반이 되며, 개인적으로는 우월적 인격문제를 다룰 수 있는 기초학문이기 때문이었다. 여기에서 태생학(胎生學)과 태아학(胎兒學)의 차이는 태생학이란 태(胎)가 생기기 시작하는 원초적인 문제에 중점이 주어지는 것이고, 태아학이란 말 그대로 태아가 10개월간에 걸쳐 발생·발달하는 전 과정을 뜻하는 것이다. 같은 범주에 속하는 학문이라고는 해도 태생학은 생명과학 쪽에 가깝고 태아학은 산부인과학 쪽에 가깝다고 볼 수 있으며, 태아심리학은 생명과학과 산부인과학의 지식들을 심리학적으로 실험과 더불어 응용할 수 있는 분야라고 보아 좋을 것이다.

그리고 2-3년 전 귀국하면서 부족한 여건 속에서도 '태아심리학'을 국내에서 출판할 수 있는 시간적 여유가 주어져 한 권의 책을 저술하기로 하였다. 그러나 저술이라고는 해도 이 분야는 생명과학과 산부인과학자들의 피땀 어린 연구자료들을 심리학적 지식으로 살펴보면서 생명과학·산부인과학 내지는 모성간호학·심리학의 융합적인 연구를 위한 '태아심리학'의 정립과 발전을 위한 기초를 닦는다고 하는 생각으로 집필하기로 하였다. 때문에 필자의 저술환경 또는 저술 성격상 일본의 자료들을 중심으로 많은 부분에서 구절구절 그대로 인용한 부분이 많을 것이고 이것은 다만 전체적으로 '태아심리학'의 학문적 체계를 세우기 위해서 전적으로 융합적인 사고에 의지하기로 한 것이다.

그 내용에 있어서는 태아심리학의 일반적인 내용 즉 태생기의 발달과정과 행동발달문제, 뇌의 발달과 지능문제, 뇌발육과 영양분 문제, 발달장애문제 등과 더불어 유전과 환경문제 특히 심리유전학적문제와 환경은 태아가 자라는 환경으로서의 태교를 중심으로 살펴보고, 끝으로 동양의 태생론으로서 불교와 동양의학에 있어서의 태생론을 간략히 소개해 두기로 하였으나 언제나 그렇듯이 시간적으로나 자료 이용면에 있어서 아쉬운 느낌을 지울 수가 없다. 이에 무엇보다 태아심리학 관련 연구는 앞으로 더 많은 발전적인 연구가 있기를 바라는 마음 간절하고 또 필자 역시 그러한 마음으로 이 글을 쓴다.

그리고 불교에 있어서의 태생론이나 동양의학에 있어서의 태생론 연구가 중요한 것은 현대의 생명과학과 뇌과학 분야의 연구에 있어서 매우 중요한 지식 정보를 제공해 줄 뿐만 아니라 불교와 동양의학 자체에 있어서의 이론들이 현대의 과학적인 검증을 거침으로써 서양의 과학으로부터 인정을 받게 될 것이고 그러한 연구는 동양사상과 서양과학의 철저한 융합적인 학문으로 발전하게 될 것이기 때문이다.

　　그리고 한국에서 이 태아심리학을 저술하고 출판하는 과정에서 언급하고 싶은 점이 있다. 전 문화부 장관 고 이어령 교수님께서 2004년 필자가 연구생활을 하고 있던 일본의 국제일본문화연구센터에 외국인 연구원(객원교수)로 오셔서 1년간 함께 지내신 적이 있었다. 이때에 필자의 연구하는 내용들을 보시고는 "이 선생, 한국으로 돌아가서 하자구, 서양의 학자들하고는 다르잖아, 그 사람들이 이것을 어떻게 알아" 하면서 귀국을 하신 후 어디 연구할 곳 좀 만들 수 없을까. 수년을 두고 이리저리 힘써 주시던 모습을 생각하면 너무도 고맙고 감사할 뿐이고, 이 책도 생전에 한 권 올려 드리고자 했었으나 기왕에 떠나신 길 하늘나라에서 영화로운 복락 즐거이 누리시기를 기원한 뿐이다.

　　끝으로 이 책을 읽으시는 독자여러분들, 좋은 자손 두시고 좋은 사회 이루어 주시는 인연에 감사하고, 또 여러 가지로 어려운 시절, 이 책의 출판을 흔쾌히 받아 주신 사장님과 직원 여러분들께도 감사를 드린다.

2023년 8월 좋은 날
이 광준

[차례]

제2장 태생기의 발달과정

제3장 심리적 행동발달

제7장 환경으로서의 태교(胎敎)

제8장 동양의 태생론

제1장 태아심리학 서설

Ⅰ. 태아심리학의 개념

1. 심리학과 태아심리학

1) 심리학이란

심리학(psychology)이란 말 그대로 마음(心)의 이치(理), 즉 마음의 작용기전에 대한 법칙을 밝히는 학문을 말한다. 마음의 작용기전이란 인간의 지적, 정의적(情意的) 정신활동이다. 그 법칙을 밝힌다고 하는 것은 마음이 어떠한 조건에서 어떠한 작용을 하는가라는 것으로서 조건과 마음의 작용 간에 대한 상호적인 일정한 관계를 밝히는 것을 말한다.

현재 심리학의 연구분야는 다양한 방면에 걸쳐 있어서 단순히 인간의 출생 이후의 심리에만 국한하고 있지 않으며 출생하기 이전의 태아의 행동이나 내면에 관한 연구 등은 출생전 심리학(出生前心理學) 즉 태아기의 심리학이라 하여 심리학의 한 분야로 연구되고 있다.[1] 그리하여 현대의 심리학은 인간의 출생 이후의 마음이나 행동, 혹은 태아의 행동에 대한 모든 법칙을 밝히는 과학으로서 발전하고 있는 것이다.

---

1) 藤掛永良 編: 發達心理學, 建帛社, 平成8年, p.1

2) 태아심리학이란

태아심리학(prenatal psychology)에 있어서의 태생기(胎生期)란 수정으로부터 출생까지의 약 260-270일간 즉 모친의 최종 월경 제1일부터 계산해서 약 40주간에 걸친 모친의 태내에 있는 기간을 말한다. 태아심리학을 fetus psychology로 쓰는 경우도 있지만 fetus란 태생기(胎生期)의 배(胚), 태아의 의미가 있고, prenatal이란 출생 전의 태아기의 의미가 있으므로 fetus는 태생론 심리학의 의미로 쓰는 것이 좋을 것 같다. 태아기는 일반적으로 난체기(卵體期), 배아기(胚芽期), 태아기(胎兒期)의 3기로 나누어 볼 수 있고, 이때 난체기(embryo)는 수정 후 0-8주(임신 10주:胎芽, 胚, 胎生)까지를 말한다. 이 시기에 주요 장기들이 형성되기 시작되고 그 이후 태아(prenatal) 시기에 세상에 나오기 위해서 성장과 준비를 하는 것이다.

일반적으로 최근에 이르기까지 태아는 양수 속에서 아무 것도 생각하지 못하고, 감각 역시 별로 발달하지 않고, 인간의 행동의 원리가 해당되지 않는 존재라고 여기고 있었다. 그러나 초음파단층법(超音波斷層法) 등의 의료기기의 발달에 의해 자궁내의 태아 행동을 실제 있는 그대로 관찰할 수 있게 됨에 따라 지금까지의 예상을 훨씬 뛰어넘는 능력을 갖고 있다고 하는 것을 알게 되었다. 태아는 학습을 하며 모친의 행동에 영향을 받으면서 기뻐하고 슬퍼하며 두려움을 나타내고 있다고 보여지는 행동들을 취하는 것이다.

인간의 일생은 수정부터 시작된다고 여겨지지만 겨우 0.1mm의 무게를 잴 수도 없을 정도로 가벼운 수정란이 10개월도 안되어 키가 약 50cm, 몸무게는 약3kg 전후로 성장하여 인간으로서의 형태를 이루는 태생기는 인간의 일생 가운데에서 가장 변화가 심하고, 심리발달이 눈부신 중요한 시기인 것이다.[2]

이상과 같이 태아심리학(prenatal psychology)은 심리학의 한 분야로서 주로 인간이 수태되고 출생에 이르기까지의 태생기 동안 이루어지는 심신의 행태와 기능의 변화과정, 그리고 그 규정요인 등을 연구하며 발달에 대한 법칙을 다루는 학문이다.

2. 태아심리학의 연구동향

1) 태아심리학의 연구동향

태아심리학은 본래 수태에서부터 출생에 이르기까지의 태아기의 정신·신체적인 발달에 관한 연구를 주로 하는 학문이지만, 근래에 들어서는 생애발달심리학(lifespan developmental psychology)의 한 부분으로서 본래의 발달심리학 가운데에 특히 출생기 이전과 이후의 유아기 내지 성인기, 노년기를 포함한 전 생애를 대상으로 한 발달과정에 있어서의 출생 전 심리학을 강조하는 의미로서 사용되기도 한다.

어쨌건 태아기라고 하거나 출생 전이라고 하는 기간은 인간이 생물학적으로 거의 10개월의 과정을 거쳐 태어나는 것이기 때문에 이 10개월간의 태아기의 발달과정에 대한 연구는 다른 동물들과는 비교가 안 될 정도로 커다란 환경의 영향을 받게 되는 것이다. 그리고 이 태아기의 초기 경험의 연구는 발생발달의 과정에 있다고 보는 입장에서 보면 인간과학 관련 제 분

---

2) 藤掛永良 編, 發達心理學: 千原 美重子, 「胎生期の發達」, 建帛社, 平成8年, p.41.

야에 있어서 커다란 공헌을 하고 있는 것이다.

2) 신생아기의 연구동향

신생아기 발달연구 역시 태생기의 연구와 마찬가지로 새로운 연구법이 개발되어 한층 활발해지고 있다. 이 점은 최근의 발달심리학 연구에 있어서 하나의 커다란 특징인 것이다. 이러한 연구들은 인간의 발달에 있어서 소위 초기경험의 중요성을 지적하는 것으로 되었던 것이다. 초기경험이란 태생기, 신생아기 등, 생애의 초기단계에서의 경험이 그 후의 심신 발달에 명백한 영향을 미친다고 하는 현상인 것이다. 이러한 것들에 대해서 종래로부터 태교가 중요하고, '세 살 어린이의 정신이 백 살까지'라는 속담으로도 표현되며, 성격형성에 있어서의 태생기, 유유아기의 중요성이 강조되고 있었던 것이다.

후지타 스베루[藤田 統]는 신판『심리학사전』(心理學事典)에서 초기경험에 대한 연구내용을 다음과 같은 세 가지의 흐름이 있다고 하는 것을 말하고 있다.[3]

① 프로이드(Freud, S.)의 퍼스낼리티 형성에 있어서의 유유아기의 외상경험의 악영향에 대한 연구
② 헵브(Hebb, O. D.)의 성장발달 초기에 감각자극을 다양하게 받는 개체의 행동이 적절하게 되는 것에 반해서, 감각자극이 차단되어 성장한 개체에서는 지각, 학습 등에서 지체 혹은 저해를 받게 된다고 하는 연구
③ 로렌츠(Lorenz, K.)의 각인시키기(imprinting)[4]의 연구

---

3) 藤永 保 外 編, 新版心理學辭典, 藤田統, 「初期經驗」, 平凡社, 1981, pp. 385-386.
4) 로렌츠(Lorenz, K.)는 오리나 거위, 야생 닭 등의 갓 부화한 병아리가 최초

위에서 S. 프로이드의 연구는 히스테리 연구 속에서 히스테리의 원인은 유아기에 체험하고 또 그것이 자아로 통합되지 못하기 때문에 억압당하고 제압되어 기억에서 배제되고 잊히고만 것에 있다고 하였다. 이것이 프로이드의 외상체험(外傷體驗)이라고 하는 것이고, 그 체험이 신경증의 병인(病因)이라고 하였던 것이다.

이러한 프로이드설은 발달연구에 있어서 바로 초기경험의 중요성을 보여주는 것이고, 스핏츠(Spitz R.)의 낯가림 등의 연구나, 볼비(Bowlby J.)의 유유아(乳幼兒)가 모친과 떨어져서 병원이나 시설에서 지내는 것으로 인해서 심신의 발달에 지체나 장애가 나타나는 호스피탈리즘(hospitalism), 또는 유아가 울기만 하거나 웃어대거나 종알거리거나 하면서 주변의 사물을 자기 쪽으로 끌어당긴다거나[發信行動], 자신 쪽에서 달라붙거나 쫓아가려하기, 주변 사람에게 가까이 가려고 하는 행동[接近行動]으로 인해서 생겨나는 애착성(attachment)에 대한 연구의 배경으로 되어 오늘날의 발달심리학의 발전에 크게 공헌하고 있는 것이다.5)

3. 태아심리학의 연구방법

태생기의 연구에 대한 발전은 초음파단층법(ultrasonotomo-

로 지각한 대상을 쫓아다니고 대상을 잃게 되면 이를 찾는 행동을 관찰하고, 탄생 직후의 체험이 그 후의 행동에 커다란 영향을 준다고 하는 것을 임프린팅(imprinting) 즉 각인(刻印) 지움이라고 불렀다. 그리고 이 각인에는 임계기(臨界期, critical period)가 있다고 하는 것, 즉 일정한 기간 동안에만 발생하는 것이며, 동시에 불가역성(不可逆性)을 가지고 있다고 하는 것이 밝혀지고 있다.
5) 黑田實郞譯 ; 母子關係の理論全3券, 岩崎學術出版社, 1983.

graphy) 등의 과학적 장치에 대한 개발로 인해 수정 직후부터의 태아의 모습이 시각적으로 관찰할 수 있게 된 것에 의한 것이다. 그리고 그러한 방법에 의해서 태아는 종래 일반적으로 생각하고 있던 것 이상으로 심신의 발달이 빠르고 또 유능한 [competent] 존재라고 하는 점이 밝혀져 왔다.

태아에 대한 연구는 주로 다음과 같은 방법으로 이루어지고 있다.

- 인공적으로 자궁으로부터 분리시킨 태아에 대한 연구
- 수태 후 6-8개월 사이에 태어난 미숙아에 대한 행동연구
- 임신 중의 모친의 계통적 보고나 초음파 단층진단 장치 등의 특수한 측정기구를 이용한 연구
- 다른 동물을 이용한 연구

이러한 연구에 의하면 데이터에는 다소 격차가 있거나 개인차도 있지만 지금까지 알지 못하던 사실이 점차적으로 조금씩 밝혀지고 있다. 태아는 태 외로 나와 살아가기 위해서 필요한 생리적인 성숙뿐만 아니라 행동의 리허설이나 학습을 하고 심리적인 발달을 보여주고 있는 것이 밝혀지고 있는 것이다.6)

Ⅱ. 출생 전 심리학자들

1. 출생 전 심리학에 공헌한 연구자들

---

6) 藤掛永良 編, 發達心理學: 千原 美重子, 「胎生期の發達」, 建帛社, 平成8年, p.47.

1) 출생 전 심리학에 공헌한 다빈치와 프로이드

서양에서 임신부가 태아에게 주는 영향에 대해서 처음으로 언급하기 시작한 것은 성인도 아니고 의사도 아닌 이탈리아 예술가이자 발명가, 그리고 만능의 천재이기도 하는 레오나르도 다빈치였다. 그의 <손으로 쓴 원고> 가운데에는 현대의 어떠한 의학문헌보다도 모친이 태아에게 미치는 영향에 대해서 예리하게 언급한 부분이 있다. 그 가운데의 일부를 인용한다.

> "똑같은 영혼은 두 개의 육체를 지배한다. 모친이 바라는 것은 그 바램을 품고 있었을 때에 배속에 잉태된 태아에게 종종 영향을 준다. 모친이 품는 의지, 희망, 공포 그리고 정신적인 고통은 모친 자신보다도 그 태아에게 중대한 영향을 미치기 때문에 태아의 생명을 잃게 되는 경우도 많다."7)

현대의 우리들이 이러한 다빈치의 사고방식을 따라잡기 위해서는 400년이라고 하는 세월이 지난 다음에 나타난 또 한 사람의 천재인 프로이드[정신분석학의 창시자, 1856-1939]의 도움이 필요하다. 그러나 프로이드(S. Freud)가 다룬 태아에 관한 연구는 그저 겉치레에 불과했다. 왜냐하면 생후 2, 3년이 되지 않으면 깊이 느끼거나 체험할 수가 없다고 하는 것이 당시의 신경학이나 생물학의 통설이었으므로, 프로이드 역시 2, 3세가 되지 않으면 성격은 형성되지 않는 것으로 생각하고 있었기 때문이다.

그렇다고 해도 프로이드 자신이 알아차렸는지 모르지만 그는 출생 전 심리학에서 한 가지 커다란 공헌을 하였다. 프로이드

---

7) T. Verny & J. Kelly, 小林 登 譯, 胎児は見ている, 祥傳社(東京), 昭和62年, p.16.
이에 비하면 동양의 태아에 관한 태생론이나 태교에 대한 초기 논서들은 훨씬 앞서 있었다고 볼 수 있다.

는 어떤 의심도 없이 소극적인 정서나 감정이 육체에 나쁜 영향을 미치는 것으로 생각하였는데, 그는 이것을 '심신증(心身症)'이라 불렀다. 이러한 입장을 취하였을 때 생각하고 있었던 병이 궤양이나 편두통이었다고 하는 것은 그렇게 중요한 것은 아니다. 그리고 마음이 건강에 미치는 적극적인 영향보다도 소극적인 것을 중시하고 있었던 것도 그렇게 문제는 아니다. 문제가 되는 것은 프로이드 이론의 중심으로 되어 있는 '어떤 감정에 의해서 고통이 유발되면 신체에 물리적인 변화를 초래하는 일 조차도 있을 수 있다'고 하는 것이다.8) 이것이 사실이라면 마찬가지로 어떤 감정에 의해서 태아의 성격이 형성되는 것은 아닌가라고도 생각할 수 있는 것이다.

2) 오토 랭크(Otto Rank)

'신체의 기억, 내장의 기억이라고 하는 것이 있다. 혈액이나 근육 속에'   – 오토 랭크–

그동안 출생 전 심리학자들의 주장은 주류의 심리학자들뿐 아니라 세상에서도 완전히 도외시되어 왔었는데 현재는 그들의 이론에 대한 관심이 집중되고 있다. 그들의 이론은 R. D. 레인이나 프랭크 레이크라고 하는 심리학자들, 나아가 뉴욕의 탄생심리학협회나 잘츠부르크에 있는 국제출생전심리학연구협회 등의 회원들에 의해서 현대적인 것으로 재인식 받기에 이르고 있다.

출생 전 심리학자들 가운데에서 가장 유명한 사람은 아마도

---

8) T. Verny & J. Kelly, 小林 登 譯, 胎児は見ている, 祥傳社(東京), 昭和62年, p.18.

오토 랭크(Otto Rank)일 것이다. 그 이름은 출생외상과 관련되어 있다. 그는 오스트리아 사람으로 한때는 프로이드의 애제자였었다. 그는 프로이드와 마찬가지로 사람은 심한 불안감이 덮치게 되면 종종 탄생시의 신생아에게서 볼 수 있는 것과 비슷한 생리적 특징을 보이는 점에 중점을 두었다. 랭크는 이 관찰을 통해서 모든 신경증은 출생 시의 외상에서 기인한다고 하는 그의 이론을 발전시켜 갔던 것이다.

탄생 시에 있어서 모친으로부터의 분리가 불안감을 만들어내며 그 후의 인생에서도 사람이나 사물과 헤어지는 것을 생각하거나 실제의 이별을 경험하면 종종 그러한 불안감이 재활성화된다고 하는 것이 그의 이론의 골자이다. 가장 분명한 이별이라고 하는 것은 사랑하는 사람이 세상을 떠날 때에 일어난다. 그때의 기억이 되살아나서 사람은 불안을 느끼기 시작한다. '모든 이별에는 죽음의 일별[一瞥: 언뜻 봄]이 있다'고 조지 엘리엇은 말한다. 랭크에 의하면 이 죽음의 이별이라고 하는 것은 탄생9)의 기억으로, 자궁에서의 생활이 끝나게 되었을 때 그것은 죽음처럼 느껴진다고 하는 것이다.

불안이라고 하는 것은 여러 가지 형태로 표현되는데 대개의 경우 지위, 사람, 재산, 금전, 건강, 시각, 청각, 팔다리, 생명 그 자체 등 무엇인가를 잃게 되는 것과 관련이 있다. 탄생이 종종 죽음의 일종으로서 경험된다고 하여도 "죽음은 자궁에 있어서의 원초(原初)의 지복(至福)상태나 즐거운 무[無: 극락정토]에로의 회귀이다"라고 하는 것은 고대로부터의 관념이고, 아직도

---

9) Roy Ridgway, 濱野惠一 外 1人 譯, 子宮の記憶はよみがえる, (株)めるくまる, 1993, pp.111-112.

세계 각지에서는 그러한 믿음이 있는 것이다.

3) 도널드 위니코트-최초의 원초요법가(原初療法家)

주류 정신분석가들 사이에서는 랭크의 이름은 먹칠로 지워지고 말았지만 그의 입장에 서고자 한 사람도 있었다. 런던의 소아과 의사이고 정신분석가이기도 한 도널드 W. 위니코트(D. W. Winnicott)는 육체와 정신은 함께 임신 때부터 발달해 가는 것이라고 하는 점에 착안한 최초의 사람이다. 자기감각의 발달이라고 하는 것은 자궁 내 생활에서의 '침해'에 대한 반응이며 그것은 생후의 인생에 대한 태아의 정상적인 준비의 일부라고 그는 받아들였던 것이다,

'국제프라이멀협회'를 설립한 윌리엄 스워트 레이는 위니코트를 "우리들의 프라이멀 커뮤니티에 있어서 그는 주로 다음의 3가지 점에서 상당히 중요하다"라고 하면서 위니코트야말로 최초의 원초요법가라고 말하고 있다.

- 어린아이건 어른이건 환자는 탄생경험이라는 '신체적 기억'을 육체적으로 표출하는 것을 그는 두려워하지 않고 허락하였으며 그리고 바로 그러한 의미를 인식할 수가 있었다.
- 그는 남녀에 상관없이 환자와 접촉하기를 두려워하지 않았다.
- 보수적인 정신분석의 견지에서는 강한 저항을 받을지도 모르는데도 불구하고 그는 자신의 이론을 쌓아올려 전하는 것을 두려워하지 않았다. 실제로 믿을 수 없는 분석가들 사이에서의 중상이 바로 그의 결의를 굳게 하였던 것이다.

위니코트는 '불간섭'의 원리야말로 프로이드파의 정신분석 기술의 무엇보다 중요한 측면이라고 생각하였다. 예컨대 제2차세

계대전 중의 이야기인데 위니코트의 한 임산부 환자가 태아와 같은 모습으로 침대 위에서 웅크리고 있었다. 위니코트는 그 환자가 하고 싶은 자세로 하도록 해두고 그 후 분만 시 아기의 동작과 같이 머리와 어깨를 사용하여 침대 위쪽으로 향하여 이동하기 시작하여도 내버려 두었다. 그는 환자의 몸이 침대 상부 쪽에서 내밀리어 나와 바닥으로 떨어지고 말아도 상관치 않고 있었다고 한다. 이 사례나 그 밖의 유사한 여러 가지 광경들이 위니코트에 의해서 묘사되고 있는데 이러한 것들은 그가 '탄생의 원초(原初)'를 발견하여 최초로 보고한 것이라고 스워트레이는 말하고 있다.

고전적 분석을 수년 받으면서도 조금도 효과는 올라가지 않는 자살경향이 있는 중년여성의 환자의 경우도 위니코트는 다음과 같이 적고 있다. '그녀는 철저하게 퇴행할 필요가 있다', '퇴행경향이 어디로 이르게 되더라도 나는 어디까지나 그 쪽으로 따라 갈 생각이다'라고 적었다. 그리고 다음과 같이 덧붙이고 있다.

> "이 환자의 이전의 분석에서는 침대에서 히스테리컬하게 몸을 던져 버리는 사건이 종종 일어나고 있었다… 최종적으로 나는 탄생과정을 재연하려고 하는 이 환자의 무의식의 욕구가 히스테리컬하게 침대에서 떨어진다고 하는 사건을 일으키고 있었다는 것을 알아차렸다"[10]

위니코트는 환자가 탄생과정을 재연하였을 때 그 모든 상황이 어떻게 유지되고 있었는지에 대해 말하고 있는 것이다.

---

[10] ibid., pp.116-118.

4) 휘리스 그리나카

뉴욕의 정신분석가 휘리스 그리나카는 위니코트와 동시대의 사람으로 역시 출생 전 혹은 출생 시의 체험에 대한 흥미를 갖고 그러한 체험은 종종 그녀가 말하는 '불안의 배경'으로 되어 있는 것은 아닌가라고 논하고 있다.

'불안이란 불유쾌한 어떤 혹은 드러내기 곤란한 무엇인가가 일어날 것 같은 때의 감각이다'라고 그녀는 설명하고 있다. '사람에 따라 불안에 대한 반응의 대처는 다양하다. 피부에 역겨운 감각을 갖는 사람이 있는가 하면, 서 있을 수 없는 사람, 두통, 설사가 난다거나 하는 사람도 있다. 분석 중에 환자에게서 분류 수집한 자료를 주의 깊게 음미해 보면 이와 같은 불안반응의 패턴은 언제나 유전적인 인자가 탄생 때의 체험과 융합해서 나타나는 것으로 생각된다…' 바꾸어 말하면 사람은 각각 가지고 태어난 성질에 따라 다른 반응을 보인다고 하는 것이다.

오늘날 '특성' 불안이라고 불리는 것은 유전적[생득적이라고도 한다]인 기질이든지 혹은 자궁 내에서 키워진 불안행동의 어느 쪽이든지, 이들은 탄생시의 정상불안을 증가시키는 것이라고 볼 수 있는 것이다. 그리나카 박사의 견해는 달라서, 탄생이 유전적인 불안 패턴을 변화시킨다고 생각하고 있었던 것으로, 그는 저서 『정신외상과 성장 그리고 인격』(*Trauma, Growth and Personality*) 속에서 태아의 동작을 다음과 같이 논하고 있다.

태아는 외계의 자극에 대해서 보다 활발한 움직임으로 반응하며 움직이거나 발로 차거나 방향을 바꾸거나 한다. 양수(羊水)를 마시기도 하기 때문에 태변 속에서 본인의 머리카락이

발견되기도 한다. 오줌이나 변을 배설하는 일도 있다.11)

5) 프랜시스 모트

프랜시스 모트(Francis J. Mott)는 랭크와 같이 혼자서 묵묵히 연구를 지속한 정신분석가이지만, 주류의 정신분석가들로부터는 그동안 완전히 무시되고 있었다. 모트는 인간의 눈에 미치는 어느 곳에서도 같은 힘이 작용한다고 생각하고 있었으므로, 자신의 이론 증명에 착수하였다. (그가 그 일을 끝냈을 때) 어떤 사람은 그것을 '우주조직을 향한 초기 출격명령'이라고 평가하였다. 모트의 친구 중의 한 사람이 설비한 기업의 융자를 받아서 그는 연구의 성과를 한 권의 두툼한 책으로 출판했다(1964년). 모트의 업적은 칼 융을 감명시켰고 나아가 저명한 과학자 구스타브 스토른버그 박사로부터 '논리적으로 수미(首尾)가 일관된 매우 아름다운 세계관'이라고 해서 갈채를 받았다.

모트의 이론을 요약하자면 '창조의 보편적 디자인'이라고 하는 이론으로 정리될 수 있다. 즉 원자(原子)에서 정신에 이르기까지의 모든 창조물을 지배하는 보편적인 디자인이란 '부친의' 중심과 '모친의' 외연(外緣)이 끊임없이 왔다 갔다 하는 흐름에 의해서 묶여 있다고 하는 극히 단순한 것이었다. 그는 인간의 정신이란 그 곳 전체에 충만해 있는 영향력[그것은 모든 물질형태에 내재되어 있다]에 대한 인체조직의 응답이라고 생각하고, 이에 대한 응답은 실로 자궁내의 생활에서 시작된다고 주장하였다. 이것은 탯줄을 통해서 태반을 왕래한다는 점인데 혈액의 두 가지 흐름은 우주의 곳곳에서 볼 수 있는 패턴이며, 공격과 복종,

---

11) Ibid., pp.120-121.

공·무(空·無)와 충만, 공여(供與)와 취득이라고 하는 감각의 기원이 된다고 하는 것이다.

프랜시스 모트는 '하나의 기본원리라고 믿고 있는 법칙을 발견하였다'라고 정신분석의 책 속에서 말하고 있다. 그 법칙이란 '모든 심리적 감각은 보다 이전의 신체적 감각으로부터 인도되고 있다'라고 하는 것이다. 'I feel hot 뜨겁게 느낀다'[신체적 감각의 표현]와 'I feel sad 슬픔을 느낀다'[심리적 감각의 표현]이라고 하듯이 우리들은 'feeling 감각'이라고 하는 말을 두 가지 그대로 사용하고 있다.

모트는 자신이 말하려고 하는 것을 원조나 충고를 받아들이려 하지 않았던 한 환자의 사례를 인용하여 설명하고 있다. 그 환자는 자신에게 원조를 청한 사람을 대부분 미움의 감정을 가지고 멀리 하고 있었다. 사람은 이것을 설명 불가능한 것으로 여기든지 아니면 위압적인 부친에 대한 반항이라고 하는 정동적인 감각으로 거슬러 올라가 설명하든지 혹은 그 어느 쪽이라고 모트는 말하고 있다. '그러나 이 감정을 더 들어가 보면 예를 들어 모친이 신생아의 입에 젖꼭지를 억지로 물리는 것에 대한 반항과 같은, 최종적으로는 보다 신체적인 무엇인가에 유도되어 나타나게 되는 것이라는 것을 알게 되었던 것이다.'

모트는 나아가 태아의 피부와 그 주변과의 접촉이라고 하는 원초적인 육체감각에 이르기까지 거슬러 올라가 '나'라고 하는 감각을 고찰하였다. 이 출생 전의 육체감각은 탄생 후는 눈으로 옮겨가게 된다고 한다. 환자와의 면담 중에 피부 전체에 눈이 가득 붙어 있는 인간이라고 하거나, 피부가 눈으로 덮여 있는 동물이라고 하는 상징적인 표상의 꿈이 빈번하게 나타났다

고 한다. 눈으로 덮인 피부라고 하는 상징은 신화 가운데에서
는 잘 알 수 있는 것이라고 하는 점도 그는 지적하고 있다.[12]

2. 감성(感性) 발달의 연구자들

1) 1940-1950년대

모친의 감정이 태아에게 영향을 미친다는 것을 인정하는 연
구자는 1940년대부터 1950년대에 걸쳐서 늘어났지만, 그러한
인물 가운데에는 이골 카르조[서독일 잘츠브르크 대학], 데니스 스
토트[영국 그라스고 대학], D. W. 위니코트[영국 런던대학]가 있다. 그
러나 1950년대까지 이미 그러한 사고방식이 상상 이상으로 나
아가고 있었다 해도 연구를 시작한 단계에서 연구자들에게 있
어서 필요했던 것은 이러한 사고방식을 어떻게 확고한 사실로
서 증명할 수가 있을까, 즉 자궁 내에 있는 태아를 실제로 어
떻게 연구 조사할 수 있을까 하는 것이었다. 이러한 것은 당시
의 기계라든가 장치, 그 무엇을 사용하여도 불가능한 것이었으
며 정신과의사나 정신분석의들이 사용할 수 있는 '도구'는 자
신의 사고력과 통찰력 밖에 없었던 것이다.

2) 1960년대 이후의 연구로부터

그러나 1960년대 중반 경에는 의료기술이 비약적으로 진보
한 덕분에 가능해지게 되었다. 그리고 이러한 연구의 선구자에
의한 초보적인 성과는 다음세대의 연구자들에게 계승되었다.

---

12) Roy Ridgway, 濱野惠一 外 1人 譯, 子宮の記憶はよみがえる, (株)めるくま
る, 1993, pp.122-125.

그 가운데 이름을 들 수 있는 사람으로서는 신경학자인 도미니크 파파라[알버트 아인슈타인 의과대학], 리차드 D. 아담스[하버드 대학], 청각생리학자 에릭 베덴브르크[스웨덴 가로린스카 연구소], 알버트 리리[뉴질랜드 오크랜드의 국립산원대학원]와 그의 아내 마가렛 리리 등이 있다. 이들의 연구에 의해서 겨우 지금까지 결여되어 있던 가장 중요한 것, 즉 태아는 '듣고', '이해하고', '느끼는' 존재라고 하는 명확한 증거가 제출되었던 것이다. 사실 이러한 연구자들에 의한 연구결과에서 떠올라온 태아라고 하는 것은 1940년대부터 1950년대에 걸쳐서 활약한 연구자들이 상상하고 있던 것보다도 훨씬 뛰어난 능력을 갖고 있었던 것이다.13)

3. 태아심리학의 등장

태아심리학(prenatal psychology)은 1980년대에 본격 등장했으며 태아를 육체적으로 미숙, 불안정하지만 성숙한 마음을 지닌 존재로 인식해서 태내에서의 태아의 행동패턴, 심리상태를 연구한다. 데이비드 챔버레인(David B. Chamberlain) 박사는 1970년대부터 초창기 태아기 심리학을 개척한 저명한 심리학자이다. 그의 저서 『갓난 아기의 마음』(The Mind of Your Newborn Baby)은 전세계 16개국에서 번역 출판되었다.14)

---

13) T. Verny & J. Kelly, 小林　登 譯, 胎児は見ている, 祥傳社(東京), 昭和62年, pp.18-20.
14) KBS <첨단보고 뇌과학> 제작팀 지음, 『태아성장보고서』, 마더북스, 2013, p.62.

Ⅱ. 태아의 발달과 그 원리

1. 발달과 성장

1) 발달이란

발달이란 '어떤 체계 속의 시간 동안에 걸쳐서 일어나는 일련의 연속적인 변화이다'라고 정의된다.[15] '발달'이란 development라고 영역할 수 있지만 'development'라고 하는 말은 포장된 것을 열어 그 속에 있는 것[像]을 나타내려고 하는 것이라고 하는 말로서 현상(現像)이라고 하는 의미도 포함하는 말이다. 그리고 '발달'이라고 하는 말은 어디서부터 시작하여 어디까지에 이른다고 하는 말이다.

유기체의 발달에는 원생동물부터 하등포유류, 하등영장류, 인류에 이르는 진화의 과정에 있어서 계통발생과 개개의 개체의 발달에 관한 개체발생이 있다. 전자의 연구는 주로 발생학이나 비교행동심리학 등에서 연구되고 있다.

인간의 특성을 이해하기 위해서는 개체발달과 계통 발달적인 연구가 필요하다. 발달이라고 하는 말은 다양한 의미를 내포하고 있으며 어떠한 입장에서 논하고자 하는지는 연구자에 따라 달라진다. 우리들 인간은 일생 계속적으로 변화해 가는 존재이며 그러한 의미에서 발달은 인간의 본질과 깊이 관여되어 있는 현상이라 말할 수 있다.

---

15) 倉口精一ほか 編: 敎育心理學, 梅本堯夫:「發達の理解」: 新曜社, 1978, p.10.

2) 정신적 발달과 신체적 발달

발달에는 정신적 발달과 신체적 발달[운동발달 포함]이 있다. 그러나 이 둘은 본래 밀접하게 연관되어 있다. 예를 들어서 인간은 두 다리의 보행이 가능해지면 이동에 필요치 않게 된 양손은 자유로워지면서 사물을 능숙하게 조작하고 집중이 가능해지며, 도구를 만들어내는 것은 물론 대뇌피질을 자극하여 정신적 세계를 풍요롭게 펼칠 수 있다. 그러나 신체적 발달에는 신장이나 체중과 같이 명확하게, 객관적인 척도로 측정되는 양적인 측면이 있는데 이것은 성장(growth)이라고 말한다.

이상과 같이 정신적인 발달은 일반적으로 내면적인 것이라 외부에서 명확하게 보기란 쉽지 않아서 체계적인 실험이나 관찰 등에 의해서 연구되어져야 한다.

3) 상승적 변화와 하강적 변화

'발달이란 수정에서부터 죽음에 이르기까지의 행동의 변화'라고 할 수 있지만 본서에서 발달이라는 개념은 주로 태아기를 중심으로 논하고자 한다. 태아기의 변화는 상승적 변화와 하강적 변화로 나눌 수 있다. 상승적 변화란 속도가 빨라지거나 양적으로 증대하고, 혹은 효율이 좋아져서 지금까지 가능하지 않았던 것이 양적, 효율적으로, 질적으로 향상되는 것이다. 지금까지의 협의의 발달에는 이러한 상승적 변화에 의해서만 한정되어졌다. 하강적 변화란 지금까지 보다 속도가 늦어졌다거나 키가 줄어든다거나 하는 등의 양적인 감소, 그리고 효율이 떨어지고 지금까지 가능했던 것이 가능해지지 않게 되는 등의 행동의 감퇴적인 변화이다.16)

2. 발달과정의 원리

태아의 발달과정에는 다음과 같은 공통적인 점이 몇 가지 있다

1) 연속성

각각의 기능의 발달에는 놀라울 정도로 변화를 보이는 시기와 변화가 둔한 시기, 그리고 변화가 전혀 없는 정체 혹은 퇴행하는 시기가 있다. 행동수준에서는 발달이 비연속적으로 보이지만 하나의 유기체로서 동일성을 보유하고 있고 기능은 연속성을 지닌다. 정체기란 지금까지의 행동이 다시 충분히 학습되지 않지만 행동의 재체제화를 도모하고 있는 시기로 여겨진다. 새로운 인지구조가 만들어지면 비약적인 변화가 생겨나는 것이다. 정체나 퇴행은 다음의 발달을 위해서 필요한 프로세스라고 말할 수 있다.

2) 개체와 환경에 의한 규정성

레빈(Lewin K.)은 $B=f(P.E.)$라고 하는 식을 세워서 행동을 설명하였다. 행동(behavior)은 개인(person)과 환경(environment)과의 관수(關數: 함수)라고 하고 있다. 발달에 있어서도 유전을 포함한 개인의 다양한 요인과 개인을 둘러싸고 있는 다양한 환경 속에서 양자의 구별하기 어려운 관련성에 의해 변화가 생긴다고 할 수 있다. 그러므로 발달은 개인에 의한 독자성을 가리키고 있다.[17]

---

16) 藤掛永良 編, 發達心理學: 千原 美重子,「胎生期の發達」, 建帛社, 平成8年, pp.17-19.

3. 발달의 방향에 대한 원리

태생기부터 다양한 행동을 획득하고 때로는 소실되어 가지만 그 방향에 대해서 우메모토 다카오[梅本堯夫·高野淸純, 1975]등은 통합적 분화, 균형성의 증대, 대표화, 사회화를 들고 있다.

1) 통합적 분화

발달초기에 있어서 미분화된 전체반응을 가리킨다. 각 분야의 반응은 특수화해가는 데 비해 각 부분 반응은 전체로서 정돈되어 있지 않다. 발달에 따라 통합된 반응이 가능해지게 된다. 예컨대 탄생하자마자 갓난아기는 소리를 내어 울 때 몸 전체의 힘을 들이고 새빨간 얼굴을 하고 있다. 이것은 단괴(團塊) 행동이라고 말한다.

2) 균형성의 증대[균형화]

유기체는 내적, 외적인 환경의 변화에 대응했던 행동으로 균형성을 회복하지 않으면 생명의 위기적 상황에 처하게 된다. 유아일 경우 이러한 상태를 해소하는 수단을 갖고 있지 않다. 예컨대 배가 고프면 이를 해결하기 위해서 유아라 하더라도 냉장고를 열 수 있게 되면 자신이 원하는 것을 먹을 수 있을 것이다. 그렇게 해서 내적인 균형상태의 회복이 자력으로, 게다가 확실하게 가능해지는 것이다.

균형화(equilibration)의 개념은 피아제(Piaget, J.)의 발달이론의 중심개념이다. 균형화를 이루기 위해서 보상행동 혹은 역조작

---

17) ibid., p.21.

(逆操作)을 필요로 한다. 발달이 이루어져 감에 따라 이 보상행동의 레퍼토리는 풍부해지고 순식간에 처리도 가능해지는 등의 개체의 안정성은 높아지게 된다. 그리고 (3)의 대표화 (4)의 사회화는 나이가 들어가면서 인간으로서의 능력의 발달과정을 설명하는 것이다.

4. 신체적 발달과정의 원리

1) 태어나기 전의 준비단계

신체의 발달에는 일정한 방향이 발견되고 있다. 태생기의 배아(胚芽)일 경우는 머리 부분이 다리 쪽보다도 먼저 형성된다. 그리고 심장의 형성은 일찍이 이루어지고 팔, 손, 손가락과 말단 쪽의 형성으로 나아간다.[18]

또 일반적 특징으로서 실제로 사용할 수 있기 이전에 활동체제가 갖추어져 있는 것이다. 태어나서 네 발로 기어 다니기 위해서는 태아기 동안에 다리를 교차하며 움직일 수 있는 등 네 발로 기기에 앞서서 이미 활동체계는 준비 상태에 있는 것이다.

2) 발달의 규정요인

발달의 규정요인으로서는 유전[성숙]과 환경, 그 어느 쪽을 우위로 볼 것인가, 또 아이의 존재를 수동적으로 볼 것인지 능동적으로 볼 것인지를 기준으로 하여 19세기 후반부터 20세기

---

18) ibid., pp.22-24.

후반까지 활약한 발달심리학자에 대해서 우지야타츠오[氏家達夫: 1989, pp.149-169]는 다음과 같이 말하고 있다. 즉 연구자는 프로이드[Freud, S., 1856-1939], 왓슨[Watson J. B., 1878- 1958] 게젤[Gesell A., 1880-1961], 비고츠키[Vygotsky L. S., 1896-1934], 피아제[Piaget, J., 1896-1980], 스키너[Skinner B. F., 1904-1990] 등이다.

【표 1-1】 발달이론의 타입

	성숙 우위	환경 우위	상호작용
수신적 어린이상(像)	게젤의 성숙설	왓슨·스키너의 행동주의	프로이드의 정신분석 이론
능동적 어린이상(像)	피아제의 인지발달이론	비고츠키의 문화역사적 이론	상호교류 어프로치

(氏家達夫, 託摩武陵 編, 基礎乳幼兒 兒童心理學, 八千代出版, 1983, p.147.)

여기에서 상호교류(transaction) 어프로치는 현재의 발달연구의 주류를 이루고 있다. 우지야[氏家達夫]에 의하면 "한 개체의 발달은 생물학적 요인이나 가정환경, 사회, 역사적 상황, 우발적이고 비규범적인 사건 등의 매우 많은 요인들 간의 복잡하고 동적인 상호작용에 의해서 이루어지게 된다"[19]라고 하였다.

이상과 같은 발달을 규정하는 요인들은 태아기에 있어서는 유전과 태내환경 및 태교를 중심으로 연구되어야 할 것이다.

5. 태생기의 발달과제

각각의 발달단계에 있어서 발달과제가 있다고 하는 것을 하

---

19) 託摩武陵 編, 基礎乳幼兒 兒童心理學, 氏家達夫, 「發達心理論」, 八千代出版, 1989, p.154.

비거스트[Havighurst R. J., 1953]는 "발달과제는 개인의 생애를 통해 다양한 시기에 생기는 것으로 그 과제를 훌륭하게 성취하면 개인은 행복해지고, 그 후의 과제 또한 성공하지만, 실패를 하면 개인은 불행해지며 사회에서 인정을 받지 못하고 그 후의 과제달성 역시 어려워지게 된다"[20]라고 언급하고 있다.

그러나 그의 언급은 유아기(幼兒期) 이후뿐이고 태생기나 유아기의 발달과제에 대해서는 언급하고 있지 않다는 점에 있어서 한국이나 일본의 현상과는 약간의 위화감이 있으므로 치하라[千原美重子]는 이를 다음과 같이 정리하고 있다.[21]

- 태생기의 발달과제
① 신체의 형태, 생리적인 성숙을 이루기
② 적당한 온도의 양수 속에서 충분히 운동하고 반사운동을 몸에 익히기
③ 자궁 속에서 양친의 애정표시로서의 자극이나 모친의 정신적 안정 속에서 출산의 적절한 시기를 모친에게 알리기

- 출생 직후의 발달과제
① 젖 먹기, 배설, 체온조절, 수면 등의 기본적인 생리기능을 몸에 익히기
② 손과 발 동시 사용에서 두 발로 걷기의 기초를 익히기
③ 언어의 기초를 익히기
④ 기본적인 신뢰감을 확립하기

20) Havighurst,R.J.: 莊司雅子 外 譯: 人間の發達課題と教育, 牧書房, 1958, p.21.
21) 藤掛永良 編, 發達心理學: 千原 美重子, 「胎生期の發達」, 建帛社, 平成8年, p.37.

Ⅳ. 유전과 환경

1. 유전과 환경관계의 연구방법

1) 가계분석(pedigree analysis)

발달을 규정하는 요인이 유전인가 환경인가 하는 문제를 밝히기 위한 연구법의 하나는 가계분석(家系分析)이라고 하는 방법이다. 개인이 지닌 발달적 특성은 부모와 자녀, 형제 등의 동일가계의 사람들과의 유사율이 일반인의 평균보다 높은지에 대한 여부를 조사하여 그 결과를 통해서 유전에 대한 영향을 보고자 하는 것이다.

2) 쌍생아법(co-twin control)

한 개의 수정란이 분열하여 두 개의 개체로 된 유전학적으로는 동일한 개체라고 볼 수 있는 일란성쌍생아(一卵性雙生兒)들 간에 있어서의 발달적 제특성의 유사도(類似度)와, 유전학적으로는 보통의 형제라고 볼 수 있는 이란성쌍생아(二卵性雙生兒)들 간의 유사도에 대한 차이를 분명히 함으로서 그 발달을 규정하는 요인으로서의 유전의 영향을 밝히는 방법이다.[22]

2. 발달에 있어서 유전과 환경의 상호작용

1) 유전설과 환경설

---

22) 藤掛永良 編: 發達心理學, 建帛社, 平成8年, p.15.

발달은 유전과 환경에 의해서 규정된다고 하는데, 개체라고 하는 특이한 위치를 차지하고 있는 것은 유전이다. 발달연구에 있어서 논쟁의 하나는 발달을 규정하는 것이 유전인가, 환경인가 하는 것이다. 유전설에서는 어린이의 내부적인 생물학적인 성숙이 결정요인으로 되며 자발적으로 전개된다고 생각한다. 이러한 입장에 서 있는 것이 게젤(Gesell. A.)이다.

환경설에서는 행동은 모두 환경에 의존하며 인간은 학습에 의해서 무한한 가능성을 지니고 있다고 본다. 왓슨(Watson. J. B.)이 말하기를 '나에게 건강하고 양호한 몸을 가진 12명의 아기들과 이들을 키울 수 있는 나 자신의 특수한 세계를 준다면 나는 분명히 그들 중 한 명을 골라서 훈련시키고 내가 선택한 전문가-의사, 법률가, 예술가, 대실업가, 걸인, 도둑조차도-그 아이의 선조의 재능이나 기호, 성향, 능력, 직업이 어떠하였는지 반드시 보여주리라'[23]라고 말하고 있는 것은 유명한 이야기이다.

스턴(Stern. W.)은 생득적인 것과 환경과의 협력의 결과 발달이 이루어진다고 하는 폭주설(輻輳說)을 제창하고, 젠슨(Jensen. A. R.)은 환경은 하나의 역치요인(閾値要因)으로서 작용한다고 하였다.[24] 유전적 자질은 결코 그대로의 형태로 출현하지 않는다. 특성에 따라서 환경적 조건의 작용이 다르다고 보는 것이다.

신체적 특성과 같은 특성 A는 환경적 조건이 열악하여도 유전적 가능성은 실현된다. 절대 음감(音感)이나 외국어의 음운과 같은 특성 D는 특히 그러한 자극이 풍부한 환경에서만 유전적

23) Watson, J. B.: Behaviorism(rev. ed.). New York: Norton,1930, 安田一郎譯: 行動主義の心理學, 河出書房, 1968, p.130.
24) Jensen, A. R.: 村田孝次 譯: 敎養の心理學, 培風館, 1977.

가능성이 실현된다. 지능검사의 성적과 같은 특성 B는 유전적 요인이 강하고 학업성적과 같은 특성 C는 환경적 요인이 강해진다. 지능검사의 혈연이나 양육(養育)과 환경과 지능지수(IQ)와의 관계에 대해서 동거하는 일란성쌍생아의 상관은 0.84로 상관계수는 제일 높다. 일란성일지라도 다른 가정에서 성장하게 되면 0.75로 감소하고 있지만, 동거하는 이란성쌍생아의 0.56에 비하면 높다. 그러나 이론치보다 낮은 것은 지적능력은 유전으로 규정되지만 환경의 영향 역시 있다는 보는 것이다.25)

2) 유전과 환경의 상호작용

발달심리학의 동향 가운데에서 한 가지 특징은 발달에서 유전과 환경의 상호작용, 혹은 상호교섭의 중요성이 분명해졌다고 하는 점이다. 종래에는 발달을 규정하는 요인으로 유전설 즉 발달은 유전에 의한다고 하는 생득적으로 규정된다고 하는 설과, 발달은 환경에 의해서 혹은 학습에 의해서 규정된다고 하는 환경설, 그리고 유전과 환경의 양 요인의 동시성이 규정 요인이라고 하는 스턴(Stern. W.)의 폭주설(輻輳說, convergence theory)이 주류였다

그러나 현재는 유전이나 환경 그 어느 쪽이 하나의 요인만이라고 하는 것이 발달 규정의 요인이 된다고 하는 단일요인설은 완전히 부정되고 있으며, 폭주설 역시 유전과 환경의 양쪽 요인을 단지 가산적(加算的)으로 받아들이고 있음에 지나지 않는다고 하는 점에서 문제가 있다고 하고, 유전적 요인과 환경적 요

---

25) 藤掛永良 編, 發達心理學: 千原 美重子, 「胎生期の發達」, 建帛社, 平成8年, pp.24-25.

인은 가산적인 것이 아니라 상호간에 상승적(相乘的)으로 작용하고 상호간에 영향을 미친다고 하는 상호작용설(interactionism)이 유력한 것으로 되어 있다.

한편 미야케카즈오[三宅和夫, 1981]가 소개하고 있는 단일요인설(單一要因說) 중 생득설에서는 예컨대 유전체질적으로 양호한 요인을 갖는 것은 환경요인의 양호, 불량에 상관없이 양호하게 발달하고 유전체질적으로는 불량한 요인을 갖는 것은 환경요인의 양호, 불량에 상관없이 불량하게 발달한다는 생각이다. 마찬가지로 환경설은 설령 유전 체질적인 요인과는 상관없이 환경요인이 양호하다면 발달 역시 양호하며, 환경요인이 불량하다면 발달 역시 불량하다고 하는 생각이다.

그리고 폭주설에서는 유전체질적 요인이 양호하고 환경요인도 역시 양호하다면 발달도 양호해지며, 두 요인이 모두 불량한 경우에는 발달도 불량해진다고 하는 것이다. 더욱이 어느 한 편의 요인이 양호하고 다른 편 요인이 불량한 경우는 발달은 양호하지도 불량하지도 않고 보통으로 된다고 한다. 이와 달리 상호작용설은 유전체질적 요인이 환경에 작용하여 환경에 영향을 미치고 동시에 또 그 환경의 작용을 받고, 환경에 영향을 받아 상호적으로 작용하게 되어 영향을 미치는 상호교섭 가운데 발달이 전개된다고 하는 생각이다.

앞에서 초기의 발생발달과정에 대해 언급한 바와 같이 태아는 종래 일반적으로 생각되어 온 것 이상으로 유능하고 환경에 능동적으로 작용하는 존재라고 하는 것이 보고되고 있으며, 모태(母胎) 내에서도 미소를 짓거나 울음소리, 공명동작(共鳴動作) 등으로 인해 적극적으로 작용을 하고, 그것이 모친의 모성을 촉진시키고 모친으로부터 마더링(mothering), 즉 모성적인 애무를 받게 된다고 하는 것이다.

발달은 바로 이러한 모자상호작용(mother-infant interaction)과 같이 개체와 환경의 상호작용에 의해서 촉진된다고 하는 발달관이 현재 주류를 이루고 있는 것이다.26)

3. 환경의 변화와 유전 표현의 변화

1) 환경과 유전의 영향력의 변화

페닐케톤뇨증과 지적능력간의 관계와 같은 사례는 유전자형이 명확하게 특정 지울 수 있기 때문에 비교적 이해하기가 쉽다. 그러나 인간의 경우 특정한 표현형에 대응하는 유전자자 특정되어 있지 않은 경우가 많기 때문에 유전자형과 환경 간의 상호작용을 파악하는 것은 생각 외로 어렵다. 만약 유전의 주효과나 환경의 주효과가 큰 경우 상호작용은 있었다고 하여도 상대적으로 적으며 통계적으로 검출할 수 없을 가능성이 있다. 게다가 상호작용이란 유전자형과 환경요인 같의 특정한 편성에 의해서 다양하게 표현형이 달라져 가는 것을 의미하기 때문에 거기에 어느 정도의 계통성이 없으면 찾아내가가 어려워진다.

예컨대 환경 A쪽이 환경 B에 비해서 유전자형에 의한 바라츠키[성글음 정도]가 클 경우 두 가지의 다른 환경에 있어서의 유전율이 다르다는 것을 보여주는 것으로 이 상호작용의 존재를 나타낼 수가 있다. 이 사례로서 여성의 알코올 소비량을 다

---

26) 藤掛永良 編: 發達心理學, 建帛社, 平成8年, pp.5-6.

룬 연구를 들 수 있다. 이 연구에서는 미혼여성의 경우가 기혼여성보다도 알코올 소비량에 대한 유전율이 높다는 것을 알 수 있었다.

어린이의 적응성이 환경으로부터의 통제가 약한 자유놀이의 장면과 환경으로부터의 통제가 강한 시험장면에서 유전율이 다르다는 것을 시사하는 연구도 있다. 여기에서는 자유놀이의 장면 쪽이 유전율이 높다고 하는 결과였다.

다른 환경조건 하에서 눈 깜박거림의 회수에서 쌍둥이의 상관관계를 조사한 실험이 있다. 먼저 조건 1에서는 전방 약 1m 지점에 놓여 있는 구슬을 '이 구슬을 집중해서 보고 있어 주세요'라고 하는 지시를 주고 응시하게 하였다. 조건 2에서는 그 똑같은 구슬을 '이번에는 눈을 깜빡거리지 말고 집중해서 보고 있어주세요'라고 지시를 하였다. 조건 3에서는 지능검사나 크레베린 검사와 같은 심리검사를 받게 하여 같은 환경이라면 쌍둥이의 상관관계는 작든지 있어도 일란성과 이란성의 차이는 적으며 유전의 영향은 거의 인정되지 않지만 눈깜박거리기를 의식시키지 않는 환경에서는 현저한 유전의 영향 -이 패턴은 비상가적(非相加的) 유전의 영향-을 가리키는 것이다.

이러한 사례에서 공통적인 것은 환경조건의 바뀌면 유전의 영향력이 강력하게 변한다고 하는 것, 나아가 환경으로부터 통제가 적을수록 유전규정성이 높아지는 경향을 엿볼 수 있다고 말할 수 있는 것이다. 여성의 알코올 소비량에 대해서도 미혼시대의 아직 자유분방해도 좋은 때와 자신의 유전적 자질에 적합한 음주를 하는 것에 대해서 결혼을 한 다음에 남편이나 자녀들과의 생활이 제약을 받게 되면 유전의 영향이 직접적으로는 나타나지 않는다고 하는 것을 고려하면 수긍이 가는 것이다.

이와 같이 서로 다른 환경조건에서의 유전율이 다르다고 하는 것을 통계적으로 검출하기 위해서는 상당히 많은 수의 쌍둥이의 표본이 필요하게 된다. 예컨대 유전율 40%와 60%의 차이를 통계적으로 구별하기 위해서는 일란성, 이란성 각각 500쌍 이상의 쌍둥이의 자료를 모으지 않으면 안 된다.27)

2) 유전자 간의 상호작용

유전자는 다른 유전자의 발현에 의해서 영향을 받을 뿐 아니라 온도, 화학물질, 미생물의 감염, 호르몬 및 기타 자연의 힘이라고 하는 환경인자에 의해서 영향을 받는다. 1개체의 생물에 개개의 세포에 존재하고 있는 1대(一對)의 대립유전자(allete)가 서로 다른 발현을 하는 경우, 그들은 발현도변이(發現度變異)를 나타낸다고 한다.28)

그리고 유전자간 상호작용이란 유전자[다른 것과는 확실히 구별된 유전요소]가 결과적으로 생물의 형질(形質)을 결정하고 있는 것은 진실이지만, 대부분의 대립유전자29)는 확실하게 우성, 열성이라고 하는 것같이 발현하고 있지 않다. 유전에 의해서 만들어지는 특성은 유전자끼리이고, 또 환경과 매우 빈번하게 영향을 주고받는다. 이러한 상호작용은 유전자의 발현, 즉 관찰하고 있는 형질에 대한 유전자의 실제기능을 변화시킨다.30)

---

27) 安藤壽康, 心はどのように遺傳するか, 講談社, 2000, pp.175-177.
28) Gordon Edlin, 淸水信義 監譯, ヒトの遺傳學, 東京化學同人, 1992, p.20.
29) 2개의 상동염색체의 동일 좌위(座位)에 있는 유전자.
30) ibid.,p.18.

V. 태아학의 기초개념

1. 인간의 난자와 정자

남성의 배우자는 약 0.06mm의 길이밖에 안 되는 정자 가운데 1배체[한 짝]의 염색체를 갖고 있다. 각각의 정자는 22개[本]의 염색체에 더해서 1개의 X염색체 혹은 1개의 Y염색체를 갖고 있다. 남성의 정소(精巢)에서 만들어지는 3억 개의 정자가 1회의 사정으로 방출된다. 그 중의 많은 정자가 한 개의 난자에 부착하게 되지만 단지 한 개의 정자만이 난자의 표면막을 투과하여 수정이 이루어진다.

염색체는 정자의 핵에 함유되며 핵은 선체모(先體帽: acrosomal cap)의 아래에 위치하고 있다. 선체모에는 난자의 표면을 인식하고 정자가 난자에 부착하는 것을 돕는 단백질이 포함되어 있다.

정자의 꼬리와 머리가 연결되는 부분에는 미토콘드리아가 자리하고 있다. 그것은 정자가 질에서 자궁을 통과하여 난자가 나오는 수란관(輸卵管)으로 가는 길을 열심히 헤엄쳐 가기 위한 필요한 에너지를 공급한다. 질과 자궁의 상태에 따라서는 수억 개의 정자의 여행은 난자에 도달하는 가운데 오직 한 개가 수정하게 되기까지 수 시간 혹은 수 일 간도 걸린다고 한다.

여성의 난자는 사람의 세포 속에서 직경 약 0.1mm의 크기로 난소(卵巢)에서 만들어진다. 여성의 난소는 출생 시부터 생애 전체의 난자를 이미 비축하고 있다. 그리고 그들의 난자는 출생 전에 제1감수분열을 마치게 된다. 사춘기에 생리가 시작될 때 30-40년 간 매월 반복하게 되는 최초의 배란이 일어난다.

사람의 난자는 정자보다도 훨씬 복잡한 구조를 하고 있다. 난자는 한 개의 X염색체와 22개의 상염색체로 구성되는 일배체(一培體)의 염색체를 핵 속에 담고 있다. 이에 더하여 난자는 복잡한 내부구조를 하고 있어서 발생 초기에 필요한 세포의 구성 요소의 전부를 내포하고 있다. 난자는 투명대(透明帶 zona pellucida)라고 하는 겔 상태의 물질로 둘러싸여 있으며 다른 종류의 정자에 의해서 수정되지 않도록 장애물로서 작용하고 있다. 투명대는 또한 난자 표면에 한 개의 정자만을 침입시키는 메커니즘을 제공하는 것으로 여겨진다.31)

2. 세포의 화학

모든 생물은 세포로부터 이루어지고 있다. 세균과 같은 가장 단순한 생물은 단세포이고, 식물, 동물과 같은 복잡한 생물은 다수의 세포로 구성되어 있으며, 수 조 이상의 세포로 되어 있는 생물도 있다. 사람의 뇌에는 정신작용이나 생리적인 기능을 조절하는 200억 개의 신경세포가 존재하고 있다.

2가지 세포의 기본적인 성질은 증식과 재생산이다. 시험관내의 액체배지(液體培地) 내에서 증식하고 있는 세균은 거의 30분마다 유전정보를 2배로 하여 자신과 똑같은 사본(寫本)을 탄생시키고 있다. 한 개의 세균은 2개로, 2개는 4개로 4개는 8개라고 하듯이 세균의 세포는 지수(指數) 함수(函數)적으로 증식하여 재생산하고 있다. 만약에 세균의 배양이 영양 혹은 공간적으로

---

31) Gordon Edlin, 淸水信義 監譯, ヒトの遺傳學, 東京化學同人, 1992, p.297.

제한이 없다고 하면 한 개의 세포는 막대한 수로 증가하여 총 중량이 지구의 무게를 넘어서고 말 것이다. 분명히 세균에 한하지 않고 모든 세포의 증식과 재생산은 유전적 혹은 환경적인 요인에 의해서 제한을 받는다. 사람은 일정한 크기까지 성장을 하고 그 후에는 성장이 중지된다. 그리고 인체의 각 기관 역시 일정한 크기까지 성장한 다음엔 중지된다. 식물 혹은 동물의 조직이 상해를 입게 되면 세포는 증식을 시작하여 망가진 조직을 회복하면 세포의 증식은 정지된다. 게다가 많은 조직의 세포는 항상 새로운 세포에 의해서 바꿔치기 되는 것이다.

그러면 식물, 동물에 있어서 여러 종류의 세포 증식, 재생산 기능은 어떻게 제어되고 있는 것일까. 세균으로부터 다세포생물에 이르기까지 모든 세포의 성질은 유전정보에 의해서 제어되고 있기 때문에 생물을 이해하기 위해서는 유전물질의 화학적 조성, 물리적 구조, 생물학적 기능을 이해하는 것이 필수이다. 모든 세포의 성질은 세포를 구성하고 있는 원자나 분자의 화학적, 혹은 물리적 성질에 의해서 결정된다. 원자는 화학적으로 결합하여 단순한 분자를 만들고, 나아가 단순한 분자가 결합하여 보다 복잡한 분자가 만들어진다. 수천이나 되는 달라진 분자가 세포의 구성과 기능에 도움이 되고 있고 다수의 세포가 집합하여 생물체의 조직을 조성하고 있는 것이다. 하나의 생물은 한 채의 집이라고 비유할 수 있을 것이다.

생물에 있어서도 모든 구성성분을 조직화하거나 생명의 신비로운 성질을 만들어 내는 단백질이나 다른 물질과의 합성을 위한 설계도로 되는 것은 유전정보인 것이다. 단세포의 생물체가 성장하고 재생, 진화, 나이가 들어가는 조직을 이해하기 위해

서는 제일 먼저 세포를 구성하고 있는 원자, 분자의 성질을 이해할 필요가 있다.32)

세포는 원핵세포와 진핵세포로 분류된다. 원핵세포는 분자구축이 단순하며, 핵을 갖지 않고 단지 분열하는 것으로부터 재생산한다. 진핵세포는 복잡한 분자로부터 구축되고 있고, 각 성분은 정확하게 기능하고 상호작용하고 있다. 진핵세포는 핵을 가지고 있고 유사분열, 세포질분열을 연속적으로 일으켜 재생산한다. 수천, 수백만의 원자로 이루어진 고분자에 비교하면 저분자는 비교적 적은 원자로 결합하여 이루어지고 있다. 단백질은 생물학적으로 중요한 고분자이며, 세포 속에서 구조유지, 화학반응의 매개로서 기능하고 있다.

단백질은 복잡한 구조에서 4단계로 나뉘어진다. 폴리펩타이드 사슬의 아미노산 배열을 보이는 1차구조, 폴리펩타이드 사슬이 접히거나 하는 나선(螺線) 구조를 형성한 2차구조, 폴리펩타이드 사슬의 3차원구조로 되어 있는 3차구조, 두 가지 혹은 그 이상의 폴리펩타이드 사슬이 상호작용한 4차구조인 것이다.33)

3. 염색체

유전학의 연구에서 유전자는 염색체 상에 있어서 염색체는 배우자에게 랜덤[무작위]으로 분배된다고 하는 것이 이전부터 가정되어왔다. 그 증명은 금세기 초반 Thomas Hunt Morgan

---

32) Gordon Edlin, 앞의 책, p.65.
33) ibid., pp.106-107.

이나 Calvin B. Bridges들의 유전학자들에 의해서 초파리 (Drosophila melanogaster)의 유전학적 연구에 의해서 이루어졌다. 자웅의 각각의 세포에서 취한 염색체를 조사한 결과 동물의 성 (性)은 성염색체(sex chromosome)이라 불리는 1쌍의 특별한 염색 체에 의해서 결정된다는 것을 알게 되었다.

사람의 성염색체는 X와 Y로서 남성은 XY, 여성은 XX이다. 성염색체 이외의 동물의 염색체는 상염색체(常染色體: autosome)라 고 한다. 따라서 사람은 22쌍의 상염색체와 2개의 성염색체를 갖고 있다.34)

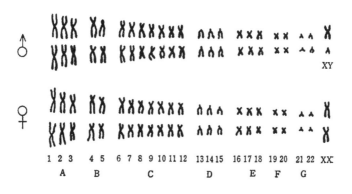

【그림 1-1】 인간의 염색체 (上은 男, 下는 女)

Morgan은 X염색체상에 위치하는 유전자는 Mendel에 의해 서 강낭콩으로 연구한 유전자[인자]와는 달리 예언 가능한 방식 으로 유전형식에 영향을 미치는 것을 발견하였다. 초기의 초파 리에 유전학자들은 빨간색이나 흰색의 어느 쪽인가의 눈을 가

---

34) 사람이나 동물에서의 성결정은 단지 X나 Y염색체의 존재만에 의한 것으로 복잡하다.

진 자웅의 파리들을 교배시켜서 어떻게 해서 눈의 색이 유전하는 것인지를 연구하였다. 이와 같은 유전적인 교배의 방법으로 그들은 다음과 같이 결론을 내렸다. 첫째, 유전정보는 염색체에 의해서 운반된다. 둘째, 눈의 색을 결정하는 유전자[집단]은 X 염색체상에 위치한다. 그들의 업적은 유전자가 화학물질이라고 하는 발견보다도 훨씬 앞서고 있었다.

그리고 유전자는 염색체상에 위치하는 것이다. 초파리의 유전학이 알려지기 이전에는 유전학자들은 유전자라고 불리게 된 '확실한 유전인자'가 염색체상에 위치하는 것을 증명하는 것은 불가능했다. 현미경 아래에서 파리의 염색체를 조사했을 때 경우에 따라서 이상한 모양의 X염색체가 있는 것을 알아차렸다. 그리고 그들은 흰 눈을 결정하는 대립유전자가 항상 그 이상한 모양의 X 염색체와 함께 있다고 하는 것을 밝혀냈다. 이 발견으로 인해서 유전자가 염색체에 있다고 하는 것, 그리고 특히 초파리의 눈의 색의 유전자가 X염색체에 있다고 하는 것이 처음으로 제시되었다.[35]

4. DNA와 RNA

디옥시리보핵산[DNA: deoxyribonucleic acid의 역어]은 유전정보를 담당하는 세포내 분자이다. DNA 분자는 2중의 나선형 구조를 하고 있고 염기(塩氣), 당(糖, 디옥시리보스), 린산으로 구성되어 있는 뉴클레오타이드의 사슬이 2개 역평행(逆平行)으로 나란히 있

---

35) Gordon Edlin, 앞의 책, p.47.

다. DNA의 염기는 아데닌[A], 시토신[C], 구아닌[G], 티민[T]이다. 한 쪽의 사슬이 아데닌의 때는 다른 쪽의 사슬은 티민으로 되고 똑같이 시토신은 구아닌과 짝을 형성한다. 이와 같은 짝이 2개의 사슬을 서로 보충적으로 하고 있다. DNA의 염기배열에 의해 유전정보가 결정되는 것이다.

진핵생물에서는 DNA는 핵의 염색체만이 아니라 세포내 소기관에도 존재한다. 동물세포의 미트콘드리아, 식물세포의 엽록체는 작은 고리 모양의 DNA분자를 함유하고 있다. 미생물에서 볼 수 있는 작은 환상(環狀) DNA는 프라스미드라고 불리우고 유전자의 기초와 응용연구에 도움이 되고 있다.

DNA는 2개의 새로운 사슬을 합성함으로서 복제되어 새로운 염기가 이전부터 존재하고 있던 사슬의 상보적(相補的)인 염기와 쌍을 형성한다. 그러므로 새로이 복제된 DNA는 한 개의 기존의 사슬과 한 개의 새로운 사슬로부터 만들어지고 있고 이 복제는 반보존적(半保存的)이라고 말한다.

DNA의 복제에는 많은 효소가 필요하다. 효소는 복제가 진행될 수 있도록 나선(螺線)의 꼬임을 없애버리거나 염기의 합성, 염기의 린산이나 당과의 결합, DNA 사슬 중의 절단에 대한 수복, 2개의 역평행 사슬의 복제에 있어서의 상보적 염기 쌍의 형성 등의 기능을 하고 있다. DNA의 복제는 특이적인 염기배열 부위에서 개시되어 별도의 특이한 부위에서 끝난다. DNA합성이 개시되는 영역은 복제 개시점이라고 불리운다. 그리고 새로운 DNA사슬의 합성이 활발하게 진행되는 부분을 복제 포크(fork)라고 한다.36)

---

36) ibid., p.129.

두 개의 매우 중요한 고분자는 DNA[디옥시리보핵산]와 RNA[리보핵산]이다. DNA는 전세포에서 유전정보를 담당하고 있는 분자로, 바이러스의 경우에는 DNA, 혹은 RNA가 유전정보를 담당한다. 세포는 RNA도 이용하며, 주로 단백질 합성을 위해서 사용된다. DNA 도 RNA도 핵산(nucleic acid)이며, DNA는 최초세포의 핵에서 단독으로 분리되고 화학적으로 산(酸)과 같은 성질을 보인다[때문에 핵산이라 불린다]. DNA도, RNA도 폴리뉴클레오타이드 사슬이며, 단백질의 성질이 아미노산 배열의 차이에 따라서 결정되듯이 염기(base)라고 하는 소분자의 배열의 차이에 따라 그 독자성이 결정된다. 모든 DNA분자에는 아데닌[A], 구아닌[G], 시토신[C], 티민[T]이라 불리우는 4종류의 염기(塩氣)가 존재하고, RNA에는 A, G, C와 U[우라실]이 존재한다.37)

5. 유전암호와 돌연변이

유전자는 트리플렛(triplet) 코드에 의해서 정보를 단백질로 발현한다. 3염기배열[코든]이 1아미노산을 규정한다. 유전암호는 4종의 염기, 아데닌, 시트신, 구아닌, 티민[DNA의 경우], 우라실[RNA의 경우]로부터 이루어진다. 유전 암호는 축중(縮重) 되어 있다[아미노산은 2개 이상의 다른 코든으로 규정된다]. 유전암호는 보편적이다[모든 생물에 있어서 각 코든은 똑같은 아미노산에 대응한다]. 코든에는 단백질 합성의 시작과 끝의 신호로 되는 것이 있다.

돌연변이는 DNA에서 우연히 발생한다. 돌연변이는 DNA분

---

37) ibid., p.101.

자에 일어나는 변화의 종류에 의해서 분류된다. 점돌연변이는 가장 단순하여 1염기대(塩基對)의 변화이며, 중립, 미스센스, 넌센스 돌연변이가 포함된다. 1염기 이상 혹은 염색체의 일부나 전부의 첨가, 결손, 전이(轉移) 등으로 인해 생기며, 보다 커다란 변화는 결실, 중복, 전좌(轉座), 역위(逆位)로 분류된다.

집단에 있어서의 돌연변이의 빈도는 추정할 수가 있지만 DNA의 어떤 염기가 변화를 받고 그 돌연변이의 영향은 무엇인가를 예측하는 것은 불가능하다. 화학물질, 방사선, 바이러스 등의 변이원[變異原: 돌연변이 유발요인]이라고 불리우는 환경인자는 돌연변이의 빈도를 높힌다. 변이원에 노출되는 것을 피하는 것은 사람의 건강에 있어서 중요한 것이다.38)

생물이 생존하고 재생산을 계속하기 위해서 DNA는 완전하고 정확하게 복제되지 않으면 안 된다. 그리고 돌연변이와 유전적 다양성은 새로운 환경에서의 생물의 생존과 진화[새로운 종의 출현]에 필수이다. DNA는 연속적인 매우 기다란 분자이고 그 위에 유전자가 존재하고 있다. 감수분열에 있어서 상동염색체의 DNA단편은 바꿔 타기에 의해 재결합을 일으킨다. 초파리의 재결합에 관한 초기의 연구는 연쇄의 개념을 확립하고 염색체의 유전자지도 작성에 공헌하였다. 특별한 세균 주(株)의 연구로부터 세균에 있어서의 유전적 다양성은 재결합과 접합에 의해 일어난다고 하는 것을 발견하였다.

DNA분자의 돌연변이에 의해 그 DNA가 담당하고 있는 유전정보는 변화를 받게 된다. 돌연변이는 복제기구의 잘못된 결과라고 보고 있다. 보통은 복제중의 DNA에 있어서 염기대(塩基對)

---

38) ibid., pp.199.

형성[아데닌과 티민, 시트신과 구아닌]은 상당히 정확하지만 잘못된 염기대가 형성되면 새로이 복제된 DNA는 돌연변이를 일으키게 된다. 돌연변이는 DNA복제와 세포분열의 과정에서 랜덤으로 자연발생적으로 일어난다.39)

돌연변이란 즉 세포의 유전정보에 생기는 모든 변화로서 돌연변이의 결과로서의 명확한 표현형은 돌연변이의 발현이 생체의 내외의 환경에 의존하고 있기 때문에 예측할 수 없다. 돌연변이는 기회가 있으면 모든 DNA분자에서 일어나며 좋은 것도 아니고 나쁜 것도 아닌 정상적인 세포의 영위에서 생기는 자연적인 현상이기도 하다. 사람의 유전적인 결손은 어떠한 근거도 없는 것이고 부도덕하다거나 비윤리적인 행위에 의해서 생기는 것이 아니라 신체적, 생물학적인 과정에 있어서의 자연적인 결과인 것이다.

모든 유전적인 변화는 돌연변이에 의해서도 이루어진다. 돌연변이는 그 생물에게 치명적인 결함을 주거나 거꾸로 억제하는 경우도 있다. 돌연변이는 새로운 종의 탄생의 원인으로 되기도 하며 종의 절멸의 원인으로 되기도 한다. 인간의 사망이 그 사람의 생애가 실패였던 것을 의미하지 않는 것과 마찬가지로, 종(種)의 절멸이 그 종의 실패의 징표는 아니다. 종의 구성원의 죽음과 종의 전체적인 절멸은 생물학적, 진화적으로 불가결한 과정의 하나인 것이다.40)

---

39) ibid., pp.152.
40) ibid., pp.198-199.

제2장 태생기의 발달과정

Ⅰ. 난체기(卵體期)

최초의 난체기는 수정란이 자궁 내 벽으로 착상이 완성되기까지의 2주간을 말한다. 다음의 배아기(胚芽期)는 착상으로부터 인간의 신체의 원기(原基)가 형성되는 수정 후 3주에서 8주까지를 말한다. 태아기(胎兒期)는 배아기의 종반부터 출생까지의 기간인 9-40주에 해당된다. 이 시기에는 태아의 주령(週齡)은 수정 때부터를 기점으로 한다. 모친의 마지막 월경 제1일째를 기점으로 한 임신 주령과는 약 2주간의 차이가 난다.1)

1. 수정과 수정현상

수정현상의 과정은 핵의 융합 순간에 시작된다. 난자는 매월의 월경주기의 중반 무렵에 방출된다. 그리고 난자의 세포질로 파고 들어가 세포핵과 접합하게 되는 것은 오직 하나의 정자뿐이다. 그러나 사출 직후의 정자에는 수정능력은 없고 자성(雌性) 생식기관 내로 이송되는 과정에서 정자는 어떤 종(種)의 자극을 받아 난막(卵膜)을 통과하는 능력을 획득한다. 이 현상을 수정능

---

1) 藤掛永良 編, 發達心理學 : 千原美重子, 「胎生期の發達」, 建帛社, 平成8年, p.41.

획득(capacitation)이라고 한다.2)

　한 개의 정자가 맨 마지막에 난자 표면에 부착하여 수정이 이루어질 때 정자의 꼬리부분은 난(卵) 세포막의 표면에 떨어져 남게 된다. 정자의 머리 부분은 난자 내에 흡수되어 핵을 방출하기 전에 팽창하기 시작한다. 난자에 부착하고 삽입되기까지 1분도 걸리지 않는다. 20분 내에 정자의 핵과 난자의 핵이 결합하고 2배체의 염색체 수로 되어 수정(受精: fertilization)이 완료된다. 수정 후 발생까지는 매우 신속하게 진행된다. DNA 합성은 즉각 시작되며 수 시간 사이에 수정란은 최초의 분열을 행하여 2개의 세포로 된다.3)

　그러면 어떠한 기구에 의해서 정자는 수정능을 획득하는 것일까. 선심리학적(禪心理學的)으로 보면 이것은 우주적 환경 속에서 존재하고 있는 간다르바(gandharva)의 탁태(托胎)현상인 것이며, 그곳으로부터 수정은 가능해지는 것으로 본다. 왜냐하면 이때 난구(卵丘)에서는 향수라고 불러도 좋을 정도로 향기를 분비하는 것인데,4) 이 향기를 찾아가는 정자를 불교에서는 간다르바, 즉 심향행(尋香行)이라고 하기 때문이다.5)

　그리고 난자 속으로 파고 들어간 정자는 꼬리가 사라지고 머리 부분[頭部]가 세포의 핵으로 된다. 난자의 경우도 수정에 대비하여 최종적인 변화가 생긴다. 두 개의 핵이 난자의 세포질 속에서 만나서 핵의 세포막은 사라지고 뿔뿔이 흩어졌던 염색

---

2) Bruce M. Carlson, 白井敏雄 譯, 發生學, 西村書店, 1996, p.99.
3) Gordon Edlin, 淸水信義 監譯, ヒトの遺傳學, 東京化學同人, 1992, p.298.
4) Boyce Rensberger, 久保儀明 外譯, 生命とは何か, 靑土社, 1999, p.215.
5) 李光濬, 胎生論についての禪心理學的硏究, 密敎學42號, 種智院大學密敎學會, 2006.3, p.74.

체는 짝으로 되어 23쌍[組]으로 마무리된다. 수정의 순간부터 세포 속에서 물질의 합성이 시작되고 그 결과로서 배자(胚子) 발생이 진행되는 것이다. 핵 내의 DNA는 세포내의 유전정보의 저장 부위이다. 이때에 성장을 재촉하고 새로운 개체를 만들어 내기 위해서 필요한 모든 정보가 하나의 세포 속으로 모여드는 것이다.

이때 간기(間期)의 세포[interphase cell : 細胞分裂 기간의 세포]에서는 핵내의 DNA분자의 어느 부위는 단백질에서 분리되어 직접 메신저 RNA[mRNA]의 합성을 지지하게 된다.[6] 그리고 이 세포 분열로 세포가 배가(倍加)할 때에는 반드시 똑같은 유전자의 복제가 이루어진다. 따라서 신체를 만들고 있는 세포는 어느 것이나 똑같이 유전자를 포함하고 있다.[7] 이 과정이 전사(轉寫: Transcription)로서 알려져 있는 것이다.

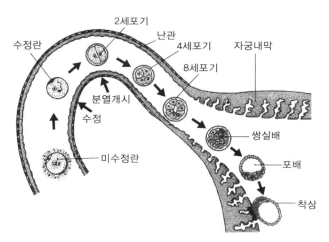

【그림 2-1】 수정란의 발육

6) Bruce M. Carlson, 白井敏雄 譯, 發生學, 西村書店, 1996, p.10.
7) 中村運, 入門・生命科學, 化學同人(京都), 1994, p.115.

이러한 수정현상은 난자와 정자가 난소로 이어지는 난관(卵管)에서 접합(接合)하여 수정란을 형성할 때 인간은 하나의 생명으로서 그 다양한 드라마로의 한 발을 내딛는 것이다.

2. 수많은 난관을 극복해가는 수정란

남성은 1회의 사정으로 약 3억 정도의 정자를 배출하지만 여성은 보통 한 개씩 배란을 한다. 여성은 700만 개의 난자의 근원이 있지만 보통 일생 동안 500만 개 정도의 배란을 한다고 한다.

수정란은 하나의 세포이다. 그런데 분열하여 세포가 불어나는 과정에서 똑같은 형태였던 세포가 갖가지로 변모하고 어떤 세포군은 손으로, 어떤 세포군은 뇌로라고 하는 상태로 하나의 차질도 없이 형성되어 간다. 선심리학적으로 보면 인간으로서 태어나고자 의욕적으로 부모를 선택한 수정란[태아]은 과거의 인연과계 때문에 '당면하지 않으면 안 되는 수많은 과제, 그때그때의 도전, 극복해야할 결정적인 시기'에 대해서 과감하게 도전을 하지 않으면 안 되는 '의지'를 가진 존재인 것이다. 마치 청사진에 충실히 따르고 있는 '의지'가 있는 것처럼. 『경이의 우주 <인체, 생명탄생>』에는 오사카시립대학[大阪市立大學] 생물학교실의 단(團) 마리나 씨의 연구가 소개되어 있다.

"단(團) 씨는 불가사리[이토마키 히토데]의 배(胚)에 소화기가 형성될 무렵 배(胚)를 어떤 약에 담가서 세포를 분해해 보았다. 그리고 재차 바닷물에 되돌려 보았더니 놀라운 일이 일어났다. 분해되어 있던 세포가 어떤 규칙성을 가지고 모여들기 시작하였다. 7시간이 지났을 즈음에는 형태가 완성되기 시작하고 80시간 후에는 원래의 배(胚)와 같은 형태로 돌아오고 말았다. 게다가 분해가 되기 전에 배(胚)의 소화기를 형성하고 있던 세포는 다시 모였을 때 확실히 원래의 소화기의 형태로 만들어지고 있었다."8)

그 이유에 대해서 단 씨는 각 개의 세포가 자신은 무엇을 해야 하는 세포인지를 알고 있으며, 어디로 가야할지도 알고 있는 것이라고 설명하고 있다. 이런 신비로운 세포의 작용 또한 화학반응이라고 하는 시점에서 설명하려는 연구가 있다. '카드헤린'이라고 하는 세포 간 접착물질에 주목하고 있는 연구자가 교토대학[京都大學]의 다케이치 가슌[竹市 雅俊] 교수이다. 다케이치 교수는 같은 모양의 카드헤린을 갖고 있는 세포끼리는 서로 달라붙고, 다른 형태의 카드헤린을 갖는 세포들은 떨어지도록 이동한다고 하는 성격을 발견하였다. 이 단순한 움직임이 반복되고 거듭되는 것으로 일정한 세포가 모이게 되어 각 기관을 형성한다고 설명하고 있다.9)

3. 성(性)의 결정

모든 세포는 염색체를 가지고 있고 각 염색체는 수천의 유전자를 갖고 있으며 한 세대에서 다음 세대로의 유전정보를 전달하고 있다. 인간은 22쌍의 상염색체(常染色體) 그리고 한 쌍의

---

8) 平野勝巳, 輪廻する赤ちゃん, 人文書院(京都), 1996, p.139.
9) ibid., pp.139-140.

성염색체[性染色體: 남성XY, 여성XX]를 갖고 있다.

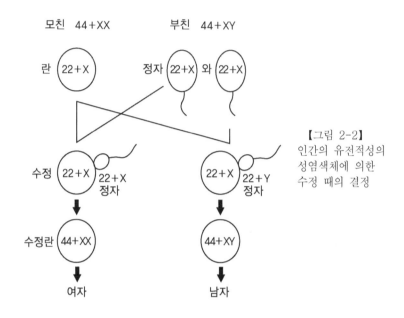

【그림 2-2】
인간의 유전적성의
성염색체에 의한
수정 때의 결정

    사람의 염색체 46본 가운데 2본은 성의 결정에 관계가 있다. 성염색체라 불리는 것은 X염색체와 Y염색체의 2종류가 있다. 남성 성염색체는 XY, 여성 성염색체는 XX이다. 정자는 감수분열의 결과 22본의 염색체와 X염색체를 갖는 것, 22본의 염색체와 Y염색체를 갖는 것의 2종류가 나올 수 있다. 난자는 모두 X염색체만을 갖고 22+X=23의 염색체로 구성된다. 사람의 유전적인 성(性)은 수정 때에 정해진다. X염색체를 갖는 정자가 난자에 수정되면 수정란은 여성이 된다. Y염색체를 갖는 정자가 난자에 수정되면 수정란은 남성이 된다.

    다음에 수정란은 발생을 시작하지만 이 과정에서 성염색체

상의 유전자의 작용에 의해 사람의 생식선적성(生殖線的性)이 결정된다.10)

4. 수정 직후의 발달과정

인간의 발생 제1주의 발달과정에 대해서 생명과학적으로 설명하고 있는 것을 보면 인간의 발생은 수정에서 시작되는데 그 과정 전에 생식자(生殖子) 발생과 같은 몇 가지 중요한 사항이 일어난다. 난세포는 난소에서 만들어져 배란시에 난소에서 방출된다. 난관채(卵管采)는 난세포를 난관확대부로 휩쓸어 넣어 거기에서 수정이 이루어진다. 정자는 정소(精巢)의 정세관(精細管)에서 만들어져 정소상체(精巢上體)에 저장된다.

성교 중에 정액은 사정되어 수억 개의 정자가 외 자궁입구 주변의 질에 밀려 쌓인다. 수백 개의 정자는 자궁을 거쳐서 난관으로 들어간다. 그들의 대부분은 만일 거기에 난세포가 존재하면 그것을 에워싸고 난세포가 정자와 접촉하면 난세포는 제2감수분열을 완료한다. 그 결과 성숙 난세포의 핵은 여성전핵(女性前核)으로 된다. 정자는 난세포로 진입한 다음 정자의 머리 부분은 꼬리부분으로부터 떨어지고 크게 되어 커진 남성전핵으로 된다. 수정은 양성(兩性)의 전 핵이 하나로 합치고 모친 쪽의 염색체와 부친 쪽의 염색체가 접합하여 이루어진 인간의 원기(原基)로 되는 세포, 즉 접합자(接合子, zygote)의 제1감수분열의 중반기에 섞이고 합쳐지면 완료된다.

---

10) 遠山益 編著, 分子·細胞生物學入門, HBJ출판국(東京), 1995, p.227.

접합자는 난관을 지나 자궁으로 나아가는 사이에 난할(卵割: cleavage)을 하고 다수의 할구(割球)라고 하는 작은 세포로 된다. 수정 후 약 3일 후에는 12 혹은 그 이상의 할구로부터 구상(球狀)의 쌍실배(桑實胚, morula)로 되어 자궁으로 들어간다. 이윽고 쌍실배 속에 강(腔)이 형성되어 배반포(胚盤胞)로 변한다.

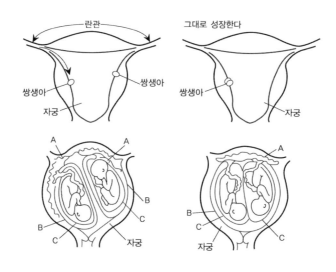

【그림 2-3】 이란성 및 일란성 쌍생아의
착상과 성장의 가장 통상적인 상태

▶ 위 왼쪽 그림 설명 : 대부분의 2란성 2개의 난이 통상 따로따로 자궁에 도달하고 떨어진 곳에 착상한다.
▶ 위 오른쪽 그림 설명 : 대부분의 일란성 난의 분열은 통상 착상 후에 일어난다. 그리고 쌍생아는 동일한 태반에서 밀착한 채로 성장한다.
▶ 아래 왼쪽 그림 설명
A-개별의 태반
B-별개의 외대(융모막)
C-별개의 내대(양막)

▶ 아래 오른쪽 그림설명
A-공통의 태반
B-공통의 외대(外袋)
C-개별의 내대(內袋)

배반포는 배자(胚子)와 어느 종의 배외조직을 형성하는 내세포덩어리[內細胞塊], 혹은 배결절(胚結節: embryoblast)과 배반포강이라고 하는 액체로 가득찬 강(腔), 얇은 한 층의 세포층인 영양막으로 된다. 영양막은 내세포괴와 배반포강을 받아들이고 후에는 배외구조물과 태반의 배자(胚子) 부분을 형성한다. 수정 후 4-5일째에 투명대는 사라지고 영양막은 내세포괴의 근처에서 자궁내막상피에서 접착된다. 배자극(胚子極) 부근의 영양막은 외측의 영양막합포체층과 내측의 영양막세포층과의 2층으로 분화된다.

그 후 내세포괴의 심층부 표층에 입방체 모양의 하배반엽(下胚盤葉: hypoblast)이라고 하는 세포층이 형성된다. 제1주의 끝 무렵에 가서는 배반포는 자궁내막의 속에서 살짝 착상한다.11)

이러한 배반포(胚盤胞)의 자궁내막에 있어서의 착상은 발생 제2주 중에 완료된다. 약 8일에는 배반(胚盤, embryonic disc)이라 불리우는 2층의 두터운 판상(板狀)조직이 형성된다. 이 배반이 분화하며 배자(胚子)로 된다.12) 다음의 1주간에 균질(均質)의 세포집단으로부터 다른 특징 있는 세포가 나온다. 즉 세포의 분화가 시작되는 것이다.13)

수정란이 자궁 내벽에 착상을 완료하는 비율은 그 3할강(三割強) 정도라고 한다. 통상은 수정난이 하나 착상하게 되지만, 이란성쌍생아14)일 경우는 각각의 자궁 내벽에 착상한다. 일란성

---

11) Moore and Persaud, 瀨口春道 監譯, ムーア人體發生學, 醫齒藥 出版(株), 2001, pp.46-47.
12) Moore, K. L., 星野一正 譯, 受精卵かウ ヒトに なゐまで, 醫齒藥出版(株), 1988, p.31.
13) Floyd E. Bloom 外2人, 中村克樹 外 1人 譯, 新腦の探檢(上), 講談社, 2004, p.128.

쌍생아는 일반적으로 자궁에 착상한 다음 두개의 단위로 분할되는 경우이다.15)

착상의 부위: 배반포는 통상 자궁체의 전벽보다도 후벽의 중앙 부위에 착상한다. 때로는 자궁 밖에 착상하는 경우가 있다. 자궁외 착상(ectopic implantation)의 90% 이상의 증례에서는 난관(卵管)에 착상한다. 난관 임신(tubal pregnancy)의 약 60%는 난관 팽대부(膨大部)에 착상한다. 난관 임신의 원인은 여러 가지가 있지만 통상 난활중의 접합자가 자궁에 이르는 것을 지연시키거나 저지시키거나 하는 원인, 예컨대 골발 내의 염증성 질환에 관계가 있다.16)

Ⅱ. 배아기(胚芽期)

1. 각 기관(器官)의 형성

수정 후 2-8주까지는 배아(胚芽) 또는 태아(胎芽: embryo)라고 한다. 수정란의 내측[胚芽胚葉]은 착상 후 외배엽, 중배엽, 내배엽으로 분할되고 외배엽에서는 피부, 중추신경, 감각기 등이,

---

14) 두 개의 난자가 난소에서 방출되어 두개의 정자와 수정되는 것.
15) 藤掛永良 編, 發達心理學 : 千原美重子, 「胎生期の發達」, 建帛社, 平成8年, p.43.
16) Moore, K. L., 星野一正 譯, 受精卵ガウ ヒトに なゐまで, 醫齒藥出版(株), 1988, p.35.

중배엽에서는 근육[筋], 뼈[骨], 순환기, 신장 등이, 내배엽에서는 소화기, 호흡기, 방광, 간장, 췌장, 갑상선 등이 형성된다.

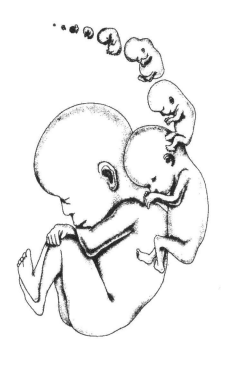

【그림 2-4】 인간발육의 단계- 수정으로부터 출생까지

[발육의 주수]
(12~38: 胎兒期)
38-정상적인 출생
32-생존 확실
30-피하지방의 축적
26-생존가능, 눈이 열림, 손가락 빨기와 태동
24-손가락 빨기와 태동
20-두부의 발모
16-외성기 확인가능
14-뼈를 X선으로 확인
12-생명유지에 필요한 기관의 형성, 순환기능이 작용하기 시작함
(2~8 : 胚芽期)
8-물리적 검사에 의한 임신의 확인
6-수족·눈·귀의 형성
4-뇌와 신경계의 형성
2-세포의 분화
(0: 생식세포기)
0-수정·수정란의 확인

신경계의 형성은 수정 후 약 2주간의 배반(胚盤)의 세포가 내배엽과 외배엽으로 분화했을 때에 시작된다. 내배엽의 세포는 호흡계통과 소화기계통을 형성하고, 외배엽의 세포는 신경계통을 형성한다. 먼저 신경판이 만들어지고 그 후 그것이 두터워지면서 신경관(神經管)이 형성된다. 신경관의 머리쪽은 뇌로 되고 나머지는 척수(脊髓)로 된다. 신경관의 밖에 남은 외배엽 세포는 신경관(神經冠)을 구성하고 말초신경계로 발달해간다.17)

뇌와 심장의 원형(原型)이 완성되는 것은 태생(胎生) 2-3주의 제일 빠른 시기이다. 아직 6mm의 작은 존재이지만 초음파의 모니터로 보면 심장다운 것이 박동을 하고 있는 것이 브라운관의 화상으로 확인할 수 있다. 두부(頭部)로부터 미부(尾部), 중심부로부터 주변부로 발달해 간다.

배아기(胚芽期)는 자극에 대해서 상당히 민감한 시기이다. 태아와 모친은 혈액은 연결되어 있지 않지만 태반을 통해서 모친과 영양분, 노폐물, 산소 그리고 호르몬, 항체(抗體) 등을 교환하고 있다. 모친의 약물 복용이라든가 질병, 담배, 영양부족 등 모친이 처해있는 심리적, 물리적 환경이 원인이 되어 정상적인 발생과정에 저해를 받기도 한다. 그러나 이 시기는 모친에게 있어서 아직 임신이라고 하는 것을 인지하고 있지 못하는 경우가 많다.18)

2. 인간형태로의 발달

수태 4-5주경에는 아직 마치 새우나 해마(海馬)와 같은 모양을 하고 있지만 점점 인간다운 모습으로 변해가고 신장도 8-9mm로 커간다. 수태 8주의 배아기(胚芽期)가 끝날 무렵에 이르러서는 인간다운 모습으로 발달되어 가는 것이다.19)

제2의 시기인 배아기는 겨우 2개월에 못 미치지만, 이 사이

---

17) Floyd E. Bloom 外 2人, 中村克樹 外 1人 譯, 新腦の探檢(上), 講談社, 2004, p.190.
18) 藤掛永良 編, 發達心理學 : 千原美重子,「胎生期の發達」, 建帛社, 平成8年, p.44.
19) ibid., p. 44.

에 주된 기관은 초보적인 형태를 가지런히 갖춘다. 배아기에서 초보적인 형태를 갖춘 제 기관은 최후의 태아기(胎兒期)에서 비약적인 성장을 달성한다. 그러나 발달의 정도는 유전형(遺傳型)으로 정해지기 때문에 개인차가 생기게 된다고 본다.[20] 2개월 사이에 신장은 2cm 정도로 되고 체중도 3g 정도가 된다. 이 2개월 사이에 체중은 100만 배나 되는 것이다.

Ⅲ. 태아기(胎兒期)

1. 점차 인간의 모습으로

수태 2개월 이후의 발달이 지속되고 있는 유기체는 태아(胎兒: fetus)라고 부른다. 외성기(外性器), 머리카락, 손톱은 태아기(胎兒期)에 분화되지만, 주로 태생기의 발달은 기존의 구조의 발생이 계속해 가는 시기이며, 신체의 균형을 이루는 균형의 변화 혹은 기능의 증대이다. 신장(身長)은 재태기(在胎期) 초반기에 자라나는 비율이 큰 데 반해 체중은 후반기에 가속적으로 증가한다.[21]

2. 생리적 발달

---

20) 李光濬, 胎生論についての禪心理學的研究, 密教學42號, 種智院大學密教學會, 2006.3, pp.71-76.
21) 千原美重子, 앞의 책, p.46.

1) 신경세포의 발생

신경세포는 대형의 신경세포[뉴론]로 되고 돌기(突起)를 내밀어서 다른 뉴론과 접합부[시냅스]를 만들고 네트워크를 형성한다. 신경세포는 급격하게 증식하며 배아기(胚芽期)에 형성된 뇌의 원형은 종뇌(終腦)가 대뇌피질을 만들고 간뇌가 분화되어 시상(視床)이나 시상하부를 형성하며, 중뇌는 소뇌를 만들고 후뇌는 연수(延髓)로, 수뇌(脊腦)는 척수[脊髓: 등골]로 발달한다. 16주 무렵이 되면 시신경(視神經)이 발달하여 눈으로 연결되어 간다. 귀는 12주 무렵에 중이(中耳)가 형성되고 내이(內耳)와 연결되는 것이 16주 무렵으로 소리를 느낄 수 있는 청신경이 내이와 대뇌를 잇게 되는 것이다. 20주가 되면 대뇌를 중심으로 한 중추신경계의 골조(骨組)가 형성되고 시각, 청각을 비롯한 미각, 청각, 촉각이 가능해지는 기초가 이루어진다.22)

2) 운동발달

태령(胎齡) 12주가 되면 양수(羊水) 속에서 왕성하게 움직이고 있는 모습이 초음파 모니터에서 관찰된다. 20주가 되면 파악(把握) 반사와 바빈스키 반사[발바닥을 자극하면 발가락이 부채처럼 펼쳐지는 반사]가 인정된다. 이 무렵이 되면 임신부는 태동(胎動)을 지각할 수 있게 된다.

Schulte, F. J.23)는 태아의 반사와 자동운동의 발달에 대해서 정리해 놓았는데 29주 전후의 주산기(周産期)에 가까워지면

---

22) 千原美重子, 앞의 책, p.47.
23) Shulte, F. J.: Neurophysical Aspects of Development. Mead Johnson Symposium on Perinatal and Developmental Medicine, No.6, 1974, pp.38-47.

그러한 행동이 미성숙한 상태에서 점차 탄생에 이르기까지 서서히 완성되어 가는 것을 보여주고 있다.

태아가 자신의 손가락을 빨려고 하는 행위는 태주(胎週) 4개월 무렵이 되면 관찰된다. '커다란 소리가 나거나 놀랐을 때에 손가락을 빨려고 하며 마치 자기 자신을 위로하고 안심을 주는 것으로 여겨지기도 하고, 놀이를 하려는 행위의 시작일 수도 있다. 혹은 민감한 입으로 물체를 지각하고 대뇌의 발달을 촉진시키고자 스스로 주체적으로 배우려고 하는 것이다'라고 고바야시 노부루[小林登][24]는 말하고 있다.

태아는 6개월이 지나면 양수를 마시고, 배뇨를 한다. 모친의 태반의 돌출 부분을 빨기도 한다. 입 주변의 근육과 입술의 근육, 그리고 턱을 움직이며 모유를 빨아들일 훈련을 하고 있는 것으로 보인다. 태아는 가슴을 움직여서 양수를 폐 안으로 들여보내거나 내보내기도 하여 흉곽운동을 하고 있다. 또 양수 속에서 우주를 헤엄치는 듯한 원시보행이 관찰되기도 한다. 태아는 출생이 다가오면 발로 차는 운동은 줄어들고 몸 전체를 비트는 움직임이 증가한다. 산도(産道)를 몸을 회전시키면서 나아가기 위한 예행연습으로 볼 수 있는 것이다.[25]

3. 태아의 기억의 전승(8주-24주)

1) 8주

24) 小林 登 : 育つ育てるふれあいの育兒-胎兒期からの子育て學, PHP文庫, 1995.
25) 千原美重子, 앞의 책, p.49.

8주의 태아는 이미 인간으로서의 기본적인 기관과 시스템을 갖추고 있다. 혈액을 폐나 간장에서 여과할 필요 없이 그곳을 그대로 통과하는 것이다. 태아의 심장과 혈관은 태내에 있을 때만 단락로[短絡路: 전기회로의 합선 또는 연결로]를 만들고 있는 것이다. 태아는 즉 성인이었다면 반드시 질식할 수밖에 없는 저농도의 산소환경 하에서 '호흡할 수 있는 생물'인 것이다. 호흡도 할 수 있고 배설도 할 수 있게 되면 다음으로는 살아있는 생물로서의 운동에 필요한 것이 움직이고 느끼는 것이다. 그것을 통제하는 신경계가 구축되지 않으면 안 된다. 이를 위해서 모든 기관 가운데에서 뇌와 신경계의 발달이 가장 눈부신 것이다. 신경은 수정 3주 후에는 이미 드러나게 된다. 8주째에는 그것을 보고 뇌라고 알 수 있게 되어있다. 불완전하지만 뇌파도 나타난다. 그리고 뇌신경으로부터 자라난 신경선유는 손이나 발, 눈, 귀, 등줄기로 퍼져 나간다.

2) 12주

12주가 되면 울트라C 회전까지도 가능해지게 된다. 그리고 20주가 되어서 신장이 움직이기 시작하는 것과 동시에 태아는 양수를 먹기 시작한다. 이 흡철(吸啜)운동은 태아가 학습해서 발현되는 것이 아니다. 어류로부터 영장류에 이르는 계통진화의 과정에서 구강의 움직임은 미묘하게 발달을 하고 그대로 전해지는 유전자 위에 편입되어갔다. 따라서 뇌가 발달하여 운동이 가능해짐에 따라 축적된 유전자의 기억은 주변의 양수에 입술이 닿게 되면 흡철운동으로 되어 개화하는 것이다. 태아는 이러한 4억 5천만 년 이래의 척추동물 진화의 기억을 전승하는 것만이 아니다. 훨씬 그 이전의 생명의 탄생 이래 DNA나 RNA를 핵 내(核內)에 갖는 동물 이래로 30억 년 이전의 생명기억의 전승자이기도 하다는 것을 잊어서는 안 된다.

그리고 다음은 태내의 기억이다. 운동을 통제하는 뇌가 먼저 발달하고, 신체의 움직임이 느끼는 뇌를 발달시키고, 환경을 느끼는 것에 의해서 그것이 또 운동을 하게 하는 유인이 되어 뇌가 점점 발달해 가는 것이다.

3) 24주

24주 정도가 되면 성인의 렘수면[夢睡眠] 때에 볼 수 있는 급속안구운동[REM]이 나타나게 된다. 우리 성인들에게 있어서의 꿈수면이지만, 어떤 경험도 없는 태아이기 때문에 꿈 같은 것은 꾸지 않는 것은 아닌가 하고 누구라도 생각할 것이다. 그러나 태아는 꿈을 꾸고 있는 것이다. 적어도 임신 후반기에 뇌가 발달하면서 꿈을 꾸는 뇌 역시 완성되어 간다. 거기에 태아는 다양한 유전자 기억을 가지고 있는 것인지도 모른다. 갓 태어난 아기가 미소 짓는 것을 가끔 볼 수 있다. 266일 간 태내 속에서 보지 못했던 좋은 꿈을 그들은 태외(胎外)에서 계속 보고 있는 미소인지도 모른다. 거기에 태아의 뇌수(腦髓)의 기억학습에 관계가 깊은 부분이 일찍이 완성되어 있다. 그것을 오오시마[大島 淸]는 영장류연구소에서 원숭이의 태아 뇌를 이용하여 확인하였던 것이다.

또 태아 뇌 속의 신경세포 시냅스[이음매]에 있는 신경전달물질의 양이 성인의 것에 비하면 비교할 수 없을 정도로 많으며, 그것이 기억정보의 전달이나 신경조절에 깊이 관련되어 있

는 것이다. 이것은 태아는 먼 기억을 지니고 있으면서 그 위에
자신이 존재하고 있는 태내환경에서 일어나는 일을 기억하는
것에 재능을 갖고 있는 것이다라고 볼 수 있는 것이다.

태아는 자궁벽 위를 네 발로 걷는 '원시보행'까지 하고 있다.
또 쾌적함을 즐기는 것처럼 뛰어오르고 회전하기도 하고 하품
을 하고 눈동자를 두리번거린다. 암흑의 고독한 세계 속에서
부유, 접촉, 흡음(吸飮), 온감(溫感)이라고 하는 원시감각을 느끼
면서 모친의 심장소리 이외에 외부에서 들어오는 소리에 귀를
기울이기도 한다. 운동 중에 유입되어오는 감각을 비롯한 원시
감각체험을 막 완성된 '해마'라고 명명된 부분에 새로운 생명
기억을 기록해 놓는 것이다.

뇌는 수면을 통해서 불쾌 체험을 소거하는 기능이 있다. 장
기간의 태내 속에 있으면서 태아는 다양한 체험을 할 것이다.
쾌감만이 아니라 불쾌한 것 역시 체험하고 있을 것이다. 그것
을 그때마다 제거해 주는 것이 렘수면이다. 태아의 수면은 대
부분이 바로 이 수면이다. 이 수면의 장점은 대뇌피질은 준각
성 상태이고 그 상태에서 뇌에로의 외부입력이 줄어들고 있기
때문에 뇌 안에서 기억의 재편성이 이루어져 새롭고 기묘하며
싫은 기억을 제거해 주는 것이다. 태아는 이와 같이 다양한 기
억의 훌륭한 전승자이다.26)

4. 5개월 이후의 태아와 뇌발달

태아는 모친의 감정을 알고 있다. 태아는 모친의 뱃속에 있

---

26) 大島 淸, 胎兒に音樂は聽こえるか, PHP硏究所, 1988, pp.116-119.

을 때부터 여러 가지 신호를 보낸다. 우선 임신하면 생리가 멈춘다. 이것이 최초의 신호이다. 그리고 메슥거리며 우울한 기분이 들어 나빠지거나 좋지 않다고 느끼는 날들이 계속된다. 입덧이 생긴 것이다. 이것은 난포 호르몬과 항체 호르몬이 역전(逆轉)하기 때문에 생기는 것이다. 이것 역시 멋진 신호이다. 이러한 무언의 신호, 즉 비밀통신은 태동으로부터 태아가 직접 모친에게 신호를 보내기 시작하여 태어날 때까지 지속된다.

1) 5개월

5개월이 되면 태아는 엄마의 태내에서 다양하게 움직임을 보인다. 초음파 진단장치로 지켜보면 태아는 양수를 마시거나 손가락을 빨거나 눈을 뒤룩거리며 보거나 재채기를 하는 것처럼 하고 있는 것을 볼 수 있다. 손가락빨기라고 하면 엄마가 공복이라면 배속의 태아도 그것을 캐치하여 손가락빨기를 하는 것이다. 더더욱 태아의 경우는 배로 느끼는 것이 아니라 뇌의 일부분으로 느끼고 있는 것이다. 공복감만이 아니다, 모친의 감정의 움직임에도 반응한다. 예를 들어서 모친이 화를 내거나 불안을 느끼면 스트레스 물질인 아드레날린이 체내에서 만들어지고 탯줄을 통해서 태아의 뇌 중심부로도 전달된다. 그리하여 태아에게도 스트레스를 느끼게 된다는 것이다. 그것은 뇌의 신경세포의 형성에도 나쁜 영향을 미치게 된다.

모친이 보거나 느끼거나 하는 외부의 빛의 밝기와 어두움에도 태아는 반응한다. 밝고 어두움을 느끼는 것은 뇌 속에 있는 '송과체(松果體)'라고 하는 곳에서 나오는 호르몬의 작용인데 이 호르몬은 눈이 밝은 것을 보면 줄어들고 어두운 것을 보면 증가하는 성질이 있다. 모친이 밝음이나 어두움을 느끼면 그 정보가 호르몬으로서 태반을 통해서 태아의 뇌로 전해진다.

그런데 인간은 생물시계라고 하는 생물로서의 리듬을 가지고 있다. 사실은 태아의 생물시계 형성에는 모친이 밝음이나 어둠을 느낄 때 나오는 호르몬이 도움을 주고 있는 것이다. 달리 말하면 모친의 생활리듬이 태아의 생물시계를 만든다고 하는 것이다. 만약 모친이 태양의 리듬에 반대되는 생활을 하고 있다면 태아의 생물시계는 당연히 흐트러지고 말 것임에 틀림없다.

2) 6개월

6개월이 되면 이제 외계의 음이나 소리를 기억한다. 자궁 속은 캄캄하지만 외부로부터 받는 자극으로서 음은 상당히 크다. 음을 기억하는데 중요한 기능을 하는 것이 뇌 속의 '해마(海馬)'라고 하는 곳이다. 이것이 만들어지는 것이 4개월 무렵부터이다. 5개월이 되면 일심동체인 모친의 목소리를 기억하게 된다. 만약 태아가 배속에 있을 때부터 빈번하게 부친이 목소리를 들려주면 당연히 그 목소리를 기억하게 될 것이다.[27]매일 밤 엄마가 누우면 아빠는 태아의 머리를 가볍게 토닥여주면서 즐거워하고 그러면 엄마는 심장의 아래쪽에 아기가 있다니 아, 근사한 일이야! 하는 감격에 겨운 모습으로 생각을 하면 태아는 바로 여기가 천국이로구나라고 생각을 할 것이다.

---

27) 大島 淸, 子供の腦力は9才までの育て方で決まる, 海龍社(東京), 平成16, pp.109-110.

5. 7개월 이후의 태아의 성장

1) 7개월

이 시기에는 대폭적인 체중증가를 보인다. 약간 야위어 있지만, 태아는 보다 균형이 취해진 체형을 갖춘다. 피부는 이 시기의 초기에는 반투명이다. 혈액이 모세혈관을 투과하여 보이기 때문에 피부는 볼그레한 색을 띠고 있다. 제21주에는 급속한 눈[眼]의 운동이 시작되고, 모친의 복부에 진동잡음을 주는 것과 '눈 깜빡임-경악반응'이 제22주부터 제23주에 일어나는 일이 보고되고 있다.[Birnholz & Benaceraff, 1983]. 제24주까지에 폐의 폐포벽(肺胞壁)에 분비성 상피세포(上皮細胞)가 폐의 발생 도상의 폐포의 개존성(開存性)을 유지하는 계면활성성지질인 계면활성제(界面活性劑, surfactant)를 분비하기 시작한다. 또 손톱이 제24주까지는 보이게 된다.

2) 8개월

폐(肺)와 폐의 혈관은 충분히 발달하고 적절한 가스 교환을 행할 수가 있다. 더욱이 중추신경계는 율동적인 호흡운동을 하고, 체온을 조절할 수가 있는 단계에 이르고 있다.

눈은 제26주에 뜨고 산모(産毛) 및 머리카락은 잘 발달하고 있다. 발톱이 보이고 상당한 피하지방이 이 시기에는 비부의 아래에 존재하고, 피부의 주름은 거의 소실하여 매끈하게 된다. 이 기간 중에 백색지방이 체중의 약 3.5%까지 증가한다. 태아의 비장(脾臟)이 이 시기에는 조혈, 즉 여러 가지 형태의 혈액세포 및 유형(有形) 성분의 형성과 발달과정을 볼 수 있는 중요한 장소이다. 비장에 있어서의 적혈구형성은 제28주까지 끝나고, 이때까지 골수(骨髓)가 조혈의 주요한 장소로 된다.

3) 9개월

눈[眼]의 동공의 대광반사(對光反射)가 제30주까지 일어나게 된다. 통상 이 기간의 끝까지 피부는 복숭아 색으로 매끄럽게 되고 상지(上肢) 및 하지(下肢)는 통통한 외관을 보인다. 이 단계에서는 백색지방의 량은 체중의 약 8%를 점한다. 32주째 이후의 태아는 조산한다 해도 통상 생존한다. 이 기간 중에 정상체중의 태아가 태어났다 해도, 그 태아는 '체중에 대해 미숙'한 것은 아니고, '재태기간(在胎期間)에 대해 미숙'한 것이다.

4) 10개월

제35주의 태아는 확실하게 쥘 수가 있고, 자연스럽게 빛을 쫓을 수가 있다. 만기일[제37주~제38주]가 가까워짐에 따라 중추신경계는 충분히 성숙하고, 다소간 통합적인 기능을 발휘하게 된다.[Drife, 1985]. 이 '최종기간'에 대부분의 태아는 통통해져있다. 제36주까지 두위[頭圍]와 복위[腹圍]는 거의 비슷해지고, 그후 복위는 두위보다 커지게 된다. 태아의 발의 길이는 통상 제37주에는 대퇴(大腿)보다 약간 길고, 태아령(胎兒齡)을 결정하기 위한 또 하나의 파라미터[parameter, 매개변수]로 된다. 출산시기가 가까워짐에 따라 발육은 완만하게 된다.

만기일까지 태아의 두전장(頭殿長)은 통상 360mm에 이르고, 체중은 약 3,400g이 된다. 백색지방의 량은 체중의 약16%를 점한다. 이 임부의 최후의 수주 간에 태아는 1일에 약14g의

지방이 축적된다. 만기일[수정 후 38주, 최종 정상월경초일 후 40주]까지 피부는 청색을 띤 복숭아 색으로 된다. 두부는 태아기의 초기에 비해 만기일에는 신체의 다른 부분에 비교하여 작지만 태아의 가장 큰 부분의 하나이다.28)

IV. 태반(胎盤)과 양수(羊水)

1. 태아가 만드는 태반

1) 태반이란

태반(胎盤, placenta)이란 진태생(眞胎生)의 생물에 있어서 배조직(胚組織)과 모체조직 과의 사이에 개재하여 물질교환과 호르몬 생산 등이 이루어지는 조직을 말한다. 태반은 배성태반[胚性胎盤: 卵黃囊, 영양막]과 모성태반[母性胎盤: 脫落膜]으로 이루어져 있다. 간엽(間葉)세포와 태아혈관이 영양막 합포체층(合胞體層)과 영양막 세포층의 두 층의 장벽으로 덮여있고 구근(球根)의 근상(根狀)의 구조물[융모막 융모]을 구성한다. 융모(絨毛)는 영장류에서는 탈락막에 접착하여 깊이 침입하고, 모체혈관이 파탄하여 생긴 융모 사이의 빈 속 강(腔)에 부유하여 물질교환을 행한다.

이 태반에서 생산되는 호르몬을 태반호르몬이라고 한다. 스테로이드 호르몬으로서는 에스트로겐과 프로게스테론이 대표적

---

28) Moore and Persaud, 瀨口春道藍譯, ムーア人體發生學, 医歯薬出版(株), 2001, p.118.

인 것이다. 에스트로겐은 태아의 부신(副腎)으로부터 유래하는 안드로겐을 기본으로 태반에서 생산된다. 펩타이드 호르몬으로서는 융모성 성선자극 호르몬, 태반성 라크토겐이 잘 알려져 있지만, 그 밖에 황체(黃體) 형성 호르몬 방출호르몬, 갑상선 자극호르몬 방출 호르몬, 소마토 스타틴(somatostation) 부신피질자극 호르몬 방출호르몬, 인히빈(inhibin) 등의 다수의 호르몬이 존재하고 있다. 이것들은 임신유지, 태아발육, 태반기능조절 등에 관여하고 있는 것으로 보인다.29)

2) 배반포가 만들어가는 태반(胎盤)

태반은 불가사의한 장기(臟器)이다. 그 장기의 중요한 것은 태반은 모체가 만드는 것이 아니고 착상된 배반포[胚盤胞: 태아]가 만들어내어 간다고 하는 점이다. 태아가 태반을 만든다고 하는 것은 산과학(産科學)에서는 그것을 물리적, 화학적인 시스템으로서 밖에 기술하지 않고 있다.

『경이의 우주 <인체, 생명 탄생>(驚異の宇宙 <人體, 生命誕生>』에서는 다음과 같이 적고 있다.30)

" … 태반의 기능은 물질교환(대사(代謝)) 만이 아니다. 다양한 호르몬이나 단백질, 효소 등을 만들어내고 있는 것이다. 이러한 것이 어떠한 작용을 하고 있는 지에 대해서는 아직 정확하게는 알고 있지 못하지만, 임신의 유지만이 아니라 출산의 타이밍 까지도 컨트롤하고 있는 것 같다. 물론 태아에게 필요한 호르몬 역시 만들고 있다. 예를 들어서 태아의 혈압 등은 왠지 태반과 태아가 공동으로 조절하고 있는 것 같다. 그리고 단백성 물질의 대

---

29) 村松正實 編, 分子細胞生物學辭典, 東京化學同人, 1997, p.489.
30) 日本放送出版協會, 驚異の宇宙-「人體·生命の誕生」1990.

부분은 모체의 면역반응이 태아에게 악영향을 미치지 못하도록 모체의 면역기능 억제에도 작용을 하고 있는 것은 아닌가 생각되고, 현재도 연구가 진행되고 있다."

특수한 면역시스템 역시 포함하여 태반의 기능을 조사해가면 신비로울 정도로 절묘한 시스템에 감동을 하게 된다. 그것은 '태반과 태아가 공동으로 조절하고 있다'고 하는 것이다.

태반은 태아가 만든다. 즉 태아는 자신이 만든 장기와 협력을 하여 자기 자신이 배제되기도 되고 위험에 닥치지 않도록 하기 위한 절묘한 시스템을 만들어가고 있는 것이다. 거기에는 '출산'이라고 하는 사명을 다하기 위해서 고군분투하는 도전자와 같은 의도가 있다. 그러한 의도를 그로후 박사의 세션에서 체험한 정신과 의사의 회상은 아주 리얼하게 전하고 있다.

"융합한 후에도 체험은 여전히 빠른 속도로 이어졌다. 수태 후에는 압축되어 가속화된 형태로 태아의 성장을 체험했다. 거기에는 조직의 성장, 세포분열, 나아가 다양한 생화학적 프로세스에 대한 완전히 의식적인 자각이 따르고 있었다. 당면하지 않으면 안 되는 수많은 과제, 그때그때의 도전, 극복해야 할 결정적인 시기가 몇 번인가 있었다. 나는 조직의 분화와 새로운 기관의 형성을 목격하고 있었다."[31]

2. 생명의 물－양수(羊水)

1) 양수란
양수는 태아를 에워싸고 있는 자궁내의 물을 말한다. 즉 태

---

31) 平野勝巳, 輪廻する赤ちゃん, 人文書院(京都), 1996, pp.137-138.

아의 생활환경 그 자체인 것이다. 고여 있는 양수 속에서 태아는 단지 떠 있으면서 때로는 손발을 움직일 것이라고 생각하기 쉽다. 그러나 이러한 것은 말도 안 되는 오해이다. 그리고 물 속에서 떠 있기 때문에 태아는 어떠한 충격도 받지 않을 안전한 지대에 있다고 생각할 지도 모른다. 그것도 매우 잘못된 생각이다.

산월(産月)의 여성에게서 물이 내리는 경우가 있다. 태포(胎胞)가 터진 것이다. 그러므로 남성도 그런 형태로 양수와 접하는 경우도 간혹 있을 수 있다. 하지만 컵 속에 부은 물과 같은 물통에 가득 채운 물과 같은 형태로 차분하게 양수를 바라본 사람은 우선 없을 것이다. 그만큼 양수는 비경(秘境)과 같은 존재인 것이다. 태아에게 있어서는 청정무구한 생명환경인 것이기 때문에 비경중의 비경, 어느 누구도 들어설 수 없는 장소인 것이다.

그러나 최근 그 성역에도 과학의 메스가 가해지게 되었다. 이것은 양수 천자(穿刺)라고 해서 뱃속에 바늘을 찔러서 양수를 채취하고 아무 말을 하지 못하는 태아의 정보를 얻으려고 하는 시도이기도 하다. 양수에는 태아의 정보가 꽉 차있기 때문에 양수는 막다른 '태아의 언어'라고 할 수 있다.

또한 전자스캔이라고 하는 기구의 출현으로 임부의 자궁에 대한 영상을 비교적 자세히 나타낼 수 있게 되었다. 이 기계를 사용하면 검게 비쳐지는 양수 속에서 뛰어 오르기도 하고 만세 자세를 취한다거나 손가락을 빠는 태아의 모습을 분명하게 볼 수 가 있다. 그리고 같은 단태(單胎) 자궁을 가진 임신한 원숭이의 실험에서 양수는 그저 고여 있는 연못의 물과 같은 것이 아니라 아찔할 정도로 빠르게 갱신되고 모체나 태아에게 적극적으로 작용하고 있으며 양수의 성질과 상태[性狀] 역시 임신일수의 진척에 따라서 그때그때 변화하고 있는 것 등이 밝혀졌다. 양수란 이와 같이 너무도 부사의한 세계인 것이며 태아에게 있어서는 생명의 물인 것이다.32)

2) 태아는 양수를 들이마신다

양수는 임신 전반에는 계속 증가하고 그 후는 줄어들며, 거꾸로 태아는 자라나기만 하기 때문에 태아가 양수 속에서 재주넘기가 가능해지는 것도 고작 임신 6개월 정도까지라고 할 수 있을 까. 즉 수서(水棲)동물부터 양서류, 파충류, 포유류로 진화한 계통발생의 과정을 태아는 모친의 태내에서 반복하고 있는 것이다. 사실 인체를 구성하고 있는 물의 성분을 조사하면 태고의 바닷물의 자취를 남기고 있다. 임신 3개월 말경이 되면 태아는 모든 것에 적극적으로 된다. 손가락을 빤다거나 양수도 들이킨다. 신장도 이 무렵에는 움직이기 시작하여 방광에 오줌이 고인다. 신장이 작용하고 있기 때문에 태아는 마셔버린 양수 속의 단백질을 무해한 요소로 하여 양수 속에 오줌과 함께 배출해 낸다.

그러면 태아는 대체 어느 정도의 물을 마시는 것일 까. 원숭이의 실험결과로 유추를 하면 아마도1시간에 20cc 정도, 하루에 약 500cc에 이른다고 한다. 일본인의 자궁 내 양수량은 가장 많을 때가 평균적으로 700cc이므로 태아는 자신을 에워싸고 있는 양수를 1일에 거의 다 마셔버리는 것이 된다.33) 한국

32) 大島清, 胎兒に音樂は聽こえるか, PHP硏究所, 1988, pp.76-77.
33) ibid., p.78.

인도 비슷할 것이다.

　태아가 적극적으로 양수를 마셔버리는 것은 이유가 있다. 하나는 입에 대한 자극이다. 태어나면 곧바로 구순기(口脣期)가 시작되듯이 그 준비는 태내에 있을 때부터 비롯되는 것이다. 앞에서도 언급한 바와 같이 태아의 오감(五感) 중에서 임신초기부터 뛰어난 감성을 보이는 것은 피부감각이다. 그 가운데에서도 구순은 움직임을 갖고 있다는 점에서도 최고의 기관이라고 말할 수 있다. 태아는 양수를 마시는 것만이 아니라 손가락도 빤다. 임신초기는 반사적으로 후반에 가서는 의도적으로 빤다. 입에 닿는 것은 무엇이든지 빨려고 하는 버릇이 있다. 갓 태어난 아기의 손이나 양 팔에 물집이 인정되는 일이 있는데 이것은 달라붙어 있었기 때문에 생긴 흉터인 것이다.

　두 번째로는 마신 물은 장을 통과하지만 소장의 융모 첨단에는 출생 직후 바로 소실되는 내분비 세포집단이기도 한 소화관 호르몬 생산세포가 만들어져 있어서 더러워진 양수를 아마도 정화시키고 있는 것 같다. 이 모자모양의 소기관의 발생은 임신 5개월경 같고, 출생 후, 새로운 영양형식, 즉 우유 등이 신생아의 소화관으로 들어가는 순간 스스로 이탈하고 장강(腸腔)으로 몸을 던지어 5개월간의 극적인 생애를 마치는 것 같다. 즉 역할을 다하고 난 후 스스로 장렬히 사라지는 것이다. 양수는 태아의 소변이나 태아의 피부에서 떨어져 나간 부스러기로 꽤 더럽혀져 있다. 그것을 정화시키지 않으면 태아자신의 생명을 위태롭게 할지도 모르는 것이다. 태아는 살아가기 위한 영양을 태반, 탯줄을 통해서 모친으로부터 받고 있어서 폐호흡을 하지 않아도 되고 따라서 빠질 염려는 없다고 하면 그것으로 좋지만 여기서 태아 역시 호흡하고 있다는 것을 살펴볼 필요가 있다. 물론 산소를 받아들이는 폐호흡은 아니다. 양수 호흡이라고도 부르는데 폐에 있는 진액을 채우고 산소를 들이마시고 있다. 폐에 쌓인 진액은 양수와는 전혀 다른 성질의 것이다. 호흡은 1분간에 30-70회의 빈도이다. 이것을 이용해서 태아는 흉곽부를 발달시키며 폐 자체를 성장시킨다. 이때 태아의 폐는 물을 머금은 스폰지처럼 되어 있다. 이 물은 폐액이라고 불린다. 이 폐액은 임신말기에는 폐 속에 100cc 정도에 이르게 되며 출산 때에 공기와 완전히 서로 교체가 되는 구조로 되어있다.

산골짜기의 웅덩이가 언제나 맑은 것은 끊임없이 차갑고 청결하게 솟아나는 물과 멈추지 않는 흐름이 있기 때문이다. 양수의 경우도 마찬가지이다. 항상 만들어지고 움직이며 정화될 필요가 있는 것이다. 모친 피에서 태아의 피로, 태아의 피에서 양수로, 양수에서 모체의 피로, 양수는 끊임없이 움직이고 있는 것이다. 그 갱신되는 양은 대략 150cc에서 600cc에 이른다. 만약 이러한 움직임이 멈춘다면 생명유지장치에 적신호가 나타난다.[34]

3) 상태에 따라 변해가는 양수

양수는 간략히 말하면 태아를 보호하기 위한 것이 목적이다. 태아나 태반 내지 제대(臍帶)에 쓸데없는 압력이 가해지는 것을 방어함과 동시에 태아의 성장이나 운동을 자유롭게 한다. 또한 태아의 몸의 각 부분이 둘러붙어 있어서 기형이 발생하는 것을

---

34) ibid., pp.79-80.

방어한다고 하는 중요한 역할도 갖는다. 이것들은 즉 태아를 위한 역할이지만, 양수는 태아의 자궁 내에서의 운동에 의한 모자 자궁벽에 대한 압력을 가볍게 해줌과 동시에 태포(胎胞)를 만들어서 산도 특히 자궁경관 쪽으로 쐐기모양으로 스며들어 경관을 확대시키고 출산의 진행을 도와주기도 한다.

출산을 돕는다고 하는 의미에서는 양수는 더욱이 진통이 올 경우 자궁이 수축하기 때문에 태아에게 강한 압력이 걸리지 않도록 막아주며 파수가 될 때는 산도를 부드럽게 해주어 태아가 무사히 통과하도록 한다.

그러면 양수는 어디서 솟아나오는 것일까. 과학의 최전선에서도 아직 양수의 기원에 대해서 알려진 것은 적다. 다만 분명한 것은 양수의 성질과 상태는 임신이 진행됨에 따라 어지러울 정도로 변한다고 하는 것이다. 임신 4개월까지는 가양수(假羊水)라고도 불리며 비중도 높고 끈기도 높으며 새된 맛이 있어 모체혈액의 성질과 유사하다. 모체의 배가 불러짐에 따라 양수의 성분은 점차적으로 태아혈액과 닮아간다. 즉 태아의 발육에 따라서 양수는 태아자신의 생활환경, 태아 자신의 것으로 되어가는 것이다.

산도(酸度) 역시 산성에서 알칼리성으로 변화된다. 출산 때에 분출하는 양수의 산도는 통상 7.4로부터 6정도로 리트머스 시험지로 파수인지 아닌지를 진단할 때의 목표로 된다.

태반이 만들어질 때까지의 임신초기에는 태아의 피부가 비쳐질 정도로 약간의 물도 통과할 정도이다. 그러므로 모체로부터의 수분보급은 융모막이나 양막(羊膜)을 통해서 이루어진다. 이럴 때에는 물의 교환은 태아의 피부를 통해서도 이루어지고 있다. 이와 같이 임신7개월정도 까지는 미완성의 피부가 해내는 역할은 큰 것이지만 그 가운데 신장이 작동하기 시작하여 태아의 소변이 양수원(羊水源)으로서 커다란 관련성을 갖게 되는 것이다.35)

4) 양수의 존재의미

양수존재의 제1의미를 다시 정리를 하면 태아의 생명유지, 발육을 위한 것이다. 제2의 의미로서는 보온, 쿠션, 공간 확보, 태반의 보호, 분만의 유도라고 하는 소극적인 의의라고 할 것이다. 분만의 유도란 첫째로 태아 자신의 뇌에서 분비되는 분만유발 물질이 양수 속에 다량 포함되어 있다고 하는 해석이고, 두 번째는 실제로 분만진행 중, 양수가 가득차서 팽팽해진 태포(胎胞)가 좁은 산도를 넓히는 것이다.

어쩌다 배가 너무 커지고 양수가 과다하다고 하는 진단이 내려지는 경우가 있다. 태아에게 이상이 있어서 양수를 들이키지 못하는 사태가 발생하면 양수의 양이 점점 불어나 정상의 3배에 가까운 2000cc 이상으로 되는 경우가 있다

앞에서 양수 속에는 설명할 수 없는 태아의 많은 정보가 담겨 있다고 했는데 검사 기술이 발전함에 따라 현재 그것을 이용하여 선천성 이상의 출생 전 진단, 태아기형의 진단, 태아의 성숙도에 대한 판정, 양수량의 정도, 태아-태반의 기능검사, 성별의 판정 등에 양수 그 자체가 이용되고 있다. 정상적인 양수에 둘러싸여 물리적인 충격을 회피 할 수 있다하여도 태아는 태반을 통해서 모친으로부터 오염되기 쉽다. 알코올, 약물, 담

---

35) ibid., p.82.

배, 오염환경이 무방비한 태아의 뇌를 거침없이 직격하기 때문에 안이하게 여길 수는 없는 것이다.

양수채취를 통해서 태아기형을 알아서 어떻게 할 지는 각 나라마다 차이가 있다. 양수야 말로 생명의 물이다. 아름다운 양수, 이것은 태아에게 있어서 쾌락의 원천인 것이다.36)

V. 주산기(周産期)

1. 주산기(perinatal period)란

세계보건기구[WHO]에 의한 「국제질병분류」의 제10판(ICD10)에서는 주산기를 임신 주수[최종 월경개시일을 0주 0일로 환산]의 22주부터 출생 후 7일 미만으로 정의하고 있다. 이 시기는 임신분만 시에 모체, 태아, 신생아 모두 이상(異常)이 일어나기 쉽고 산부인과, 소아과의 연휴 아래 종합적으로 모자(母子)의 건강을 지키기 위한 주산기 의료를 행하고 있다.

2. 출생

임신 36주를 지나면 자궁 밖에서 생존 가능한 신체적인 준비가 정돈된다. 37주의 시작부터 41주 6일까지의 출생을 만기산(full term birth)이라 부른다. 출생시의 체중은 2500-4000g,

---

36) ibid., pp.83-84.

신장은 약 50cm이다. 42주 이후의 출산은 과기산(過期産, postterm birth)이라 부른다. 과기산에서는 태반기능저하, 양수과소, 태변혼탁양수, 거대아에 따르는 분만시 장해 등 출산시의 리스크가 높아진다.

37주 미만으로 태어난 아이는 조산아(premature infant)라 불리고, 출생시의 관리 및 치료가 필요하다. 또 조산아만이 아니라 출생시의 체중이 2500g 미만의 아이, 저체중출생아(low birth weight infant)도 출생시의 관리가 필요하게 된다.

3. 저체중출생아 문제

조산아, 저체중출생아는 신체발육만이 아니라 행동면, 정동(情動), 인지면에 있어서도 발달예후의 리스크가 높을 가능성이 지적되고 있다. 이러한 저체중출생아의 원인으로는 ① 의학적인 이유에 의한 임신중의 섭취 에너지의 제한이나 미용상의 이유로 인한 영양섭취의 제한 (다이어트) ② 임신중의 흡연문제 ③ 다태아(多胎兒)의 경우 ④ 높은 연령의 출산 등을 들고 있다.

저체중출생아에서는 신경학적 장해를 인정하지 않는 경우라도 취학의 시점에서 학습장애[LD]나 행동장애 등 학습 및 행동상의 문제가 발생하는 빈도가 상대적으로 높다. 주의결핍다동성장애[ADHD]나 자폐증도 비교적 빈도가 높다고 하는 보고가 있다.[37]

---

37) 最新心理學事典, 平凡社, 2013, pp.326-327.

4. 출생 전 진단

출생 전 진단이란, 출산 전에 태아의 이상(異常)을 발견해내는 일이다. 이제까지의 출생 전진단법으로는, 화상진단법[X선, 초음파, MRI], 태아로부터 세포를 채취하여 검사하는 방법[양수, 융모, 태아혈], 체외수정한 수정란의 1세포를 사용하는 방법[착상 전 진단] 등이 있었지만 어느 것이나 확정 진단은 어렵고, 검사에 따라서는 여러 가지 제약이나 태아에 위험이 따르는 것, 비용이 고액인 것 등의 여러 가지 문제점이 지적되어 왔다. 2003년에 인간게놈(Genome)의 해독완료가 선언되고 10년 후, 게놈 해석 기술에 의한 모체혈을 사용한 Non-invasive Prenatal Test [NIPT] 검사법이 보급되고, '다운증진단' '정도(精度) 99%'라 하여, 모체의 혈액을 채취하면 진단이 될 수 있는 시대로 되었다.

모체연령별의 염색체이상 출현빈도를 보면 분명히 고연령에서의 출산의 쪽이 이상(異常)의 발생률이 높아진다. 이 NIPT 진단에서는 사전의 유전 카운슬링을 충분히 실시할 것을 전제로 10주 이후에 실시가 가능하게 되어있다. 검사에 의해서 태아에게 이상이 발견되었을 경우 태어나게 될 아이를 기를 자신이 없다거나 기르는 일을 불안하게 생각할 기분이 앞서고 태아의 이상을 이유로 중절하는 사람이 늘고 있다고 하는 사실도 있는 것 같다.

중절의 문제는 나라마다 약간의 견해를 달리하는 경우도 있지만 일본은 피임의 실패 등 일반적인 중절[비선택적 중절]에 대해서는 비교적 관용적(寬容的)이지만, 장해태아의 중절[선택적 중절]에는 인명(人命)의 질의 선별 등이라 해서 강하게 반대하는 의견이 뿌리 깊게 있다. 한편 미국은 중절을 타태죄(墮胎罪)로 간주하여 반대하는 pro-life의 사람들과, 중절을 여성의 권리라고 하여 옹호하는 pro-choice의 사람들 사이에 심한 대립이 있음에도 불구하고 양자는 선택적 중절에는 관용적이다. 현재, 생명의 선별을 가능성 있는 것으로 하는 출생 전 진단을 실시할 때의 유일의 윤리적 근거는, 당사자의 자기결정권의 존중으로 되어 있다. 당사자가 사회적 풍조나 타자로부터의 압력이 없는 상태에서 자기결정을 행하기 위해서는 중립적인 유전(遺傳) 카운슬링이 실시되지 않으면 안 된다.

금후도 생명윤리의 관점에서도 출생 전 진단에 대해서는 충분히 논의되지 않으면 안 되지만 그러나 도대체 인명의 선택권이라고 하는 것이 있는 것일까. 인명(人命)의 존엄성을 가장 진지하게 생각함과 동시에 초기에 태아의 이상(異常)을 발견하는 것으로 태아 자신을 돕는다거나 그 치료에 연구성과를 쌓아가지 않으면 안 될 것이다.[38]

5. 출산을 위한 모자 상호작용

태아기의 최종기에 이르러 임산부의 진통에 대한 메커니즘은 아직까지 하나의 수수께끼라고 여겨왔다. 오늘에 이르기까지는 모친의 호르몬의 변화가 자궁의 수축[진통] 유발을 일으킨다고 보아왔지만, 최신의 학설은 코넬대학의 나다니엘스(Nathanielsz. P. W.) 교수에 의하면 다음과 같이 말하고 있다. "태아의 뇌 일부가 기능하지 않게 되면 출산예정일이 되어도 진통이 일어나지 않기 때문에 모친의 호르몬 변화를 일으키는 것은 태아의

---

38) 高橋一公 外 1人 編, 發達心理學十五講, 北大路書房(京都), 2022. p.54.

뇌 시상하부에서 분비되는 복수(複數)의 호르몬이라고 결론을 짓고 있다."39)

다음에 그 호르몬이 태아의 부신(副腎)에 영향을 주고 새로운 호르몬을 분비한다. 그리고 이 호르몬이 지금까지 진통을 억제시키고 있던 모친의 호르몬에 영향을 주어 모친의 태반에 변화를 가져다주고 진통을 일으키게 하는 것이다. 이와 같이 진통은 태아의 뇌로부터 나오는 신호로부터 비롯되며, 복잡한 호르몬의 연쇄반응에 의해서 유발된다고 하는 것이다. 탄생에 즈음해서 태아는 주도적인 역할을 다하고 용감스럽게도 7cm 정도의 산도를 몸을 스크류40)처럼 회전시키면서 십수 시간에 걸쳐 조금씩 조금씩 태어나오는 것이다.

산도(産道)를 통과할 때의 태아의 쓰라림과 통증에 대해서는 마우라(Maurer, D.)의 연구가 있다.41) 태아에게 전기센서를 부착시켜 두고, 진통부터 출산에 이르기까지 태아에게 주어지는 압력을 측정해보니 성인이 침대에 누워있을 때와 거의 같은 정도이고, 출산시의 정신적 외상을 줄 정도의 고통은 주어지지 않는다고 추측하고 있다. 진통의 강한 고통이 모친에게 커다란 '힘주기'를 하게 하고, 그 '힘주기'와 함께 조금씩 조금씩 태아가 태어나오게 된다고 한다. 모자의 훌륭한 팀워크로 탄생이 가능하게 되는 것이다.42)

---

39) NHKスペシャル- 赤ちゃん, このすばらしき生命, NHK 1993.4.18.
40) screw: 나사 혹은 배의 추진기.
41) Maurer, D. & Maurer, C. : The World of Newborn: New York: Basicbooks, 1988, 吉田利子 譯: 赤ちセんには 世界がどう見えるか, 草思社, 1992.
42) 藤掛永良 編, 發達心理學 : 千原美重子,「胎生期の發達」, 建帛社, 平成8年, p.51.

제3장 심리적 행동발달

I. 태아의 감성(感性) 발달

1. 예상을 뛰어넘는 태아의 능력

1) 태생 1개월

1960년대 이후의 연구로부터 태생 1개월이 될 무렵에는 이미 놀랄 정도의 복잡한 조건반사 활동을 시작한다고 하는 것이 밝혀졌다. 한 연구자 집단은 16명의 태아에게 진동을 느끼면 발을 차서 반응을 보이도록 충분하게 가르쳤다. 통상 태아는 이러한 은밀한 자극에 대해서는 발을 차는 것 같은 반응을 보이는 일은 없다고 무시하고 만다. 그러나 연구자들은 행동심리학자가 조건반사[선천적인 무조건 반사에 대해서 후천적으로 조건 지워진 반응], 혹은 습숙응답[習熟應答: 반복적으로 가르쳐서 나타내는 반응들]이라고 하는 것을 태아에게 주입할 수 있었다. 이 경우 커다란 소리를 내는 등으로 태아가 발로 차서 반응을 보이도록 꾸며 놓고[모친으로부터 수십 센티 떨어진 곳에서 소리를 내고, 모친의 배에 휘감은 띠에다 감지기를 설치하여 측정], 이어서 소리가 나면 바로 진동이 일어나도록 하였다.

그리고 연구자들은 이러한 훈련을 받은 태아에게 진동을 가하는 것만으로 발을 차는 반응이 태아의 정신 속에서 자동적으로 일어나고 소리를 내지 않아도 발로 차는 반응을 보이는 것은 아닌가 하고 추측하였던 것이다. 그리고 그것이 올바른 것이라는 것도 증명되었다. 이것은 진동이 태아에 대한 신호로 되어 진동에 대해 발로 차는 반응이 조건반사로 되었다는 것을 보여주는 것이다.

더욱이 이 연구는 좋고 싫다든가 공포라고 하는 태아의 자아의식의 발생도 일부는 조건반사의 소산에 의한다고 하는 것도 알려주는 귀중한 것이다.

2) 태생 2개월

이어서 태생 2개월째가 될 무렵이면 태아는 자신의 머리나 팔, 그리고 몸체를 움직일 뿐만이 아니라 모친의 배를 정확하게 들이박는다거나 발로 차서 자신의 좋고 싫은 것을 나타내는 등의 원시적인 보디랭귀지를 사용하고 있다고 한다. 태아가 특히 싫어하는 것에 대해서는 모친의 배를 가볍게 들이박는 것이다. 모친의 배를 내리누르거나 가볍게 쿡쿡 찌르거나 혹은 꼬집거나 하면 태생 2개월 반의 태아조차도 바로 몸을 뒤틀기 시작한다고 한다. 이것은 다양한 기술을 구사하여 조사한 결과 알게 된 사실이다.[1]

2. 모친의 심장소리를 들으며 자라는 태아

1) 태생 3-4개월

---

[1] T. Verny & J. Kelly, 小林　登 譯, 胎児は見ている, 祥傳社(東京), 昭和62年, pp.20-21.

몸의 움직임에 비하면 얼굴의 표정이 확실해지기에는 약간의 시간이 걸리지만 태생 4개월까지에는 눈썹을 찌푸린다거나 눈을 가늘게 뜬다거나 얼굴을 찡그리는 것이 가능해진다. 그리고 기본적인 조건반사를 습득하는 것은 이 무렵이다. 태아의 눈두덩을 문지르면 최초로 억누르고 있던 동작으로 몸 전체를 움츠리거나 하는 대신에 눈을 가늘게 하는 것이다. 그리고 입술 부분을 살짝 두드리면 빨려고 하는 행동을 보이기 시작한다.

2) 태생 5-6개월

그 후 1개월부터 2개월이 지나면 생후 1세의 아기와 다르지 않을 정도로 촉각이 발달한다. 그러므로 의학검사 때에 태아의 머리를 부추겨주거나 하면 재빠르게 머리를 움직인다. 그리고 차가운 물을 극히 싫어한다. 이것은 모친에게 차가운 물을 마시게 해 보면 태아가 모친의 배를 심하게 차서 불쾌감을 드러내는 것으로 알 수 있다.

태아는 '맛 전문가'라고 하는 것을 아무도 예상하지 못했을 것이다. 그런데 일종의 맛 전문가인 것이다. 예컨대 양수라고 하는 '단맛을 좋아하는 식사'에서 사카린을 첨가하면 들이마시는 횟수가 배로 늘어난다. 이와는 달리 리피돌이라고 하는 혐오스러운 맛이 나는 요드와 같은 유액을 양수에 첨가하면 흡수 회수가 격감할 뿐만 아니라 얼굴을 찡그리기까지 한다.

3) 태생 6개월 이후

그리고 최근의 연구에서 알려진 것은 태생 6개월 이후가 되면 태아는 시종 '듣는 귀'를 세우고 있다고 하는 것이다. 임신한 모친의 자궁 안은 상당히 '시끄러운' 장소이기 때문에 가만히 있어도 태아의 귀에 들어오는 소리가 많다. 그 중에서도 모친의 위 속에서 우루루 우루루대는 소리는 태아의 귀에 들어오는 소리 중에서도 가장 시끄러운 것이다. 그리고 모친의 목소리, 아빠의 목소리 그 외 다른 소리들은 비교적 조용하게 들리지만 그렇다고 해도 태아는 분명하게 듣고 있는 것이다.

하지만 무엇보다 태아의 세계를 지배하는 소리라고 하는 것은 두근두근 거리는 모친의 리드미칼한 심장의 고동소리이다. 그 리듬이 규칙적일 경우는 태아는 모든 것에 이상이 없는 것을 아는 것이다. 즉 태아는 자신이 안전하다고 느끼고 안심감에 빠져들고 있는 것이다. 이것을 뒷받침하듯이 아기는 누군가의 품에 안기게 되면 기분 좋은 듯한 표정을 하거나 똑딱거리는 시계의 규칙적인 소리를 들으면 편안히 잠들어버린다.[2]

3. 비발디를 선호하고, 베토벤, 록을 싫어하는 태아

1) 수렵시대의 음소리

에리아스 카넷티 박사에 의하면 전 세계 어디서나 들을 수 있는 북소리라고 하는 것은 발 빠른 동물의 발굽 소리일지 인간의 리드미칼한 심장의 고동소리의 어느 쪽인가에 닮아 있다고 한다. 동물의 발굽 소리라면 쉽게 이해할 수 있다. 그것은 이 음의 수렵생활을 하고 있던 일이 있는 인류에게 있어서는 먼 과거부터 들어오던 익숙한 소리이기 때문이다. 그런데 심장

---

2) ibid., p.21-22.

의 고동이라고 하는 것은 발굽소리보다 더욱 인간에게 있어서 익숙한 것으로 심장의 소리에 비슷한 큰북의 울림 형태는 오늘날에도 볼 수 있는 수렵문화 가운데서도 널리 행해지고 있는 것이다.

2) 모차르트와 베토벤의 경우

청력학자인 미셀 크레멘트 박사에 의하면 태아가 좋아하는 것은 비발디나 모차르트 음악으로 이들 작곡가의 밝고 경쾌한 느낌을 주는 음악을 임산부에 들려주면 태아의 심장 고동은 안정되며, 움직임 역시 차분하게 된다고 한다. 반대로 베토벤이나 브람스 또는 록 음악을 들려주면 매우 거칠게 나온다고 한다.

1920년대 한 독일 연구자는 이와 같은 것을 단적으로 나타내는 보고를 하였다. 그 내용은 그 연구자가 진찰하고 있던 환자 가운데에 곡에 따라서는 태아가 강렬하게 반응하기 때문에 음악회에 가는 것을 그만 두었다고 하는 사람이 있었다고 한다. 이러한 계략이 해명된 것은 그 후 약 50년이 지난 1970년대의 일이었다. 태생 6개월이 지나면 태아는 오케스트라의 강렬한 북소리를 들으면 문자 그대로 몹시 동요하게 된다는 것이 알버트 리리 등의 연구자 집단에 의해서 발견되었던 것이다.[3]

4. 모친의 감정을 간파하는 태아

1) 태아의 시각과 자궁의 크기

태아의 시각은 다른 감각기관보다 발달이 늦지만 그 이유는

---

[3] ibid., pp.24-25.

분명하다. 즉 자궁 내는 완전한 암흑 속이라고는 말하지 않아도 눈으로 보는 것은 부적절한 장소이기 때문이다. 그렇다고 해서 태아는 눈이 전혀 보이지 않는다는 것은 아니다. 태생 4개월째부터 태아는 빛에 대해서 상당히 민감하게 된다. 모친이 일광욕을 하고 있으면 태아는 광선의 상태로부터 그것을 알 수 있다. 모친의 배에 직접 빛을 비추면 태아는 가끔은 마음에 지장을 받는 것 같다. 이때에 태아는 반드시 얼굴을 돌리고 마는 것은 아니지만 설사 고개를 돌리지 않더라도 놀라고는 있는 것 같다. 어느 연구자에 의하면 임신한 여성의 배에 전등을 비추었다 껐다 하는 것만으로도 태아의 심박 수가 현저히 변하였다고 한다.

그러나 신생아에게 있어서 나무이건 축구장이건 그러한 것은 상관없다. 바로 눈앞에 물체를 가져가면 신생아는 자신의 세계 속에서 명료하게 볼 수가 있는 것이다. 15-30cm 떨어진 곳에서는 모친의 표정의 변화를 거의 구분할 수가 있다. 마찬가지로 놀랄 일이지만 3m 정도 떨어진 곳에서도 손가락의 윤곽을 알 수 있다는 보고도 있다.

이러한 점을 훌륭하게 이론화한 사람이 알버트 리리 박사이다. 리리 박사에 의하면 적어도 신생아의 시각적인 결점의 일부는 태아기에 습득된 습관의 영향이라고 한다. 그리고 신생아가 30-45cm 이내에 있는 것에만 관심을 보인다고 한다면 그 이유는 이 거리가 즉 '빈 집'으로 되어 있었던 자궁의 크기와 다름없기 때문이라는 것이다. 이와 같이 태아는 자신의 감각에 의해서 주위의 환경에 반응하는 능력을 보이지만, 이러한 사실에서 알 수 있는 것은 학습을 위해서 필요한 기본조건이 이미

태아기에 갖추어져 있다고 하는 것이다.4)

2) 성격형성과 의식문제

그러나 성격형성에는 더욱 더 무엇인가가 필요하고 최저한도 필요한 것은 의식 혹은 자각이다. 이것은 예를 들어서 모친의 생각이나 감정이 의의가 있는 것이라 해도 자궁이라고 하는 '허공' 속에서는 전해지지 않기 때문이다. 전해지기 위해서는 모친이 생각하고 체험하고 있는 것을 태아가 예민하게 느끼는 것이 중요하다. 그리고 동시에 태아에게는 모친의 생각이나 감정을 민첩하게 읽어내는 능력도 필요하다.

하지만 이러한 것은 유아에게 있어서는 아직 잘 알지 못하는 점이 많고 태내에서 성격의 기초가 형성된다고 하는 설에도 강하게 반대하는 연구자도 있다. 이와 같은 복잡한 프로세스에 관련된 지적, 정신적, 신경적 능력에 대해서 태아의 능력은 도저히 미치지 못한다고 하는 것이 이들의 반대입장의 연구자들의 근거인 것이다. 그런데 최근의 신경학적 연구에 의하면 의식이 태아에게 존재한다는 것이 분명하게 되어 있을 뿐 아니라 의식의 싹이 트는 시기까지도 정확하게 알게 되었던 것이다.5)

5. 생각하고 느끼며 기억하는 태아

1) 의식의 발생과 뇌피질

알버트 아인슈타인 의과대학의 교수로 국립위생연구소의 뇌

---

4) ibid., pp.26-27.
5) ibid., p.27.

연구반의 리더로 근무하고, 또 '뇌 연구'라고 하는 정평이 있는 잡지의 편집장이기도 한 도미니크 파파라는 태아에게 의식이 싹트는 것은 태생 7개월에서 8개월에 걸쳐서라고 하였다. 게다가 이 무렵은 태아라고 하여도 뇌의 신경회로는 신생아와 거의 다르지 않을 정도로 진보하고 있다는 것이다. 이것은 중요한 것이다. 왜냐하면 메시지는 뇌에서 받아들여지고 그 뇌에서 신경회로를 통해서 신체의 각 부위에 전해지기 때문이다.

그리고 이와 거의 같은 시기에는 뇌의 외층부인 뇌 피질이 충분히 발달하고 있어서 의식을 지탱할 수가 있게 되어 있다고 하는 것이다. 이것 역시 중요한 것이다. 왜냐하면 피질이란 뇌 가운데에서 가장 고도로 복잡한 부분이고 우리들이 생각하고 느끼며 기억하기 위해서 사용되는 인간에게 있어서의 특유한 것이기 때문이다.

그 후 수 주간이 지나면 뇌파가 분명하게 나타나고 태아가 자고 있는지 깨어 있는 지를 확실하게 구분할 수 있게 된다. 이에 의하면 자고 있을 때에도 태아의 정신은 활동하고 있으며 태생 8개월을 지나면 뇌파 테스트에서 REM수면6)이 나타나기 시작하는 것을 알게 되었다.7)

2) 태아의 꿈과 기억의 저장
태아의 REM기 때는 성인의 경우와 같다고 말할 수는 없지만, 만일 태아가 꿈을 꾼다고 하면 체험의 차이는 별개로 하여도 우리들의 성인의 꿈과는 어떨지 생각해 보는 것이다. 태아

---

6) 급속안구운동: (rapid eye movement)을 동반하기 때문에 붙여진 이름이다. 인간이 꿈을 꿀 때의 수면상태로 이것을 REM期라고 말한다.
7) ibid., p.28.

는 예를 들어서 자신의 수족을 움직인다거나 소리에 귀를 기울이는 꿈이라도 꾸고 있을지도 모르는 것이다. 그리고 모친의 생각이라든가 꿈의 내용에 공명하는 것으로 인해서 모친과 같은 꿈을 꾸는 것일지도 모른다.

정확한 시기는 분명하지 않지만 태생 3개월이 지나면 태아의 뇌 속에 기억된 흔적과 같은 것이 종종 나타나기 시작하게 된다. 연구자들 가운데에는 태아는 태생 6개월부터 기억할 수 있다고 하는 의견을 가진 사람도 있으며, 적어도 태생 8개월이 되지 않으면 태아의 뇌에 기억할 수가 있는 능력은 갖추어져 있지 않다고 주장하는 사람도 있다. 그러나 태아가 기억하고 그 기억을 저장해 놓을 수 있다고 하는 것만은 의심의 여지가 없다.

체코슬로바키아의 정신과의사 스타니스라후 그로후 박사는 최근의 저서 속에서 어느 남성의 재미있는 이야기를 하고 있다. 그에 의하면 이 남성은 어느 약물을 먹으면 자신이 태아였을 때의 것을 정확하게 떠올릴 수가 있으며 손이나 발에 비해서 머리가 컸다든지 미지근한 양수에 담겨있을 때의 기분 또는 태반에 쌓여 있던 상태가 눈에 떠오른다는 것이다.

그리고 자신이나 모친의 심장 고동 소리에 대해서 이야기하기 시작하는 순간 도중에 급히 그 이야기를 그치고 말았으며 지금 막 인간의 웃음소리나 외치는 소리, 카니발에서 트럼펫의 고음 등이 자궁 밖으로부터 뒤덮여 오듯이 들려온다고 말을 했다고 한다. 그러자 이상한 것은 돌연 그 남성은 지금 자신이 산도를 통해서 지금 막 태어나는 것이라고 소리를 질렀다고 한다. 이 남성의 기억이 너무도 선명하고 세밀하였기 때문에 이상하게 생각한 그로후 박사는 그 남성의 모친에게서도 직접 이야기를 들어보았다고 한다. 그러자 모친의 이야기에서도 이 남성의 기억이 정확하다는 것이 확실할 뿐 아니라 출산이 빨리 이루어진 것은 카니발의 흥분이었다는 것까지 알 수 있었다.[8]

6. 모친의 호르몬에 의해서 싹이 트는 감수성

1) 모친의 감정과 태아

태아는 모친이 생각하고 있는 것이나 느끼고 있는 것까지도 알 수 있다고 하면 누구나 알 수 없는 일이라고 생각할 것이다. 그것은 태아에게는 모친의 감정의 내용을 이해할 능력이 없을 것인데 어떻게 '사랑한다' 든지 '위로한다'고 하는 것 같은 모친의 메시지를 알 수 있겠는가라고 하는 것이다.

이러한 물음에 대해서 답을 할 수 있게 된 것은 1925년의 무렵이 된다. 그것은 이 해에 미국의 생물학자이며 심리학자이기도 한 W. B. 캐논 박사에 의해 카테콜아민[9]을 주입하면 공포나 불안이 생화학적으로 야기된다고 하는 것이 증명되었기 때문이다. 이 물질은 공포에 휩쓸린 동물이나 인간의 혈액 중에 자연히 나타나는 것이지만, 캐논 박사의 실험에 의하면 공포에 쫓기는 동물에게서 추출한 카테콜아민을 그러한 상태가 아닌 다른 동물에게 주사하자 그때까지 조용하였던 것이 즉시로 이유도 없이 벌벌 떨기 시작하였다는 것이다.

---

8) ibid., pp.29-30.
9) 자율신경계통의 전달작용을 담당하는 물질로 호르몬의 일종.

이어서 캐논 박사는 이러한 이상한 효과를 낳게 된 것은 카테콜아민의 힘이고 그것이 육체에 차차로 반응을 일으키는 힘을 갖고 있다는 것을 발견하였던 것이다. 이와 같이 카테콜아민을 혈액 속에 주입하면 공포나 불안에 덮쳤을 때와 마찬가지의 생리적인 반응이 생기며, 이러한 반응을 초래하는 혈액의 시스템은 동물도 태아도 거의 변함이 없다고 하는 점이다.

다만 태아의 경우 동물실험과는 달리 이것들의 물질의 발생원이 모친에게 있으며 모친이 불안해지면 이 물질이 분비되어 모친으로부터 태아에게 흘러 들어간다고 하는 점이다. 그리고 이러한 물질이 태반이라고 하는 장벽을 통과하자마자 마찬가지로 태아 역시 불안에 빠진다는 것이다. 물론 이것이 원인으로 태아의 불안이나 공포심이 생리적 반응으로서 나타나게 되는 것이다.10)

2) 태아의 의식발달

그러나 모친의 호르몬이 직접 즉시 그리고 가장 중요하게 영향을 끼치게 되는 것은 태아의 육체에 대해서이며 정신에 대해서는 아니다라는 점이다. 즉 이러한 반응이 되풀이되는 과정에서 태아는 이 호르몬에 의해서 자아 내지 감정이라고 하는 순수하게 정신적인 현상을 극히 초보적인 형태이면서도 의식을 할 수 있게 되는 것이다. 즉 이것이 모친의 정신적 영향을 태아가 받아들이게 되는 메커니즘이라고 말할 수 있다. 이것은 복잡한 프로세스이다. 이것이 어떻게 일어나는 가에 대해서는 간략히 말해서 태아가 모친으로부터 밀쳐오는 호르몬에 의해서

---

10) ibid., pp.31-32.

태내에서의 안락하고 편안한 '허공[자궁]'에서 동요되어 일종의 감수성이 생긴다고만 말해 두겠다.11) 무엇인가 정상이지 않은 것, 예를 들어서 불안해지는 것 같은 일이 일어나면 태아는 이미 자기 혼자 그러한 사태에 대해서 무슨 의미인지를 이해하려고 노력할 것이다.

Ⅱ. 태아의 오감(五感)의 발달

태아의 오감(五感) 가운데 시각(視覺)과 후각(嗅覺)은 태어난 다음부터 발현된다고 생각해도 좋다. 후각에 관해서는 임신 7개월경 비공(鼻孔)이 외부와 통하게 되어도 양수(羊水)가 유통되고 있기만 하므로 작동할 여지는 없다. 시각 역시 마찬가지다. 태아는 자궁 내에서는 어둡기 때문에 볼 필요도 없지만 볼 수도 없다. 그러나 태내에서 '보는' 것이 가능하지 못해도 팔과 다리를 움직이고 피부감각이나 청각을 건강하게 발달시키면 촉각과 청각으로 보고 있는 것이 되는 것이다. 시각이 사용되지 못하는 암흑 속에서는 인간도 손과 귀로 대상을 볼 수 있는 것이다. 그러므로 미각, 후각, 촉각, 청각, 시각의 오감은 태아 때에 어느 정도 완성되어 태어나게 된다.

그렇기 때문에 태어나서부터는 신속하게 시각이 작동하기 시작할 수 있다. 신생아는 태어난 뒤 10분이 지나면 사람의 얼굴을 알아차리는 것 같다. 신생아는 단순히 시력이 있다고 하는

---

11) ibid., p.32.

것만이 아니라 패턴에 대한 인식력 혹은 도형에 대한 판단력까지도 지니고 있는 것이다.

1. 촉각능력

1) 피부감각

생물이라고 하는 것은 몸의 표면이 막으로 덮여 있다. 인간의 경우 피부인 것이다. 태아는 맨 몸으로 양수 속에서 둥둥 떠 있으면서 여러 가지 감각을 맛보는 것이다. 예컨대 양수가 미지근하여 이것도 느끼고 있다. 촉각 역시 피부 감각의 일부이다.

피부감각에는 촉각도 있고 통각(痛覺)도 있고, 온각, 냉각도 있고 그리고 또 부유감각도 피부감각 속에 포함된다. 모친의 배속에서 둥실 떠 있는 이 느낌은 이것을 태아는 느끼고 있는 것이다. 그러므로 촉각은 가장 최초로 완성되는 감각이다. 생

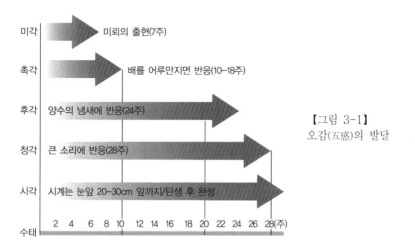

【그림 3-1】
오감(五感)의 발달

물에게는 막이 있고 막의 외부에서 오는 감각을 내부에 전해준다. 그리고 내부의 상황을 외부로 전한다고 하는 상당히 중요한 감각이다. 그러므로 이 가운데 가장 먼저 완성되는 것은 촉각이고 그 다음이 청각이다. 뒤의 부분은 자연스럽게 태어나면서부터이기 때문에 다음의 준비상태라고 생각하면 좋을 것이다.

피부표면의 자극에 대해 느끼는 촉각은 가장 빨리 발달하며 임신2개월 무렵에는 입 주변을 자극하면 태아는 몸을 움직일 정도가 된다. 양수를 마시는 동작 역시 태아의 움직임 중의 하나이다. 만 3개월이 지나면 양수를 마시기 시작한다. 위장에서 흡수된 양수의 수분은 혈액과 섞여서 몸속을 순환한다. 3개월이 끝날 무렵부터는 태아의 신장(腎臟)이 기능하기 시작하고, 4개월 중반에는 방광에서 오줌이 검출되며 6개월에 들어서는 양수 속으로 배출된다.

한편 5개월 이후가 되면 양수에서는 피부의 박탈(剝奪)세포나 태지(胎脂)가 섞이게 되고, 양수와 함께 태아의 입으로 삼키게 되지만 이것은 소화관에서는 흡수되기 어렵다. 그러므로 장관(腸管)의 내용물로서 남게 된다. 이것이 태변이다. 태변은 양수 속에 배출되지 않고 장내에 쌓이고 태어난 다음 4-5일 사이에 조금씩 배출된다. 색상이 암녹색인 것은 장으로 흘러 들어온 담즙 때문이다.[12]

2) 입의 감각
다음은 입의 감각이다. 갓 태어난 아기는 입의 감각을 통해

---

12) 大島 淸, 胎兒に音樂は聽こえるか, PHP硏究所, 1988, pp.88-89.

서 모친과 접촉을 한다. 입의 감각으로 세계를 알게 된다. 최초로 모친을 알고, 모친이라고 하는 다른 사람을 태어나면서부터 알게 되는 것이다. 뱃속에 있을 때는 한 몸이었지만 태어나면서부터는 자궁 밖의 태아로 되면서 음식물을 매개로 하여 모친과 접촉하기 때문이다. 그것이 아기의 장래를 결정하는 세계인 식으로 이어져간다. 아기가 인지하는 세계는 태어나면서부터 넓으면 넓을수록 아기의 뇌는 건전하게 발달해 간다. 0세, 1세에는 언어의 뇌가 발달해 있지 않으므로 원시감각으로 인지한다. 이때에는 오른 쪽 뇌를 사용한다. 언어의 뇌인 것이다. 좌뇌가 발달해 가는 것은 3세부터이다. 그러므로 0세-2세 때까지는 입의 감각으로 세계를 알게 되는 것이다.13)

2. 청각능력

1) 태아에게 록음악을 들려주면

초음파 단층진단기술 등의 의료용 전자기술의 급속한 진보에 의해 태아의 자궁 내 환경이 상당히 분명하게 드러나고 있다. 또한 뇌신경학의 발전도 태아의 신경레벨 발달의 양상을 상당히 정확하게 기술할 수 있게 되고 있다. 그러나 많은 심리학적 견해는 그러한 의학적인 견해가 불충분하였던 20년 전 이전에도 많이 알려졌던 것이다.

이것에 대해서는 크게 두 가지의 이유가 있을 것으로 생각된

---

13) 大島　清, 子供の脳力は9才までの育て方で決まる, 海龍社(東京), 平成16, pp.124-125.

다. 우선 첫째로 태아의 청감각이 분명하게 기능하고 있다고 하는 실감이 있기 때문이다. 태아의 음 환경이 주목되는 두 번째 이유는 그 응용성에 있는 것으로 볼 수 있다. 모태 속에서 태아가 커다란 음을 '듣는' 것에 대한 태동으로서의 반응이 있는 것은 잘 알려져 있다. 그리고 소위 '태교'라 해서 태아에게 어떤 종류의 음악을 들려주는 것은 붐으로까지 되는 경우가 있기 때문이다.

버니[T. Verny, 1981]는 태아의 청각능력이 얼마나 탁월한지에 대해서 다음과 같이 말하고 있다. 청력학자 미셀 크레멘트 박사에 의하면 태아가 좋아하는 것은 비발디나 모차르트 음악으로 이들 작곡가의 경쾌하고 밝은 이미지의 음악을 임산부에게 들려주면 태아의 심장 고동은 안정적으로 되고 움직임 역시 차분해지게 된다고 한다. 반대로 베토벤이나 브람스, 그리고 록 음악을 들려주면 격하고 거칠게 나온다고 한다.14)

2) 골전도음(骨傳導音)의 주체

자궁이나 양수를 통해서 그 속에 떠다니고 있는 태아에게 전해지는 소리는 태아의 외이나 중이를 거쳐서 들리는 소리보다도 직접적으로 태아에게 전해지는 골전도음이 주체라고 한다. 이것은 태아가 태내에서 '듣는' 음과 출생 후에 '듣는' 음이 질적으로 다르다고 하는 것을 의미한다. 마치 우리들이 풀에 잠수하여 수중에서 음을 듣는 것과 같이 수중에서는 높은 음을 듣기 어렵다는 것을 상기하면 태내에서는 높은 주파수의 음이 커다란 감쇠(減衰)를 받기 때문에 낮은 음 쪽이 태아에게 전해

---

14) 大坪治彦, ヒトの意識が生まれるとき, 講談社, 2001, pp.61-62.

지기 수월하다고 하는 것은 이해하기 쉽다.

양수 속과 같은 수중에서는 예컨대 500헤르츠 이하의 비교적 낮은 음은 5dB 이라고 하는 작은 음량에서도 들릴 가능성이 있는데 비해서 500헤르츠 이상의 높은 음은 20-30dB 이상의 커다란 음량이 필요해지는 것이다. 이러한 경향은 골전도를 통한 음의 청취라고 하는 것으로 한층 강해지게 된다. 골전도의 경우 250헤르츠 이하에서는 10-20dB 레벨의 감쇠이지만 500-2000헤르츠에서는 40-50dB 이상의 감쇠가 생기게 되어 그 듣기 어려움은 결정적으로 된다고 한다.15)

3) 태아는 모친의 태내에서 귀를 기울이고 있다

임신 전반의 태아는 소리나 명암, 온도, 압력에 대해서 직접적인 영향을 받지 않을 정도로 안정된 환경의 혜택을 받으며 자라고 있다. 태내는 실로 천국과 같은 것이다. 그러나 태어난 다음부터 외부의 자극이나 환경조건에 적응되어 가기 위해서는 임신 6개월 이후부터의 태아의 감각기는 급속히 완성에 가까워져간다.

특히 청각계의 발달은 눈부시다. '태아가 듣고 있다'고 하는 것은 아직까지는 상식화 되고 있다. 모친의 심장소리[心音], 그리고 외부의 소리는 무엇이든 듣고 있다. 이것은 오오시마[大島淸]도 새끼 원숭이의 실험에서 확인하고 있다.16) 다만 자궁 내에 들어오는 소리는 생체조직에서 높은 곳[高域]은 줄어들고, 즉 소프라노 주파수[2500헤르츠] 이상의 음은 들어오지 못한다. 원숭이의 태아 청각영역에 전극을 꽂고 외부에서 짧은 단속적

---

15) ibid., p.64.
16) 大島 淸, 胎兒に音樂は聽こえるか, PHP研究所, 1988.

(斷續的)인 음을 가하면 임신중기임에도 훌륭하게 반응을 보인다.

인간의 경우 임신 5개월에는 중이(中耳)나 내이(內耳)의 구조는 어른의 수준에 이른다.17) 태령(胎齡) 5개월이 되면 청각의 생리적인 기반은 완성되고 6개월이 지나면 소리의 자극에 눈을 감는 폐안반응(閉眼反應)을 보인다[昆加我, 1994, pp.20-23]. 태아가 보통 반응하는 목소리의 크기는 성인 여성의 크기[250- 500hz]에 이른다[室岡 一 등, pp.1-7]. 모친 뱃속에 소리에 대한 자극을 주면 태아의 심박수가 급격히 상승하는 것은 주산기 29주 무렵부터이다.18)

8개월이 지나면 강한 음에 대해서 몸이 긴장되는 반응을 보인다. 임신말기에는 모친의 심장의 리드미컬한 박동이 태아에게 전해져서 청각을 자극한다. 태어난 다음의 신생아는 리드미컬한 음률에 친숙함을 기억하는 것은 자궁 내에서 들었던 모친의 심장소리가 청각의 기억에 남아있기 때문이다.19)

3. 시각능력

1) 중추 수준의 발달이 감각을 발달시킨다

태아의 자발운동은 태아의 중추신경계의 발달에 떠받쳐져 있고 단순히 근육 운동계만의 발달로 설명할 수는 없는 것이다. 그렇게 생각하면 태아의 여러 종류의 감각능력에 대해서도 마

---

17) ibid., p.85.
18) 藤掛永良 編, 發達心理學, 千原美重子, 「胎生期の發達」, 建帛社, 平成8年, p.49.
19) 大島 淸, 앞의 책, 1988, p.85.

찬가지로 생각하지 않을 수 없다는 것을 알 수 있다. 즉 '눈이 보이기' 위해서는 단순히 안구 수준의 생리 시스템이 기능하는 것만으로는 불충분하다. 망막세포에서 상향하는 각종의 신경경로의 시스템이나 무엇보다도 시각과 관련된 중추 수준의 충분한 발달이 이루어지지 않으면 안 된다. 그러므로 예컨대 태아의 시각능력을 음미할 때 단지 광반사나 동공반응이라는 레벨에 머무르지 않고 여러 가지 레벨의 시각기능의 데이터를 축적할 필요가 있다.

안구운동은 임신 16주-18주에는 산발적으로 인정되고 있으며[20] 태령(胎齡) 6개월이 되면 빛에 반응한다. 임산부의 배에 빛을 비추면 뒷걸음치듯 물러서며, 약한 빛을 비추면 '무슨 일인가' 하듯 가까이 다가온다고 한다. 태아는 눈꺼풀을 깜빡거리거나 안구를 이리저리 굴리는 모습을 초음파 모니터로 관찰할 수 있다.[21] 그리고 임신 26주가 지나면 안구운동 '군발'[群發: 빈번히 일어남], 즉 '두리번두리번' 하고 있는 것 같은 일견 연속적으로까지 보이는 일련의 안구운동을 볼 수 있게 된다. 이러한 군발이라고 하는 것은 결과적으로 안구운동의 빈도를 상승시키고 있어서 임신 32주 이후에는 안구운동을 하는 시기와 안구운동을 하지 않는 시기는 엄밀하게 구분될 수 있다고 한다.[22]

2) 모친의 배에 빛을 비추면
태아의 시각능력에 대한 검증은 상당히 섬세하다. 검증하는

---

20) 大坪治彦, ヒトの意識が生まれるとき, 講談社, 2001, p.56.
21) 千原美重子, 앞의 책, p.49.
22) 大坪治彦,, 앞의 책, p.57.

방법으로서는 다른 많은 감각능력이 그렇듯이 두 가지로 대별된다. 모태 안에서의 태아에게 직접 다양한 빛의 자극을 주어 초음파 화상으로 태아의 반응을 확인하는 방법과, 어떠한 원인으로 빨리 출생한 조산아에 대한 실험으로 확인된 것으로부터 수태 후 주수(週數)가 거의 동일한 시기의 태아의 시각능력을 추정해 보는 방법이 있다.

제1의 접근방법에 의하면 복벽(腹壁)을 통하여 주어진 강한 빛에 대한 반응은 임신 24주 전후에 볼 수 있는 가능성이 있음을 시사하였다. 그러나 버니(T. Verny)에 의하면 그 이상의 조기에도 가능성이 없다고 말할 수는 없다고 한다.23)

태아의 시각은 다른 감각보다도 발달이 늦다. 그 이유는 분명하다. 즉 자궁 안에서는 완전한 암흑세계라고 말 하지는 못해도 눈으로 물체를 보기에는 부적절한 장소이기 때문이다. 그렇다고 해서 태아는 눈이 전혀 보이지 않는다고 말할 수는 없는 것이다. 태생 4개월째부터 태아는 빛에 대해서 상당히 민감해진다.

모친의 배에 직접 빛을 대면 태아는 불편한 기분을 드러낸다. 물론 이때 태아는 반드시 고개를 돌리며 거부하는 것은 아니지만 예컨대 고개를 돌리지 않는다고 해도 깜짝 놀라고 있는 것 같기는 하다. 어느 연구자에 의하면 임신한 여성의 배에 빛을 비추었다 껐다 하는 것만으로 태아의 심박 수가 현저하게 달라졌다고 한다.24)

---

23) T. Verny & J. Kelly, 小林 登 譯, 胎児は見ている, 祥傳社(東京), 平成11年.
24) 大坪治彦, ヒトの意識が生まれるとき, 講談社, 2001, pp.57-58.

4. 미각(味覺)능력

미각에 대한 능력은 여러 가지 실험이 있다. 태아도 맛을 느끼고 있다라고 하는 자료도 있다. 이것은 아직 실험이 제대로 이루어지지 않고 있기 때문에 잘 모른다. 혀에 맛을 느끼는 미뢰[味蕾: 미각세포의 집합체, 味覺芽]라고 하는 것이 있어서 그 수가 상당히 적다. 미뢰가 발달해 가는 것은 태어난 뒤부터이다. 그러므로 그렇게 맛을 알 리가 없다. 그러나 달다거나 쓰다고 하는 기본적인 맛은 알 것으로 생각된다. 동물의 실험에서 양수 속에 쓴 물질을 집어넣으면 아기의 태동이 상당히 격해진다고 하는 사례가 있지만 아직 그렇게 많이 알려져 있지 않다.

양수에 사카린을 소량 삽입을 하면 6개월의 태아는 심하게 양수를 마시기 시작한다는 보고가 있다. 그리고 리피돌이라고 하는 쓴맛의 유액(油液)을 소량 삽입하면 양수를 들어 마시는 횟수가 상당히 느려지고 태아는 얼굴을 찡그리며 싫어하는 표정이기라도 하 듯 보인다고 한다.25)

미각의 수용기[리셉터]라고 하는 미뢰(味蕾)는 임신 전반에는 혓바닥만이 아니라 입술이나 볼의 안쪽 면, 입천장, 인두의 점막 면 등에 산재해 있지만, 8개월 무렵부터 점점 줄어들어 혀와 입천장에로 한정되어간다. 단맛과 쓴맛에 대한 미각은 일찍부터 발달하며 임신 6개월경에는 태아는 단맛을 흡착하려고 하며 쓴맛은 싫어서 혀를 내미는 동작을 보인다. 그러나 미각의 감수성이 증가하는 것은 물론 태어난 직후부터이다.26)

---

25) Maurer, D. & Maurer, C. : The World of Newborn: New York, Basic Books,1988, 吉田 利子 譯 : 赤ちゃんに世界がどう見えるか、草思社, 1992.

5. 후각(嗅覺)능력

후각은 어떠할까. 우리들의 냄새, 인간의 냄새 맡기라고 하는 것은 공기 속에 있는 냄새의 분자가 코 깊숙이 착 달라 붙어있어서 그것이 전기신호로 변하여 우리들은 뇌에서 이런 냄새라고 느끼는 것이다. 후각에 대해서는 코 속에 태지(胎脂)가 붙어 있으므로 후각은 아직 제대로 기능하지 못할지 모르지만, 출산 후 모친의 모유의 냄새를 변별할 수 있다고 하는 보고가 있으므로27) 기능은 태아기에 이미 갖추어져 있다고 할 수 있다.

6. 학습과 기억

임신 약 14주의 태아는 모친의 자궁 안에 생긴 근종(筋腫)의 돌출부분에 머리가 걸려 있었을 때 손발을 움직이고 목을 옆으로 돌려 떨어지려고 하는 상황을 나츠야마[夏山]28)는 관찰하고 있다. 이처럼 작은 태아일지라도 목적을 위해 행동을 취한다고 볼 수 있다.

임신 8개월의 임신부에게 매일 같은 곡을 들려주고 출산 후 그 반응에 대한 연구로 무로오카[室岡]가 있다.29) 첫 번째 임부

---

26) 大島 清, 胎兒に音樂は聽こえるか, PHP研究所, 1988, p.89.
27) MacFarlance, A.: The Psychology of child birth, 1977, 鹿島広人・高橋晃 譯, 赤ちゃん誕生, サイエンス社, 1982.
28) 夏山英一・小林登 : 育つ育てるふれあいの育兒-胎兒期からの育兒, PHP文庫, 1995, pp.85-129.
29) 永野重史・依田明編:母と子の出會い: 室岡一 ,「母と胎兒のきずな」, 新曜社, 1983, pp.1-7.

에게는 리스트의 피아노 곡, 두 번째의 임부에게는 '태양은 가득히', 세 번째 임산부에게는 '시바의 여왕'과 여러 가지 다른 곡을 계속 들려주었다. 출생 직후 갓난아기는 각각 태아의 시기에 들었던 곡을 귀에 들려주면 울음을 그쳤다고 한다.

미즈노가미[水上啓子 外] 등의 연구30)에서는 태생(胎生) 6개월 이후의 임부에게 하이쿠[俳句: 일본고유의 17음으로 된 단형 시]를 녹음한 테이프를 매일 일정한 횟수로 들려주었다고 한다. 그 결과 출산 후의 심박수(心拍數)의 반응에서 다른 대조적인 자극31)에 대한 자극과는 다른 반응을 보였다고 한다.32) 이것은 태아기에서의 청각경험은 단지 들었다고 하는 것 이상으로 학습을 하고 기억하고 있었다고 하는 것을 시사하는 것이다.

III. 임신부(姙娠婦)의 심리적 특성

서. 임신기의 특징

1) 위기가 일어날 가능성이 증대하는 임신기

카프란(Caplan)33)은 임신의 전 기간을 균형이 취해져 있지 않은 기간, 정서적으로 동요하는 기간, 또 이제까지 습성으로 되

---

30) 水上啓子・加藤忠明・樋口のぞみ : 胎兒期の聽覺經驗に關する一研究, 敎育心理學 硏究, 32(2), 1984, pp.55-59.
31) 리듬은 같지만 음소(音素)가 다른 자극과 다른 리듬을 가진 자극.
32) 藤掛永良 編, 發達心理學 : 千原美重子, 「胎生期の發達」, 建帛社, 平成8年, p.50.
33) Caplan, G./加藤正明監修 ; 地城精神衛生理論と實際, 醫學書院, 1984.

어있던 문제해결기능을 써도 적절하게는 처리할 수 없는 기간으로 보고, 이 시기를 '위기가 일어날 가능성이 증대한 시기라고 생각할 수 있을 것이다'라고 말하고 있다.

2) 복잡한 심리적변화가 따르는 내분비환경의 변화

임신기는 여성이 완전히 새로운 역할을 취득하기 위한 준비를 하는 시기이기도 하다. 이 시기에 있어서의 내분비환경의 변화는 복잡한 심리적 변화가 따르는 것이다. 그리고 임부의 동요는 가족의 모든 구성원, 특히 남편에게 동요를 주고, 이 남편의 동요는 또 처와의 관계에 동요를 주게 된다.

카프란은 임신 중에는 심리적 영역에 전개되는 다이나믹스가 있다고 해서 이 임신기를 다음의 3기로 분류하여 정서적 변화를 말하고 있다.

① 임신초기[제2~4월] : 내분비환경의 변화가 현저한 시기
② 임신중기[제5~7월] : 신체가 내분비환경의 변화에 적응함과 동시에 임신자신이 임신의 현실에도 적응하는 시기
③ 임신말기[제8~10월] : 복부증대가 분명하게 되고 분만을 예기하는 시기.

이 카프란의 설을 중심으로 다음에 임신기의 심리적 특성을 개관한다.[34]

---

34) Caplan, G./加藤正明監修 ; ibid, 1984.

1. 임신초기[제2~4월]의 정서적 변화

1) 기분의 변동

기분의 변동은, 대사(代謝)과정의 복잡한 변동과 관련하여 여성기능의 대부분의 영역이 과민해짐으로서 일어난다.

심리적 영역 : 정서적으로 과민해진다. 기분이 앙양하거나 침잠해지고, 매우 빠르게 기분이 변한다. 빈번하게 화를 내거나 쉽게 울기도 한다.[이것은 임신을 바라고 있었던지 아닌지에 관계없다.]

또 초기의 임신은 앰비밸런스[兩價感情]의 상태에 있다고 볼 수 있다. 임신하고 있는 것에 대해서 행복이나 기대의 외에 환희나 흥분을 경험한다. 한편 '지금이 아이를 낳는 것에 어울리는 시기인가?' '자신은 정말로 아이를 낳을 준비가 되어 있는가?' '위 아이에의 영향은 없을까?' 등과 당혹감이나 불안을 느낀다. 또 아이에 대해서도 기대감은 갖는 한편 온몸으로 만족하는지 어떤지 하는 불안감으로 가득 차게 된다. 이와 같이 의심과 기쁨 사이로 요동할 가능성이 크다. 그러나 이것은 이상한 일이 아닌 것이고 앰비밸런스의 상태로 죄의식을 느낄 필요는 없는 것이라고, 임부를 안심시킬 필요가 있다.

2) 식욕·성욕의 변화

식욕 : 마구 먹고 싶거나 혹은 먹고 싶지 않다고 하는 것처럼 식욕에 변덕이 생기는 경우가 있다.

성욕 : 감퇴하거나 높아지거나 한다.(여성개인에 따라서도 임신기간의 시기에 따라서도 변화한다)

2. 임신중기[제5~7월]의 정서적 변화

1) 자기도취적인 상태

신체인가 호르몬의 변화에 적응하고, 임신초기의 불쾌[嘔氣, 嘔吐 등]의 몇 가지인가가 진정됨에 따라서 종종 행복감에 젖게 된다. 그 이유의 하나는 로게스테론의 분비와 관련이 있다고 말한다. 프로게스테론에는 임신 유지작용과 동시에 중추신경계에 대한 가벼운 마취작용이 있고, 편안해짐으로서 기분도 좋아진다. 그 때문에 임신이 아닌 때보다도 임신 때 기분이 좋다. 그리고 어느 때보다도 보다 예뻐지게 된다고 하는 여성도 있다. 그러나 이 현상은 모든 여성에게 일어난다고는 할 수 없다.

이 시기에 행복감에 차게 되는 또 하나의 이유는 태동의 자각에 의해서 태아의 존재가 의식화되고, 모친으로 되는 실감을 갖게 되기 때문일 것이라고 보고 있다.

2) 내향성과 소극성

이 상태는 임신 제3월의 끝머리 경에 시작되고, 제7-8월경의 피크까지 서서히 강해져 간다. 외향적이고 활동적이었던 여성이 조용히 앉아 있는 것을 좋아하게 되고, 다른 사람을 신경을 쓰기보다는 다른 사람으로부터 관심을 받고 싶어진다. 내향적으로 되어 쭉 명상하면서 앉아 있거나, 자신의 유년기나 모친과의 관계를 회고하는 경우도 많다. 주변사람이나 외계에서 발생한 일의 관심은 줄어들고, 자기에게 집중하게 된다. 또 자신의 요구나 태내에서 발육하고 있는 태아에 마음을 향한다. 이러한 변화는 주위 사람들에게는 자기중심적이고 이기적인 것처럼 보인다.

3) 수용적 경향

인간관계에 있어서 다른 사람에게 주기보다는 받는 경량이라고 하는 자기중심적(내향성과도 관련된다)인 이 수용적 경향은 임신기의 심리적 특성을 이해하는데 있어서 중요하다. 카프란(Caplan)은 이 시기를 장래 모친으로 되기 위한 준비로서 매우 중요한 심리적 단계로 간주하고 있다. 임신한 여성이 장래 아이에 대해서 주는 측의 인간이 되기 위해서는 우선 받아들이는 측의 인간이 되는 것이 필요하다. 임신의 수용과 같다. 만일 임신 중에 전문가의 케어나 가족의 서포트를 얻을 수 없고, 요구가 채워지지 않으면 그녀는 후에 다른 사람에게 무엇인가를 주는 인간으로는 될 수 없다. 그리고 아이의 요구를 채워주는 모친으로서의 에너지가 저해되고 모자관계에 지장을 초래하는 것이 된다고 하는 것이다.

3. 임신말기[제8~10월]의 정서적 변화

1) 보디・이미지의 변화

복부증대가 확실해짐에 따라서 이것을 부정적으로 받아들이는 임부는 맞지 않는 것이고 여성답지 않다고 느끼거나 남편이 어떻게 느끼고 있는지를 걱정한다. 한편 이것을 자랑으로 삼는 임부도 있다.

2) 내향성의 증장

호르몬의 분비증량으로 내향성은 증장된다. 복부의 증대로 동작이 자유스럽지 못하게 되고, 위부(胃部)의 압박감이나 호흡의 어려움, 빈뇨, 장딴지 쥐나기 등의 불쾌한 증상이 생기고, 불면이 되기 쉽고, 기분도 내향적으로 된다. 자신의 신체의 문제, 태아의 문제, 다가오는 분만의 문제에 주의가 집중되게 된다.

3) 분만접근의 예기

분만의 접근을 예기(予期)함에 따라서 분만에의 관심이 커짐과 동시에 분만에의 불안감도 높아진다. 다른 임부나 분만을 마친 모친과 분만체험에 대해서 이야기를 나누거나, 책이나 팸플릿으로 알려고 한다. 또 진통이란 어떤 것인지, 언제 오는지, 어떻게 대처하면 좋은지 등 분만에의 불안감이 더해진다. 건전한 아이가 출생할지 어떨지도 불안하다. 빨리 낳고 싶다, 내고 싶다고 바란다. 한편 압박감, 호흡곤란, 동작의 부자유스러움, 불면 등 불쾌감이나 편하지 못한 상태를 받아들이고 참게 된다.35)

---

35) 村本淳子 外 2人 編, 母性看護學, 醫齒藥出版(株), 2012. pp.20-23.

제4장 태아의 뇌(腦)와 발달

I. 뇌의 발달

1. 뇌의 구축

1) 신경로의 구조

뇌의 연구는 근년 눈부신 발전을 이루고 있다. 그것은 신경 과학의 진보의 영향이다. 신경과학이란 중추신경계 및 말초신 경계를 그 구조, 발생 그리고 행동면에의 반영이라고 하는 견지에서 연구하려고 하는 학문 전체를 말하는 것이다. 1960년 대 초기 이래 신경과학의 비약적 발전은 해부학이나 생리학과 손을 잡고 분자생물학의 이념과 기술이 결정적인 역할을 하였다.[1]

인간이나 동물의 행동에 있어서 가장 단순한 것으로부터 가장 정밀한 것까지 뇌가 결정적인 역할을 하고 있는 것은 확실하다. 컴퓨터로 문자를 입력한다고 할 때의 동작을 예로 들면, 눈이 문자를 쫓는다. 먼저 망막의 세포에 새겨진 문자의 영상은 전기적이고 화학적인 신호로서 뇌에서 최초의 중계지인 시상(視床)으로 보내지고 다시 대뇌피질의 후부에 위치하는 시각

---

1) Prochiantz, A., なだいなだ 外 1人 譯, 腦の誕生, (株)丸善, 平成5, p.14.

야로 보내진다. 이 제1단계는 보는 대로 본질적으로 감각적이다. 그리고 시각야와 보다 전두(前頭) 대뇌피질에 있는 별도의 영야(領野)와의 결합의 영향으로 문장의 의미를 이해할 수가 있다.

한편 그는 안근(眼筋)에 명령을 내려 눈으로 문장을 쫓고 또 지근(指筋)에 별도의 명령을 내려 자판(字版)을 치는 것이다. 즉 감각과 이해의 작업에 이어서 운동성의 작업이 생기고 있는 것이다. 이와 같이 뇌에는 전문화된 영역이 존재하는 것이고 또 이러한 대뇌기능의 국재(局在)가 다른 영역의 또래들을 맺는 2중 3중의 결합의 시스템으로 받쳐져 있는 것이다. 즉 한편으로는 말초로부터의 감각자극을 중추로 전하는 신경로(神經路)와 중추로부터 말초로 운동반응을 전하는 신경로가 있고, 다른 편으로는 뇌 내부에서 모든 영역을 서로 관련지우는 신경로가 존재하는 것이다.

그리고 그 신경로는 뉴론이라고 하는 특수한 세포로 구성되어 있다. 뉴론은 유기체의 모든 세포와 똑같이 세포체를 가지고 있다. 뉴론은 특수한 연장구조(延長構造)를 가지고 있다. 그것은 수상돌기(樹狀突起)와 축색(軸索)이라 불리우고, 시냅스라 불리우는 부위에서 다른 뉴론의 수상돌기 내지 축색과 접촉하고 있다. 시냅스는 예컨대 근육과 같은 비신경성의 세포와 신경 선유를 접촉시키기도 한다. 이와 같은 뉴론의 연장구조는 척수로부터 수지근(手指筋)에 이르는 운동뉴론처럼 대단히 길어지는 경우도 있다.[2]

---

2) ibid., pp.15-16.

2) 신경회로의 형성 — 뉴론(neuron)과 시냅스(synapse)

뇌와 척수의 신경세포는 <그림 4-1>와 같이 세포체에서 많은 돌기가 나와 있고, 그 가운데 길게 뻗은 한 개의 줄기를 축색돌기 혹은 신경돌기라 한다. 다른 돌기는 수상돌기라고 하고 세포체와 함께 다른 신경세포로부터 정보를 받아들이는 영역이다. 한편 축색은 다른 신경세포에로 정보를 전하는 돌기이다. 따라서 신경세포의 수상돌기와 세포체와 축색은 합해서 신경계의 기능단위라고 할 수 있으며 이것을 '뉴론'이라 부른다.

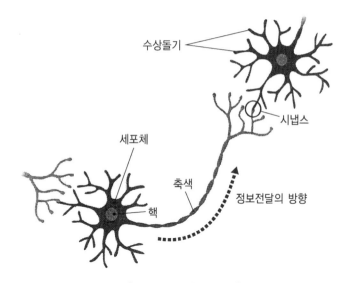

【그림 4-1】뉴론(neuron)의 구조
세포체로부터는 통상 1본의 기다란 축색과 갈라져 나온 수상돌기가 뻗어나가고 있다. 뉴론 간의 신호전달은 축색과 수상돌기로 구성되는 시냅스를 매개로 하여 행해진다. 수상돌기나 세포체에서 받아들인 정보는 세포체에 집약되고 축색을 통하여 이웃 뉴론의 수상돌기나 세포체로 신경전달물질이 방출되는 것으로 전해져 간다.

뇌에는 신경세포 이외에 또 한 종류의 세포가 있어서 신경세포의 정보전달이 혼선을 일으키지 않도록 절연(絶緣) 하거나 영양을 주거나 하는 역할을 하는 '글리아세포'가 있지만, 글리아세포 자신은 신경정보의 전달을 하는 기능은 없기 때문에 보통 신경세포 = 뉴론이라고 생각해도 좋을 것이다. 뉴론의 축색은 인간의 경우 긴 것은 1m가 되는데, 짧은 것은 수 미크론의 것도 있다. 뉴론과 뉴론의 정보의 전달은 축색과 다른 신경세포의 수상돌기 혹은 세포체와의 접합부인 시냅스에서 이루어진다. 그러므로 이 시냅스는 신경회로의 이음매로서 정보처리 과정에서 매우 중요한 역할을 하는 것이다.

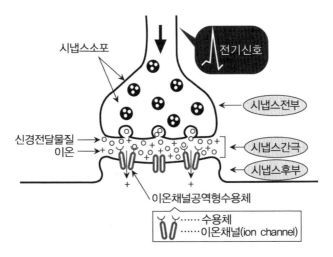

【그림 4-2】 시냅스 간의 신호전달
전기신호를 받고서 시냅스 소포로부터 신경전달물질이
방출되고 시냅스 후부에 신호를 전한다.

<그림4-2>와 같이 하나의 뉴론에는 많은 다른 세포로부터의 정보가 축색을 통해 전달되어 시냅스를 매개로 하여 입력되는

것이다. 그 입력정보에는 뉴론을 흥분 시키도록 작용하는 것과 억제적으로 작용하는 것이 있으며 흥분성의 시냅스를 통한 입력이 억제입력 보다도 강하면 신경세포는 흥분을 하고, 이번에는 축색을 통해서 다른 뉴론으로 정보를 전달한다. 만약 뉴론이 흥분을 하고 있어도 억제성의 입력정보가 늘어난 경우에는 뉴론의 흥분은 멈추게 된다.

한편 수상돌기는 특수한 세포를 제외하고 삼차원적인 넓은 공간을 점유하고 있어서 가지로 나뉘어져도 복잡하다. 따라서 수상돌기의 분지(分枝)가 복잡하고 그 점유하는 공간 즉 수상돌기의 공간이 넓을수록 그 뉴론의 정보처리의 성능은 높아지는 것으로 볼 수 있다.3)

더하여 신경계는 뇌의 발달이나 기능에 중요한 역할을 하는 뉴론 이외의 세포를 내포하고 있다. 이들의 세포는 교세포(膠細胞) 혹은 신경글리아라 불리운다. 이 신경글리아는 마크로글리아와 미크로글리아로 나누어진다.4)

2. 뉴론(neuron)과 뇌 발달

1) 연속적인 발달변화

뇌의 발달은 인생 그 자체와 똑같이 비교적 단순한 단계에서 점차로 복잡한 단계로 나아가는 연속체(連續體)로 진행되어 간다. 태아기의 뇌의 성장은 뇌세포의 급격한 증가에 해당되는데 마찬가지로 중요한 것은 뇌의 부위에 따라서 성장의 시기가

---

3) 新井康允, 腦から見た男と女, 講談社, 昭和60, pp.100-103.
4) Prochiantz, なだいなだ 外 1人 譯, 腦の誕生, (株)丸善, 平成5 . p.17.

각기 다르다고 하는 사실이다. 뇌의 발달의 타임기제는 뇌간(腦幹) 등 하위의 부위일수록 뉴론의 성장이 빠르고 상위의 부위일수록 늦어진다고 하는 형태로 진행되어 간다.

둘째로 중요한 점은 각개의 뉴론이 특정의 화학적 성질에 따라 특수화되어가며 고유의 메신저, 즉 '신경전달물질'을 분비하게 되어 가는 것이다. 뉴론은 자기의 화학적 친화력을 다른 뉴론의 영향 하에서 변화시켜가는 성질이 있기 때문이다. 이러한 점에서는 어느 부분이 한번 만들어지고 말게 되면 이후는 다른 부분과의 관계의 점에서도 변화가 없고 단순한 부분을 차츰차츰 더해감으로 인해서 복잡한 기능을 갖게 되는 기계의 구성과는 분명히 달라져 있다. 태아의 뇌는 아주 초기단계에서부터 복잡한 것이고, 그 복잡함의 성질은 복잡함을 새로이 더해가는 것이 아니라 다른 형태의 복잡함에로 아주 자연스럽게 변화시켜 가면서 변해가는 것이다.

마이클 V. 존스톤 박사는 그의 저서 『태아로 독립한 생명』 속에서 '기본적인 신경회로는 극히 초기에 형성되고 이후는 내부에 새로운 시스템이 성장하는 것에 의해서 확장하고 화학적으로나 기능적으로 변용되어 간다'라고 말하고 있다. 존스톤을 비롯한 태아의 뇌를 연구하는 사람들은 다른 뉴론의 활동을 촉진시키거나 억제시키거나 하는 일군의 전달물질을 발견하고 있다. 태아의 뇌에서는 우선 하위 뇌간에서 국소신경회로가 형성되고 그것이 점차 발전하여 대뇌피질의 고차 뉴론의 활동에까지 영향을 미치게 된다.

그리고 그 후 새로운 뉴론이 참가해 가면 이미 성립되어 있는 신경회로는 낡은 뉴론과 새로운 뉴론이 일체로 되어 활동하도록 변화하고 태아의 뇌에 근본적인 변화가 일어나게 된다. 초기에는 태아가 살아가기 위해서 중요한 역할을 해낸 뇌의 부위는 새로운 태아의 뇌의 형성을 위해서 점차 그 힘을 잃어간다. 그러나 성장 후에 뇌가 손상을 받으면 이러한 과거에 강력하게 활동하던 중추(中樞)가 다시 힘을 발휘하게 된다. 뇌졸중 발작을 일으킨 노인의 뇌는 80년 전의 뇌 자체가 일어나지 못하게 되고만 원시적인 반사(反射)를 다시 일으키게 되어 있다. 80세가 지난 노인의 뇌의 상태 역시 바로 이와 같아서 대뇌피질의 뉴론의 기능이 저하해 있기 때문에 하위의 뇌간의 뉴론이 억제에서 해방되고 '신경회로'에 혼란이 생기고 있는 것이다.5)

2) 뉴론과 대뇌피질의 발생

대뇌피질은 임신 70일경에 발생하고 완성으로의 길을 걷기 시작하는데 이 시기 임부는 매일 아침 위가 메슥거리는 것을 호소하게 된다.

인간의 대뇌피질의 뉴론 수를 기본으로 단순한 계산을 해보면 대뇌피질은 40회에서 42회의 세포분열에 의해서 형성되는 것을 알 수 있다. 그러나 이 계산은 일부의 영역에서는 상당히 단시간에 형성되고 다른 부위의 형성에는 오랜 시간을 필요로 한다는 사실을 고려하지 않은 것이다. 어느 영역의 뉴론은 80-100대(代)째에 해당하는데 5-10대째에 지나지 않는 영역도 볼 수 있는 것이기 때문이다.6)

난자와 정자가 만나고 난 뒤 18일(2주간 반)이 지나면 뉴론

---

5) R. M. Restak, 河內十郎·高城薰譯, 乳兒の腦とこころ, 新曜社(東京), 1989, pp.8-9.
6) ibid., p.57.

은 우리들의 이해를 넘어서 신속하게 분열증식을 개시한다. 성장한 인간의 뇌에는 일천 억의 오더(order)의 뉴론이 있으며, 출생 후는 뉴론은 하나도 증가하지 않는다는 것을 고려하면 발생과정에 있는 뇌에서는 1분간에 25만개 이상의 비율로 뉴론이 발생한다는 계산이 된다.

또 하나의 수치로서 모든 유전정보를 생각하면 포유류의 세포일 경우 거의 10^5개의 유전자가 된다. 그러나 뉴론의 상호연락의 수는 10의 15승의 오더이고, 이런 사실에서 뇌의 발달은 단순히 유전적 '계획'이나 '지도(地圖)'에 따르는 것만으로는 진행되지 않는다[7]는 것을 이해할 수 있다. '모두가 유전자 안에 있다'고 하는 의미는 아닌 것이다.

3. 유전자와 뇌 발달

1) 유전자와 신체구조

유전자와 완성된 신체구조를 관계 지운다고 하는 것이 얼마나 어려운지를 알기 위해서는 하등한 장생파리에 대해 생각해 보면 좋을 것이다. 생물학의 개척자들은 일찍이 장생파리가 나타내는 신체의 다양한 특징을 유전자가 어떻게 조정하고 있는지를 밝히고자 영웅적인 노력을 계속한 일이 있었다. 장생파리는 5천 개의 유전자만을 갖고 있었기 때문에 완전한 실험모델로 보았던 것이다. 5천 개의 유전자 속에 개체에 의한 변동이 있는지 어떤 지를 관찰하고, 그 결과와 장생파리의 변종과를

---

7) ibid., p.58.

대응시키면 이 조심스러운 창조물의 신비가 바로 해명될 것으로 보았다. 그러나 연구 도중에 그 노력은 무익한 것임이 드러났다. 장생파리의 배(胚)가 이어받고 있는 수천이라고 하는 형태변화를 완전하게 기술하기를 시도했으나 수백 페이지까지 기입된 곳에서 정신이 지치고 말아 연구는 중단되고 말았다. 이와 같이 비교적 소수의 유전자 밖에 갖지 않은 생활체조차도 형태의 변종의 숫자는 상상을 초월하는 것이다.

유전자는 뇌세포의 성장, 이동, 나아가 세포 상호간의 결합프로그램을 결정하지만 그로부터 앞으로 전개될 일에 대해서 마커스 제이콥슨은 다음과 같이 말하고 있다. '뉴론 회로의 집합체는 세포운동이나 상호 결합을 컨트롤 하는 유전정보와 완전히 발달한 구조의 세부(細部)를 결정하는 유전정보를 필요로 하지 않고 성립되어 간다'8)

더욱 간단히 말하면 유전자는 인간의 뇌에 대해서 정책은 결정하지만 그 실행은 부하에게 맡겨 두고 있는 대통령과 같은 형태로 영향을 미치고 있다고 하는 것이다. 이러한 유연성이 없으면 뇌의 기능은 고정되어 버리고 극히 한정된 행동 밖에 할 수 없게 되고 말 것이다.

2) 유전자와 단백질과 뇌와의 관계

유전자와 단백질과 뇌와의 관계는 무엇인가? 유전자는 단백질을 변화시키고 단백질은 뉴론의 망(網)을 변화시키고 뉴론의 망은 뇌를 변화시킨다. 그러나 '마음'의 구조는 '마음'이 생겨나는 사고과정을 결정하는 것이다. 뇌의 구조를 해명하고 그 구

---

8) ibid., pp.59-60.

조의 모든 것이 어떻게 해서 생긴 것인지를 밝히는 것이 오늘날의 신경발생학자들의 연구과제인 것이다.

　유전자와 그것이 합성하는 단백질 간에는 1대1의 대응이 있으며 유전자가 볼을 잘못 다루면[fumble] 단백질합성은 이상을 초래하게 된다. 그러나 뇌의 기본적인 구성단위인 뉴론은 정신과학자들의 최선의 노력에도 불구하고 아직까지 스핑크스와 같은 비밀을 지니고 있는 것이다. 제이콥슨 박사는 다음과 같이 적고 있다.

　　‘뉴론의 이동의 경로, 축색(軸索)과 수상돌기의 성장하는 방향, 수상돌기의 분지(分枝)가 퍼져가는 방향, 시냅스가 형성되는 정확한 위치, 이들의 구조는 유전자에 의해서 결정되는 것이 아니다. 발달도중의 신경계에서는 돌연 변이가 다양한 구조나 기능에 영향을 미치고 있는 것이 발견되었다. 그러나 변이된 유전자로부터 변이된 표현형으로의 인과관계가 해명되어 있는 경우는 한 가지도 없다.’9)

II. 뇌가 완성되기까지

1. 수정 후의 발달과정

1) 수정 후 1개월
　인간의 뇌의 기초로 되는 신경관이 형성되어 가는 것은 수태

---

9) ibid., pp.60-61.

가 이루어지고부터 3주째이다. 이 신경관은 머리 부분이 굵어져 뇌관(腦管)으로 되고, 꼬리부분은 척수관으로 된다. 뇌관에는 태생 제4주가 되면 전뇌포, 중뇌포, 능뇌포(菱腦胞)의 세 가지로

【그림 4-3】 뇌의 발달

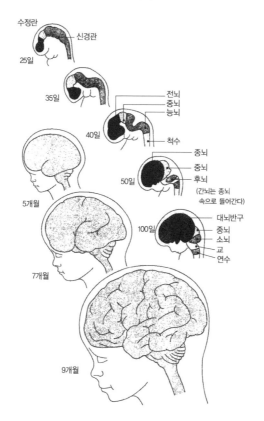

부풀어진다. 장래 눈으로 될 안포(眼胞)도 이 전뇌포에서 만들어지게 된다. 마침내 중뇌포에서는 중뇌가, 능뇌포에서는 소뇌, 교(橋), 연수, 척추가 만들어진다. 이러한 부분은 신체의 기본적인 움직임에 관계하는 부분으로서 그 발달은 대뇌보다 빠르다.

제5주째가 되면 전뇌포가 분화되어 대뇌가 형성되기 시작한 다.10)

2) 수정 후 2개월

뇌는 3개의 커다란 부분 즉 후뇌와 중뇌와 전뇌로 분화하기 시작한다. 전뇌는 간뇌(間腦)와 종뇌(終腦)로 나뉘어지고 종뇌는 내부구조로부터 먼저 발달하고 대뇌피질이 제일 후에 발달한 다.11) 발달에 있어서의 커다란 변화는 전뇌의 융기가 마침내 대뇌피질의 모든 것을 만드는 종뇌와 시상이나 시상하부의 구 조로 되는 간뇌로 구분되는 변화이다. 종뇌의 여러 부분은 포 유류 특히 영장류에서는 고도로 특수화되어 있다. 이것은 영장 류 이외의 동물과 비교하여 사람의 신경계가 훨씬 많은 기능을 가지고 있는 것을 설명하는 것이다.12)

3) 수정 후 3개월 이후

2개월이 지나면 종뇌는 결국 명확한 3개의 단계를 거쳐 다 시 정밀발달을 한다. 최초의 단계는 후각(嗅覺)에 관한 영역의 발달이다. 이 단계에는 대뇌피질의 내연(內緣)으로 넓어져가는 해마(海馬)나 그 주변의 대뇌피질 영역의 발달도 포함된다. 다음 단계는 전뇌의 벽이 두터워져간다. 이 두께를 만들어내는 성장 세포의 집단이 장래 기저핵(基底核)으로 되고, 기저핵은 감각계 와 운동계의 협조나 어느 종류의 학습에 대단히 중요하다. 편

---

10) 現代のエスプリ No.59, こころ, 至文堂, 昭和47年, p.107.
11) Floyd E. Bloom 外 2人, 中村克樹 外 1人 譯, 新腦の探檢(上・下), 講談 社, 2004, p.191..
12) ibid., p.132.

도핵(扁桃核) 또한 같은 세포군으로부터 나온다. 편도핵은 정동(情動)에 관계되는 과정이나 다른 뇌영역으로부터의 감각신호를 체내의 적응반응과 통합하는 과정에 중요하다. 제일 끝 단계는 특수화한 영역 모두를 포함한 대뇌피질이 발달한다. 이 단계에서 만들어내는 것은 옛날부터 대뇌신피질 또는 '새로운 피질'이라고 불리워 왔다.

대뇌피질이란 외측면은 저면으로 돌아들어 후피질(嗅皮質)까지, 내측으로는 정중앙으로 돌아들어 해마피질까지 넓어지는 수mm의 두께의 뉴론으로 이루어진 층의 것이다. 대뇌피질은 포유류에 특유한 것이다. 인간에게는 대단히 크게 발달하였기 때문에 두 개골을 중심으로 표면이 복잡하게 겹쳐 포개지듯 발달한다. 대뇌피질의 성장이 가장 왕성해지게 되고 1분에 약 25만 개의 뉴론이 만들어지게 되었을 때 표면이 중첩되기 시작한다.[13] 발달이 완료되었을 단계에서는[14] 뇌에 있는 수억 개의 뉴론 가운데 70%는 대뇌피질에 있다.[15]

대뇌가 두드러지게 커지고 인간다운 뇌의 형태를 취하는 것은 태생 3개월이다. 그리고 태생 10개월까지 되면 거의 성인의 뇌와 같은 형태를 갖추고 태어나게 된다. 이 시기에는 신경세포의 수는 성인의 것과 같은 수 약 100-140억 개에까지 이르게 된다. 신경세포는 한번 형성되면 이제 분열되거나 증식되는 일이 없는 점이 특징이기 때문에 인간에게는 일생을 통해서 같은 신경세포가 지속적으로 작용하게 되며, 일단 장애를 갖게

---

13) 인간에게는 임신기간의 한가운데 즉 수정 후 5개월에 해당된다.
14) 인간에게는 태아기의 6-7개월.
15) Floyd E. Bloom 外2人, 中村克樹 外1人 譯, 新脳の探検(上·下), 講談社, 2004, p.134.

되면 그 세포는 탈락하고 새로이 재생되는 일은 없다. 그러므로 뇌가 발육하는 도중에 어떠한 손상을 입게 되면 뇌의 발육도 일그러지게 되며 이것이 장래에는 정신박약이나 뇌성소아마비의 병인으로 되고 일생 불가역적인 운명을 짊어지지 않으면 안 되게 된다.

신경세포는 그 세포의 연령에 따라서 가해진 침공에 대한 감수성이 시기에 따라 각각 다른 것이어서 신경모세포[신경세포의 전단계]의 시대에는 예를 들어서 렌트겐 선에 약하고 그 시대에 모체를 통해서 태아가 렌트겐 선을 맞게 되는 것은 상당히 위험한 것이다. 그러나 그보다 성장한 신경세포로 되면 렌트겐 선에는 침해받기가 어렵게 된다. 그러나 좀 더 성장하게 되면 이번에는 산소부족이나 저혈당에 약해진다고 하듯이 세포의 성질도 발육의 시기에 의해 변화가 매우 많은 것이다.16)

2. 조직의 성장과 언어기능

1) 세포체로부터의 발달과정

외형이 모두 갖추어진 뇌의 내부에서는 그 다음에도 조직의 발육은 계속되고 있어 광학현미경이나 또 근년 발달된 전자현미경으로 세포의 자잘한 곳까지 조사해 보면 점차로 그 조직이 변해가는 것을 알 수 있다. 신경세포는 점차로 그 내용의 구조가 촘촘하게 충실해지고 동시에 세포체에서 많은 짧은 돌기17)

---

16) 現代のエスプリ No.59, こころ, 至文堂, 昭和47年, p.108.
17) 수상돌기라고 불리며, 이 돌기는 다른 신경세포의 돌기와 연락을 취하여 <그림4-4>의 선유연락 체계를 만든다.

나 하나의 기다란 돌기[축색]가 뻗쳐 나간다. 이 기다란 돌기는 한층 발달하여 신경선유(神經線維)를 만들고, 그 맨 앞부분은 다른 신경세포과 접합하여 시냅스라고 불리는 구조를 만든다.

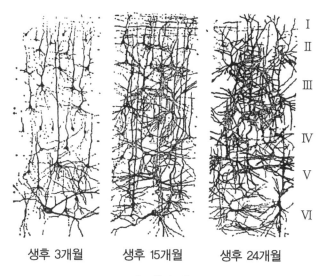

생후 3개월   생후 15개월   생후 24개월

【그림 4-4】
인간의 뇌의 선유(線維) 연락(신경네트워크)의 발달

태아는 태생 30주 무렵부터 이와 같은 돌기가 세포체에서 발달하기 시작한다. 다음에 축색(軸索)에 미에린초[髓鞘]라고 하는 단백질과 지질(脂質)로 이루어진 외피(外被)가 감겨 붙게 되는 것이다. 예를 들면 헝겊으로 감싸진 전선줄의 헝겊부분 같은 것이 만들어져 가는 것이다. 이와 같은 구조는 어떤 신경세포에서 다음의 신경세포로 흥분이 전해질 때 신경선유의 속을 흥분이 전해지기 좋도록 되어 있는 것이다.

이런 미에린 형성이라고 하는 형태상의 발달은 출생시를 절정으로 하여 태아기부터 유유아기를 걸치며 특히 왕성해진다.

세포체에서 돌기가 늘어나 그 돌기들끼리 서로 연락을 하고 <그림 4-4>, 축색에 미에린초가 만들어지기 시작할 무렵이 되면 뇌로서의 기능이 시작되는 것처럼 태세가 갖추어지고 현상적으로는 예를 들어서 눈을 뜬다거나 뇌파가 출현하게 되는 것이다. 그리고 뇌파의 파형이 성인에 가까운 파형으로 되는 것은 생후 2개월경부터 20세까지 완성된다.

인간에게만 주어진 언어에 관한 기능은 뇌의 발육이 상당히 진행된 다음부터 보이는 것이어서 생후 6개월 정도에 떠듬떠듬 말하기 시작하지만, 언어기능이 잘 발달해 가는 것은 생후 1년 정도 무렵이다. 이쯤 되면 간단한 단어를 말할 수 있게 되며 언어계[제2신호계]가 형성된다. 생후 2년이 되면 300개 정도, 3년이 되면 500-700개의 단어를 말할 수 있게 된다. 6세 정도가 되면 2400개 정도의 단어를 구사할 수 있으며 언어계가 거의 확립되는데 이 언어계의 발육은 즉 30세 지나서까지도 계속되고 있어서 점점 복잡한 표현이나 사상이 형성될 수 있는 것이다.[18]

2) 신생아의 뇌 발달

유전과 우연 그리고 환경의 산물인 신생아의 뇌는 출생 후 수 일, 수 주간, 수개월이 경과하는 사이에 형성되고 재형성되어간다. 전뇌(前腦)의 콜린 작동성 뉴런은 기억의 부호화(符號化)에 관련되어 있지만, 발달 초기에는 기능을 충분히 해내지 못하고, 또 기능할 상태에 있지도 않다. 출생 후 15주째의 신생아에게 있어서도 대뇌피질의 콜린 작동성 뉴론의 활성은 아직

---

18) 現代のエスプリ No.59, こころ, 至文堂, 昭和47年, pp.108-109.

낮다. 그러나 협응(協應)기능을 영위하고 있는 소뇌(小腦)에서는 활발하게 활동하고 있다. 이 시기의 신생아의 뇌에 있어서는 기억의 형성보다는 젖병에 손을 내밀거나 손을 입 부분으로 가져가는 등의 운동능력 쪽이 중요한 것이다.

기억은 기억될 가치가 있는 상황이 생기는 시기가 되어야 비로소 기능하기 시작한다. 대뇌피질이나 해마의 기억중추의 콜린작동성 뉴론의 형성이 늦추어지고 있는 것이다. 그러나 기억은 인간의 생애를 통해서 항상 문제를 내포하고 있으며, 신생아의 뇌가 기억력이 형성되어 있지 않은 시기를 견디고 나서 성인의 뇌로 변화하면 곧바로 노화가 시작되는 것이다.

인간에게 정상적인 지능과 건전한 기억기능이 기대되기 위해서는, 신생아의 뇌가 정말로 올바르게 발달해 가는 것이 필요하다. 이 과정을 연극으로 비유를 한다면 장면이 스케줄대로 바뀌고 배우는 대사를 정확하게 떠올려 적절한 시기에 순조로이 목소리에 감정을 담아 대사를 말하지 않으면 안 되는 것이다. 신생아의 뇌 역시 정해진 타임스케줄에 따라서 발달해 가야 할 필요가 있다. 다양한 뉴론이 각기 정해진 시기에 무대에 등장하여 할당된 대사를 말하고 무대에 남아 결국에는 모든 신경전달 물질계가 대위법(對位法)적 멜로디를 합주해야 비로소 가장 과장된 작품, 인간의 뇌가 완성되는 것이다. 그 사이 어떠한 사소한 차질이 생긴다 해도 상연(上演)은 실패하게 된다. 대사와 장면이 서로 맞지 않아 귀에 거슬리는 소리로 되어도 안 되며 음악이 예정 이외의 시기에 울려 나와도 안 되는 것이다.

신생아의 뇌는 성인 뇌의 단순한 소형판(小型版)이 아니다. 신생아의 뇌와 성인의 뇌는 신경화학적인 면에서도 신경회로의

면에서도 차이가 난다. 유아의 뇌에서는 아동, 또한 성인으로
성장한 단계에서는 중요하지 않게 되는 것 같은 기능이 강조되
고 있다. 뉴론이 뇌를 변화시키고 뇌는 인간을 변화시키며, 인
간은 행동을 변화시켜간다고 하는 것이다. 태아의 뇌는 유아의
뇌로 되고, 어느정도 성장을 계속해 가서 아동의 뇌로 되며,
더욱 장기간 성장을 지속하여 최후에는 성인의 뇌로서 그 결과
를 맺게 되는 것이다.19)

3. 뇌의 형태

1) 뇌를 지키는 관문(關門)

뇌가 다른 기관과 다른 특징적인 것 중의 하나로 혈액뇌관문
(血液腦關門)이라고 하는 기구가 있다. 이것은 혈액 중의 물질이
무엇이든 간에 상관없이 뇌 안으로 들어오지 못하도록 혈액에
서 뇌로 들어온 물질을 분류하는 것 같은 기구로, 이것은 마치
뇌를 지키는 태세라고 볼 수가 있다. 뇌의 발육 초기에는 아직
그 조직이 이루어지고 있지 않기 때문에 뇌에 있어서 유해한
물질까지 자유롭게 혈액에서 뇌로 들어가 버리는 것이다.

예컨대 Rh인자 부적합의 모친으로부터 태어난 신생아에게
생후 종종 심한 황달이 생기는 것으로 알려져 있다. 이와 같은
상태의 신생아의 체내에서는 적혈구가 심하게 망가져 그 결과
로 발생하게 되는 다량의 비리루빈이 아직 완성되지 않은 관문
을 그냥 통과해서 혈액에서 뇌 속으로 계속 안으로 파고 들어

---

19) R. M. Restak, 河內十郞·高城薫譯, 乳兒の腦とこころ, 新曜社(東京),
    1989, pp.13-14.

가 버리며 이렇게 들어간 비리루빈에 의해서 침범당한 신경세포는 결국에는 불가역적인 변화를 일으키고 때로는 뇌성소아마비의 원인으로도 되는 것이다.[20]

태아의 신경세포는 태어날 때까지 액 140억 개까지 이루어지고 있지만, 글리아[glia: 신경교神經膠] 세포는 아직도 충분하지 않다. 이 글리아세포란 뇌세포의 주변을 에워싸고 세포로부터의 노폐물을 거두어들이거나 혈액으로부터 영양소를 주거나 하는 작용이 있고, 말하자면 혈액과 뇌세포의 관문과 같은 역할을 해내고 있는 것이다. 그렇기 때문에 이 세포를 혈액 뇌관문이라고 말하기도 한다.

그 외에 세포와 세포 사이의 네트워크를 만드는 것도 이 글리아세포가 하는 일이다. 또 신경에 칼집 같은 뚜껑이 씌워져 있어서 신경내의 신호를 보내는데 있어서 그 속도를 내도록 하는 역할도 있다. 이 초[鞘, 뚜껑]를 수초(髓鞘)라고 부르고 있는데 아기가 태어날 때까지 완성되는 것은 주로 말초의 운동신경이나 감각신경의 초(鞘)이고 중추에 가까우면 가까울수록 시간이 걸리며 10세 무렵까지 점차로 대부분의 초(鞘)가 완성이 된다. 즉 생명유지에 직접 필요한 신경수초 정도로 빨리 이루어지게 된다고 하는 것이다.

이 글리아세포는 태어나면서부터 특히 1-3년 사이 지속적으로 증가하며 그 후에도 계속 다시 만들어지게 된다. 생후 1년간 뇌가 커지는 것은 이 글리아세포가 신경세포의 5배나 증가하기 때문인 것이다. 그러나 이러한 현상은 어디까지나 우리들의 영장류만의 특징이다. 여기서 중요한 것은 모친의 뱃속에

---

20) ibid., pp.110-111.

있는 태아의 뇌에서는 아직 이 혈액 뇌관문이 완성되어 있지 않다고 하는 것이다. 그것은 태아의 뇌에는 대부분의 정보가 전부 모친의 태반을 통해 들어가서 그것이 고정된다고 하는 것이다.

태아의 뇌는 그러한 것들의 정보를 가려낼 수는 없기 때문에 모든 것은 그대로 뇌에 고착되어 버리고 만다. 즉 임시로 술을 마신 모친일 경우 아기에게는 태아성 알코올증후군이 나타나게 되며 뇌의 발육이 나쁜 아기로 태어나고 말게 되는 것이다. 예컨대 터널 속에서 화재가 났다면 일산화탄소를 마신 임신 중의 모친에게서는 그 터널성 소두증(小頭症)의 아기가 태어날 수 있다고 하는 것은 그 때문인 것이다.21)

태아의 뇌는 아직 미숙하다는 점만이 아니라 이와 같이 여러 가지의 영향으로부터 방어할 수 있는 뇌혈액관문이 이 시기에는 없다고 하는 것을 임신한 모친들은 잘 알아두어야 할 것이다.

2) 뇌를 만들고 있는 물질들

(1) 물: 발육해 가는 뇌의 형태의 변화와 일치하여 이것을 만들고 있는 물질도 또한 변동하고 있는 것이다. 발육의 초기 무렵에는 뇌의 조직은 90%는 물이 차지하고 있어서 손에 잡히지 않을 것 같은 흐물흐물한 묽은 상태로 되어 있다. 점점 성장함에 따라서 단백질이나 지질 등 뇌를 만들어내는 물질이 많아지며 내용도 충실해 가면 조직은 점차 단단해지고 이렇게 많아진 뇌의 내용물이 차지하는 비율만큼 물의 양은 줄어들게 되

---

21) 大島 淸, 胎兒に音樂は聴こえるか, PHP研究所, 1988, p.95.

기 때문에 성인의 뇌에서는 물이 차지하는 비율은 약 75%로 된다.

(2) **단백질**: 단백질은 뇌를 만드는 가장 기본적인 물질이다. 뇌가 형성되기 시작하는 무렵에는 즉 물과 단백질로 구성되어 있다고 말할 수 있다. 단백질의 양은 점점 늘어가지만 가장 증가가 활발한 시기는 세포가 증식하고 세포체에서 돌기가 뻗어나가는 시기이다. 어린 뇌에서나 성인의 뇌에서나 단백질은 조직 가운데의 물을 전부 비운 상태의 무게[건조중량]의 약 반 정도만이 존재하고 있다. 단백질은 세포를 만드는 소재인 동시에 뇌에서 이루어지고 있는 여러 가지의 물질대사에 관계하고 있는 효소를 만들어내는 물질이기도 하다.

(3) **지질**: 뇌는 몸의 다른 장기에 비해서 지질의 양이 2,3배 많으며 특히 지방으로 가득한 장기로서, 이것은 뇌의 특징으로도 여겨지는 것이다. 그러면 왜 지질이 다른 장기보다도 많은 것일까. 이것은 신경세포로부터 나오고 있는 돌기[축색]이나 그것이 모여서 만들어지고 있는 신경선유를 휘감고 있는 외피, 즉 앞에서 언급한 바 있는 미에린초(鞘)가 단백질의 얇은 2매의 막 사이에 미에린이라 불리우는 복합지질을 가득 머금은 시트[판지]로서 이것이 겹겹이 나선 상태로 신경선유를 휘감고 수초를 형성하기 때문이다. 수초를 만들기 위해서는 예컨대 좌골신경과 같은 말초신경은 슈완세포라고 하는 특별한 세포가 이 역할을 해내는 것이고 뇌나 척수의 신경선유에서는 희귀한 돌기 글리아세포라고 하는 세포가 이 작용을 하고 있는 것이다. 지질은 물론 미에린초 이외의 부분에도 존재하고 있어서 뇌의 성장과 함께 점차적으로 증가하고 특히 미에린초의 완성되는 시

기에 그 증가는 현저하다.

흰쥐는 태어난 후 21일이 지나 젖을 떼는데 어미 쥐의 젖으로 자라나는 기간 동안 한 마리의 어미 쥐에 소수의 새끼 쥐를 키우게 한 집단과, 다수의 새끼 쥐를 키우게 한 집단을 만들어 비교해 보았다. 그 결과 다수의 새끼 쥐를 키운 집단에서는 영양부족 때문에 성장이 나빴으며, 신체는 작고 그 뇌를 꺼내어 무게를 재어보니 소수집단에서는 충분한 영향이 주어져 자란 동년배의 새끼 쥐에 비해서 확실하게 가볍고, 그리고 현미경으로 조직을 조사해 보니 수초가 만들어지는 것이 지체되고 있었으며, 이 수초를 만드는 특별한 지질의 양 또한 적다고 하는 것이 영국의 연구자들에 의해서 밝혀진 것이다.

(4) 아미노산: 아미노산은 단백질을 만들어 내는 것이지만 뇌 속에서는 이 아미노산이 단백질을 만들어내는 이외에 아미노산 단독의 형태로 많이 존재하고 있어서 이것 역시 뇌의 특징의 하나로 여겨지고 있다. 특히 뇌의 내부에 많이 있는 그루타민산이나 포유동물에서는 뇌 속에만 있는 r아미노 락산[酪酸, GABA]은 뇌의 작용의 구조에 있어서 커다란 역할을 해내는 것으로 여겨지고 있다. 이러한 특징 있는 물질 또한 눈을 뜬다거나 뇌파가 출현하거나 하는 시기가 일치하고 있어서 그 양이 급격히 많아지며 이후에 서서히 성인의 뇌의 수준으로 이르게 되는 것이다.

다음으로 발육 초기의 뇌와 성장한 다음의 뇌에서는 그 성질이 다르다고 하는 사례이다. 갓 태어난 흰 쥐의 새끼를 질소로 가득 채워진 상자[산소 부족상태]에 집어넣어도 약 50분 정도는 생존할 수가 있지만, 성숙된 쥐일 경우는 약 3-5분 정도밖에

생존하지 못했다. 이것은 성숙된 뇌 쪽이 산소부족에 약하다고
하는 것을 말하고 있는 것이다. 뇌는 성장하면서 보다 많이 보
다 복잡하게 활동을 하기 때문에 보다 많은 원동력을 필요로
한다. 그래서 뇌의 영양이 되는 포도당을 효율적으로 잘 연소
시키지 않으면 안 되고, 따라서 많은 산소를 필요로 하는 것이
다. 실제로 뇌는 성장하면서 산소의 요구량이 증가하며 세포에
서 돌기가 뻗어 나가고 미에린초가 형성되기 시작할 무렵에 산
소의 요구도 일단 강해진다. 신생아가 태어나는 울음소리를 내
며 처음으로 외계의 산소를 들이마시는 시기는 이 무렵에 해당
하며 뇌의 산소에 대한 요구도 커지는 것이다. 그러므로 이 무
렵의 산소부족은 뇌의 세포에 커다란 영향을 준다고 하는 것이
다.22)

4. 신경세포로부터의 대뇌의 형성과정

1) 신경세포는 반생반사(半生半死)의 세포
신경세포는 신경선유라고 하는 전선(電線)을 발달시켰기 때문
에 특별한 형태를 하고 있다. 그 때문에 특별한 부분에 이름이
붙여져 있다.
신경세포 자체는 세포체 혹은 소마[육체라는 의미]라고 말한다.
그리고 신경선유는 그 모양에서 축색(軸索)이라고도 말한다. 한
편 신경선유의 말단부는 표적세포와 접속하고 이 부분을 그리
스어의 이음새라고 하는 의미에서 '시냅스'라고 부른다. 이 접
속부분에는 극히 작은 틈[약 10나노m, 나노m는 10억 분의 1m]이 있

---

22) 現代のエスプリ No.59, こころ, 至文堂, 昭和47年, pp.111-113.

어 이와 같은 작은 틈 사이에만 신경호르몬에 의해서 정보가 전달되는 것이다. 그리고 신경전류에 의한 정보는 이 시냅스에서 변환된다. 시냅스는 신경세포와 그로 인해 구축되는 뇌에 있어서 가장 중요한 장소이다. 그 때문에 시냅스에는 신경접점이라고 하는 것 같은 번역어가 필요하다고 보는 것이다. 다음으로 신경세포는 세포체와 신경선유를 합하여 뉴론[神經元]이라고 부른다. 그러나 신경원이라고 번역하는 말은 그다지 사용되지 않기 때문에 여기서는 뉴론이라고 말하지 않고 단순히 신경세포라고 부르기로 한다.

그런데 전선을 발달시킨 신경세포는 전선으로 분화되는 것으로 즉 전선이라고 하는 기계부품으로 된 세포인 것이다. 그 때문에 생명활동에 있어서 중요한 세포를 분열시켜서 증식한다고 하는 능력을 상실하고 또 세포자체가 살아가기 위해서 영양을 스스로 섭취한다고 하는 성질도 잃고 있다. 즉 신경세포는 전선으로 변화했기 때문에 생명활동이 불가능한 반생반사의 세포인 것이며 세포로서는 매우 한쪽으로 치우친 세포인 것이다. 그러나 그것만으로 오래 살 수는 있다. 인간의 뇌의 신경세포에 대해서 말한다면 그 최번성기는 내용물의 분석으로 부터 약 50년으로 계산된다. 다만 이것은 핵산(核酸) 함량이 많다고 하는 분석결과에서 나온 것으로 확정적인 것이라고는 말할 수 없다.23)

2)글리아세포—신경세포의 아내역

신경세포는 혼자서는 살아갈 수 없는 세포이다. 그것을 살려가기 위해서는 시중[돌봄]이라 할까 하는 아내 역할의 세포가

---

23) 大木幸介, 心の分子メカニズム, 紀伊國屋書店, 1985, pp.19-20.

필요하고, 이 세포가 대신으로 혈관에서 영양을 취하여 신경세포를 키워가는 것이다.

이 아내 역할을 하는 세포는 뇌 내부에서는 글리아세포[神經膠細胞], 말초(末梢)에서는 발견자의 이름을 따서 슈완세포라고 부른다. 그러나 양자의 형태는 상당히 다르다. 또 글리아세포는 '아교'와 같이 뇌 내부의 신경세포를 굳히고 있는데서 명명된 것으로 인간의 뇌세포에서는 그 수가 많으며 신경세포의 약 10배의 수가 있다고 한다. 동물이 진화할수록 글리아세포의 비율은 증가한다. 그것만으로 글리아세포를 뇌가 고급화하는데 있어서 도움이 된다고 보고 있다

여기서 중요한 것은 신경세포나 글리아세포도 선조는 같다고 하는 점이다. 동일 세포가 분열하여 한쪽 편이 신경세포로 분화되고 다른 쪽 편은 글리아세포로 분화하는 것이며 그것들이 생애에 걸쳐서 발달해 가는 것이다. 이와 같은 점에서 최근에는 글리아세포에 대해서 위성세포(衛星細胞)라고도 말하고 있다.24)

3) 우수한 절연피복(絶緣被覆) 수초(髓鞘)와 지능의 진화

그런데 인간을 정점으로 한 척추동물에 이르기까지 진화하면 신경세포도 또한 그것으로 만들어지는 뇌도 상태가 싹 변해간다. 신경세포에 대해서 말한다면 그 전선(電線)이 절연피복(絶緣被覆)으로 뒤덮여 집안의 덧씌워진 전선과 같이 되고, 전류효율을 두 단위나 급증시킨다. 전류속도로 말하면 매초 약 1m에서 약 100m의 속도로 된다. 손톱 끝을 누르면 바로 아프다고 느끼고 반사적으로 근육을 수축시키고 신속한 행동이 일어나는 것도

---

24) ibid., pp.20-21.

모두 신경에 이러한 절연피복이 있기 때문이다. 그리고 이 피복을 수초(髓鞘)라고 말한다. 수(髓)란 신경을 말하고, 초(鞘)는 칼집 또는 덮개라는 의미이다.

수초가 가능한 것은 신경의 진화이며 수초를 갖는 진화된 신경은 유수신경(有髓神經), 수초가 없는 원시적인 신경은 무수신경(無髓神經)이라고 말한다. 이로부터 무수신경은 원시적이며 하등이고, 지능이 낮은 대명사처럼 말하고 있었다. 그러나 인간의 뇌 또한 진화의 산물이고 유수신경만이 아니라 무수신경 또한 중요한 역할을 해내고 있다. 사실 마음의 중요한 한쪽 날개인 감정의 근원으로 되어있다.

한편 척추동물이 되면 전신으로 널리 분산되어 있던 소형의 뇌가 등쪽을 따라서 한쪽으로 몰려 커다란 한 줄기의 척수로 된다.25) 그리고 척수의 상부[동물일 경우는 앞부분]가 진화와 더불어 발달하여 부풀어 올라 뇌로 되고, 최후에는 인간의 거대한 대뇌로 된다. 소형의 전자계산기가 수백 개 있는 것보다도 하나의 대형 컴퓨터가 있는 것이 얼마나 유효한 것인지는 자명해지는 것이다.26)

Ⅲ. 인간의 뇌 구조와 마음의 발생

1. 본능 영역의 구조
1) 생명을 유지하는 뇌간(腦幹)

---

25) 절족(節足) 동물과 같은 하등동물에서는 체절(體節)마다 신경절(神經節)이라고 하는 소형의 뇌가 있다.
26) 大木幸介, 앞의 책, 1985, pp.21-23.

수백억 개라고도 하는 신경세포로부터 이루어지는 인간의 뇌
는 실제로 많은 부분으로부터 이루어지고 있지만 극단적으로
단순화시키면 뇌간, 소뇌, 대뇌의 셋으로 구분된다. 대뇌는 다
시 내측의 대뇌변연계와 외측의 대뇌신피질의 2층으로 나누어
진다.

뇌의 최하위층에 위치하는 뇌간은 우선 호흡, 맥박, 혈액의

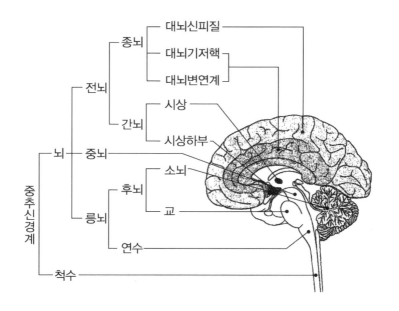

【그림 4-5】 뇌의 구조

흐름, 발한, 체온 등의 기본적인 생리기능을 컨트롤 하고 있다.
이 가운데 어느 하나라도 기능을 제대로 하지 않으면 인간을
포함한 모든 포유류는 생존조차도 할 수 없다.

뇌간의 형태가 쥐, 고양이, 원숭이, 사람 등 동물의 종(種)이
달라도 닮아 있다는 것은 뇌간이 '생명을 유지하는 뇌'이기 때

문이다. 뇌간의 가장 위에는 시상(視床)이 있고 시상은 뇌 전체의 거의 한 가운데에 있어서 대뇌신피질에서 나오는 정보[시그널]나 들어오는 정보도 모두 이곳을 경유한다. 시상은 정보가 뇌 안을 흐를 때의 중계점이기도 하고 수레바퀴의 중심부와 같은 것이다.

시상 바로 아래에는 문자 그대로 시상하부가 있다. 시상하부는 인간이 동물로 태어나면서 갖고 있는 '본능'이라고 하는 기본적인 욕망을 발생시키는 곳[箇所]으로, 예컨대 먹고 싶다고 하는 섭식중추, 먹은 다음에 배가 불러있다는 것을 알리는 만복중추, 성욕을 일으키는 성(性) 중추 등이 있다. 때문에 시상하부는 '본능을 창조하는 뇌'라고 불리기도 한다.27)

2) 인간의 본능

본능이란 식욕, 성욕, 집단욕, 수면욕, 배설욕, 인간과 인간 간에 서로 끌어당기고 만나는 6가지 욕망을 가리킨다. 이 6가지 욕망은 인간이 살아남기 위해서는 없어서는 안 되기 때문에 누구에게 배우지 않더라도 그 지령 중추가 태어나면서 시상하부에 갖추어져 있는 것이다.

특히 인간이라고 하는 개체는 살아남기 위해서 먹고자 하는 욕망의 식욕, 인간의 집단이라고 하는 종(種)이 살아남기 위해 성교하고자 하는 욕망의 성욕, 그리고 이들 두 가지 욕망을 원활하게 충족시키기 위한 집단욕은 결코 빠질 수 없는 것이다. 집단욕이란 집단에 속하고 싶다고 하는 욕망인 것이다. 혼자서만 독립적으로 살고 있는 동물은 없다. 먹이를 얻기 위해서도,

---

27) 生田 哲, 腦の健康, 講談社, 2002, pp.16-18.

한 쌍이 되기 위해서도, 집단에 속해 있는 것이 한 마리만으로 고립해서 사는 것보다도 훨씬 유리하기 때문이다.

동물은 집단에 속하는 것으로 종(種)의 번식을 촉진시키며 종의 절멸을 막고 있다. 특히 인간은 가족, 친구, 지역사회, 학교, 국가라고 하는 다른 규모의 집단을 형성하고 거기에 속해서 살아간다. 인간이 집단에 속하는 것은 다른 동물에 비해서 보다 중요한 것 같다. 식욕, 성욕, 집단욕, 어느 쪽인가가 빠져도 개체는 물론 인간이라고 하는 종은 이 세상에서 절멸하고 만다. 따라서 어쨌건 중요한 세가지의 본능을 '인간의 3대 욕망'이라고 부르기도 한다.[28]

3) 시상하부는 인간의 활동의 원천

본능을 창조해 내는 시상하부는 인간 활동의 원천이다. 예컨대 배고픔을 느끼고 점심을 먹어야겠다고 생각한 당신이 무엇을 먹을까를 생각하며, 불고기, 메밀국수 아니면 중국음식 등 몇 가지 메뉴를 떠올린 끝에 중국음식으로 결정하였다고 할 때, 여기서 뇌 속에서 일어난 일련의 사고의 과정을 추적해 보면 다음과 같은 것이다.

우선 본능을 만들어 내는 뇌의 시상하부에서 공복을 느끼고 먹고 싶다고 하는 '욕구'가 생겼다. 이러한 신호가 대뇌변연계의 측좌핵(側坐核)과 해마(海馬)에 전달된다. 시상하부가 내보낸 공복감을 받아들인 측좌핵은 먹고 싶다고 하는 욕구를 채우기 위해서 '먹어야지'라고 하는 '의욕'을 일으키는 것이다. 의욕의 신호에 따라서 해마는 측두엽에 보존되어 있는 음식물에 관한

28) ibid., pp.18-19.

자료창고에서 정보[기억]를 불러내어 이것을 편도핵(扁挑核)에 전달한다. 편도핵은 과거의 음식자료창고 중에서 좋아하는 불고기, 메밀국수, 중국요리를 골라낸다. 이 세 가지 중에서 어떤 것을 먹을지 이를 결정하는 곳이 전두엽으로 선호하는 장단점을 종합적으로 검토하여 최종적인 결단을 내린다.

우리들은 평소에 아무렇지도 않게 먹고 있지만, 그러나 사실은 뇌 속에서는 그 메뉴를 결정하기 위한 것만도 시상하부 -> 측좌핵 -> 해마 -> 측두엽 -> 편도핵 -> 전두엽이라고 하는 복잡한 프로세스를 거치고 있고 그 원천이 되는 곳이 시상하부인 것이다.29)

4) 소뇌는 운동의 사령탑

소뇌는 내이(內耳)로부터의 평형감각이나 전신의 근육, 힘줄, 관절로부터의 정보를 바탕으로 근육의 긴장이나 운동을 조정하고 있다. 자세를 유지 한다거나 운동을 하거나 할 때의 근육의 사령탑이 소뇌이다. 그러므로 소뇌는 운동이 민감하고 섬세한 움직임을 보이는 동물일수록 상대적으로 발달해 있다.30)

2. 의식 영역의 구조

1) 감정을 생산하는 대뇌변연계

뇌간 바로 위쪽에는 대뇌의 저층(底層)이라고 하는 대뇌변연계가 있다. 대뇌변연계는 좋고 싫음, 기쁨, 분노, 슬픔, 기분 등

---

29) ibid., pp.19-20.
30) ibid., p.20.

의 본능적인 '감정'을 만들어낸다.31) 예를 들어 좋아하는 사람에게는 적극적으로 만나고 싶어지지만 싫은 사람에게는 무엇인가 이유를 붙여 될 수 있는 한 얼굴을 피하려고 하는 것이다.

좋고 싫음에 따라서 우리들의 행동은 이렇게도 변한다. 이러한 변화를 담당하고 있는 것이 대뇌변연계인 것이다. 즉 우리들은 대뇌변연계에서 좋고 싫음을 판단하고 좋아하는 것에 대해서는 의욕이 생겨나 구체적인 행동을 일으키고 싫어하는 경우는 이를 피하도록 행동을 하게 하는 것이다. 대뇌변연계는 비교적 부위가 크며 편도핵, 측좌핵, 해마의 3 영역으로 이루어진다.

【그림 4-6】 대뇌변연계

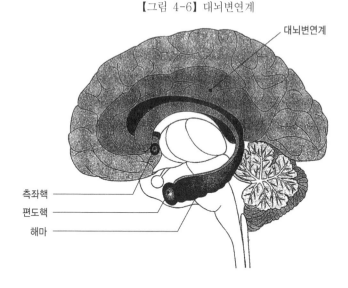

31) ibid., p.21.

편도핵은 해마(海馬)의 선단에 있으며 좋고 싫음, 두려움이라고 하는 감정을 결정한다. 만약에 이 부분에 손상을 입게 되면 이러한 감정은 없어지며, 바퀴벌레나 뱀을 보더라도 '싫다'라고는 생각하지 못하고, 초콜릿이나 아이스크림이라고 하는 맛있는 음식물을 보아도 '먹고 싶다'라고 생각하지 못하게 된다.

대뇌변연계와 대뇌신피질을 연결하는 통로역으로 되어 있는 것이 측좌핵으로, 이곳을 자극하면 의욕이나 활력이 생긴다. 이 때문에 측좌핵은 '의욕의 뇌'라고도 말한다. 대뇌변연계에서 생긴 '감정'이라고 하는 정보를 측좌핵이 사고, 판단, 결단 등의 고도의 정신을 관장하는 대뇌신피질에 전하는 것으로 구체적인 행동을 촉구하는 것이다.32)

2) 기억을 주관하는 해마

해마는 크고 약간 구부러진 형태를 하고 있다. 경험에 의해서 얻어진 정보[기억]를 일시적으로 보존하고 나중에 그 정보를 뇌의 적절한 장소에 수납(收納)을 해놓고 필요에 따라서 불러내는 역할을 하는 부위이다. 기억할 수 있는 덕분에 우리들은 학교나 직장을 틀리지 않고 다닐 수 있으며, 어제까지의 일들을 오늘도 계속할 수가 있는 것이다. 기억은 우리들 개인이 인간으로서 생활하기 위한 토대로 되어 있다.

우리들은 보통 경험한 것이나 학습한 것을 '외우고 있는 것'을 기억이라고 부른다. 하지만 뇌과학의 입장에서 말하는 '기억'의 정의란 조금 더 엄하여 경험, 학습한 것을 기억하고 새겨두고[記銘] 유지하며 재생한다고 하는 3단계로 이루어진다.

---

32) ibid., pp.23-24.

기명(記銘)이란 경험, 학습한 것을 외우고 있는 것이며, 유지(保持)란 기명된 것을 유지하는 것을 말한다. 그리고 재생[혹은 再認]이란 경험이나 학습한 내용을 생각해 내는 것을 말한다. 기명, 보지, 재생의 세 단계가 실행될 때 비로소 '기억'이라고 하는 것이 되는 것이다.

기억에는 2단계가 있다. 우선 해마에 저장되어 있는 기억은 단기간에 사라져버리는데 단기기억이라고도 한다. 그러나 그 가운데 어느 것들은 대뇌신피질의 측두엽으로 옮겨져 장기간 남게 된다. 이것을 장기기억이라 한다. 뇌를 컴퓨터에 비유한다면 기억을 일시적으로 유지하는 해마는 메모리에, 기억을 오래 보존하는 측두엽이나 소뇌는 하드디스크에 상당한다.

그리고 이것들의 기억은 표현할 수 있는 기억이므로 '기술기억(記述記憶)'이라고 하는 별명을 두고 있다. 이에 반해서 자전거를 탄다거나 스키를 타는 것 등의 운동의 정보, 말하자면 몸의 기억은 '작업기억'이라고 한다. 일단 자전거를 탈 수 있게 되면 그 후 오랜 기간 타지 않아도 언제나 탈 수 있는 것은 이 작업기억의 덕분이다.[33]

3) 기억의 회로

정보는 뇌에 입력되면 신경세포와 신경세포의 연결고리인 시냅스가 형성된다. 시냅스를 매개로 많은 신경세포가 연결된다. 전광게시판이 다수의 발광소자(發光素子)의 점멸에 의해서 그림이나 문자를 표현하듯이, 신경회로는 많은 신경세포의 흥분[점등상태]과 비흥분[점등 꺼짐]에 의해서 가능한 패턴으로 표현된다.

---

33) ibid., pp.24-25.

하나의 정보에는 신경회로의 패턴의 하나가 대응하고 있다. 이렇게 해서 뇌 안에는 하나하나의 정보[기억]에 대응한 신경회로의 무수하게 가능해지는 것이다. 우리들의 학생시대의 기억 하나하나도 이러한 신경회로의 패턴으로서 기명(記銘) 되어 있는 것이다.34)

예컨대 학생 때 테니스부에서의 활동이라고 하는 신경회로의 패턴은 뇌 안에 '기명' '유지' 되고 있었다고 하자. 취직이 되고부터 재생되는 일이 없었다. 그런데 어느 호텔의 로비에서 테니스 부원이었던 한 친구를 만나는 순간에 그때 '유지' 되어 있던 그 친구의 얼굴이 '재생' 된다. 그리고 이것이 계기로 되어 연상이 일어나고 뇌 안에 기명되어 유지되어 있던 학생시대의 테니스부에서의 다른 일들 하나하나도 또다시 순간적으로 게다가 선명하게 재생되게 된다. 뇌과학에서 말하는 기억이라고 하는 것은 이러한 것들의 일련의 뇌신경의 활동전체를 가리키는 것이다.

한편 이러한 기억회로에 관해서 기명되는 회로와 재생하는 회로에서는 정보의 전달속도에 차이가 있는 것을 도쿄대학[東京大學]의 미야시타[宮下保司] 그룹에서 연구 보고하고 있었다. 예를 들어서 눈으로부터 들어온 정보[시각정보]는 대뇌변연계에 도달[記銘]까지는 0,1초가 걸린다. 이에 반해서 재생은 대뇌변연계가 정보를 발하고부터 대뇌신피질이 반응하기까지는 0.4초 가까이 걸린다. '목까지 나오고 있는데 생각이 나지 않는다'는 것은 이러한 기억회로의 메커니즘도 관계하고 있는 것일지도 모른다.35)

---

34) ibid., p.26.

4) 인간에게 현저한 대뇌신피질

진화과정에서 인간의 뇌는 거대화하였다. 그것이 가장 현저한 것이 대뇌신피질로 다른 동물과는 비교할 수 없을 정도로 비중을 차지하고 있다. 인간에게 독특한 마음이나 능숙한 손가락의 움직임, 시각이나 청각 등의 섬세한 감각이 생기는 것도 대뇌신피질의 작용인 것이다.

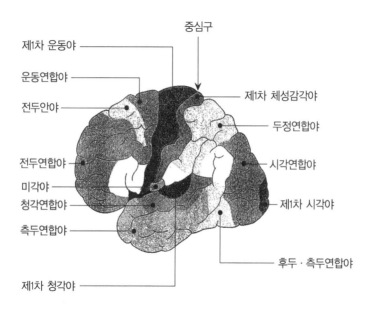

【그림 4-7】 대뇌신피질의 역할 분담

첫째, 대뇌신피질은 해부학적으로는 4개의 부분[葉]으로 나눈다. 머리의 앞 부분, 이마 언저리를 전두엽, 머리의 정수리 부분을 두정엽(頭頂葉), 머리의 옆 부분을 측두엽, 그리고 머리의 뒷부분을 후두엽이라 부른다.

---

35) ibid., p.27.

각 엽(葉)마다 역할이 확실하게 나뉘어 있다. 전두엽에서는 사고, 판단, 상상, 예측, 사물을 보는 방식, 성격 등의 '이성(理性)'의 외에 '야심(野心)'을 발생시킨다. 이성도 야심도 인간에게 특유한 고도의 정신기능인 것이다. 그 중에서도 전두엽의 앞부분을 전두연합야[前頭連合野: 前頭前野]라고 하고, 창조성, 야심, 책임감과 같은 인간의 뇌에 있어서 가장 하이레벨의 기능을 담당하고 있다.

두정엽에서는 손, 발 몸의 일부에서 물체에 접촉하였을 때의 감각, 통증에 대한 감각, 근육을 수축시키는 활동을 컨트롤 한다. 측두엽에서는 해마에 일시적으로 보존되어 있던 정보를 장기적으로 보존하는 하드디스크로서 작용을 할 뿐 아니라 청각에 의해서 귀로 들어온 말이나 음악 등의 정보를 이해하거나 음식물의 맛이나 향수의 냄새 같은 정보, 그림이나 도형을 인식하는 곳이기도 하다. 후두엽에서는 눈으로부터의 시각정보를 처리한다.

이렇게 엽(葉)마다의 역할이 분담되어 명확하게 이루어진다고 하는 것은 각개의 부분이 전문성을 갖는다고 하는 점이다. 무엇이든 일단은 처리할 수 있지만 어느 것이나 중동무이의 보편적인 집단보다 전문역할을 적소에 배치하여 전체의 통솔을 취하는 집단이 훨씬 강하다. 뇌는 그러한 것을 실천하고 있는 것이다.36)

둘째, 기능면에서의 대뇌신피질을 보면 운동야(運動野), 체성감각야[體性感覺野: 피부감각야] 연합야의 세 부분으로 나뉜다.

운동야는 중심구(中心溝)의 앞부분[전두엽의 일부]에 있는 특정의

---

36) ibid., pp.28-29.

영역을 말하며, 몸의 운동을 통제한다. 체성감각야는 중심구의 뒤쪽 부분[두정엽의 일부]에 있는 특정의 영역을 말하며 몸으로 느끼는 촉각, 압박감, 온도감각, 통증 등을 피부로부터의 정보로서 받아들인다. 연합야의 기능은 보다 고도의 것으로 새로이 들어온 정보를 이해하고 해석하며 판단하는 역할을 한다.

연합야는 측두연합야, 두정연합야, 전두연합야의 3가지로 크게 나뉘어진다. 학생시절에 공부를 해서 주로 단련되는 것은 기억, 학습능력의 측두연합야와 지각, 이해, 인식을 받아들이는 두정연합야이다.

측두연합야의 담당은 기억이다. 입력된 정보를 해마에서 일시적으로 보존하고, 이 정보가 운동에 관계되는 것이면 소뇌로, 지식에 관한 것이면 측두엽으로 보내어 둘 또는 몇 개로 가르거나 측두엽에 보존된 정보를 필요에 따라서 불러내는 것이 측두연합야의 역할이다.

두정연합야의 담당은 체성감각, 시각, 청각, 미각 등의 수용기에서 보내오는 정보를 지각하고 이해하고 인식하는 것이다. 예컨대 손으로 고양이를 만졌다고 하자. 이 손의 감각신호는 먼저 체성감각야로 보내지고 그 다음은 두정연합야로 전송되어 비로소 방금 만진 것이 고양이라고 하는 인식을 할 수 있게 된다.

전두연합야는 인간을 인간답게 하는 창조성, 야심, 자기현시욕, 전향적인 자세, 희망, 선악의 판단 등을 담당하고 있는 중요한 부위이다. 전두연합야는 외상이나 종양 등으로 손상을 입게 되면 야심, 책임감, 절도(節度) 등이 없어지게 된다. 또 이전에 난폭하여 다루기 힘든 정신질환자의 전두연합야를 절제하는 수술(로보토미)이 시행되었다. 환자는 극단적으로 온순해지지만 전향적인 자세나 의욕은 완전히 소실되어 버린다. 우리들의 인생을 보다 적극적이고 도전적이며 즐거운 것으로 하기 위해 전향적인 자세나 의욕은 없어서는 안 된다. 이것을 생산해내고 있는 곳이 전두연합야인 것이다.37)

3. 대뇌 · 소뇌 · 뇌간의 구조

1) 대뇌(大腦) · 소뇌(小腦)와 뇌간(腦幹)의 구조상의 차이

뇌의 주체는 신경세포이기 때문에 여기서 신경세포의 구조와 인간의 뇌의 구조 간의 관계를 정리해 보고자 한다. 이것은 마음을 해명하는데 있어서 본질적으로 중요한 문제이다. 신경세포는 그 본체인 세포체와 전선(電線)이라고 하는 신경선유의 2부분으로 이루어져 있는데, 신경선유의 말단부는 표적세포로 되는 다음의 신경의 세포체로 시냅스를 만든다. 따라서 세포체는 신경의 성질을 결정함과 동시에 신경의 정보를 컨트롤하는 의미에서 신경세포에 있어서는 본질적으로 중요한 부분[箇所]이다. 이에 반해 신경선유는 틀림이 없는 정보를 전하는 것만이 아닌 단순히 정보의 전도로(傳導路)인 것이다.

참고적으로 세포체와 신경선유의 크기를 말해 둔다면 세포체는 둥근 모양을 하고 있고 앞에서 말한 바와 같이 다수의 수지상돌기(樹枝狀突起)가 별사탕과 같이 돌출되어 있는 것이고[돌기의 적은 것도 있다], 그로부터 통상 한 줄기의 신경선유[軸索]가 달려 나가고 있다. 세포체의 크기는 통상 경수(經數) 미크론, 즉

---

37) ibid., pp.30-31.

1000분의 1mm이지만 큰 것은 수백 미크론이나 되는 것도 있다. 신경선유에 대해서는 유수신경(有髓神經)에서는 수초가 있어서 굵고 지름[徑] 1.0-10.0미크론이지만 무수신경은 가늘어서 지름 0.1-1.0미크론이고, 말단 부분에서 여러 갈래로 갈라지고 있지만 분지(分枝)가 적은 것도 있다. 그 길이는 수mm에서 1m 정도에 이르는 것도 있으며 실처럼 가늘고 길다.

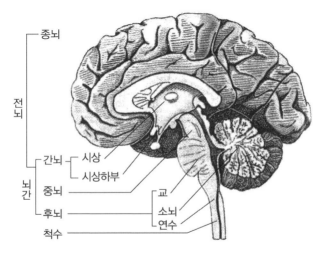

【그림 4-8】
뇌의 주된 해부학적 구분과 세분. 중뇌는 전뇌나 후뇌에
비하여 대단히 작다.

마음을 만들어내고 있는 인간에게 있어서 가장 중요한 대뇌의 바깥측면은 약 2mm의 두께로 회백색이고 대뇌피질 혹은 그 색상으로 보아 대뇌회백질이라고 한다. 이에 대해 대뇌의 내부측은 흰색이며 대뇌수질 혹은 대뇌백질(大腦白質)이라 한다. 대뇌피질은 신경에 있어서 중요한 그 주체인 세포체가 모인 곳

으로, 여기에서 대뇌의 기능이 영위되고 모든 신경, 온몸[全身]의 컨트롤에 의해 마음을 만들어 내는 것까지가 행해지고 있는 것이다. 대뇌피질이야 말로 인간을 인간이게 하고 있는 곳이다.

여기에는 주름이 있어서 이미 말한 바와 같이 표면적은 넓고 오랜 개산(概算)의 숫자이기는 하지만 136억 5천3백만이라고 하는 신경세포가 운집해 있으며 신경의 최대의 집합인 것이다. 다만 밀집되어 있는 것이라 해도 현미경으로 보면 상당히 거칠어서 그 사이에 대략 그 10배나 되는 글리아세포가 있어도 아직 여백으로 형성되어 있는 상태이다. 이에 반해 대뇌백질은 대뇌피질의 신경세포로부터 나온 신경선유의 집합이고 정보의 전도로이다. 대뇌신경은 거의 유수신경이고 그것을 덮는 절연피복수초는 밀납이라고 볼 수 있는 지질로 되어있기 때문에 백색 밀납처럼 보인다.38)

그리고 소뇌는 대뇌와 동질의 뇌로서 대뇌가 최상위에서 모든 기능을 컨트롤 하는데 대해 소뇌는 운동기능 조절만을 행하는 뇌이다. 따라서 소뇌는 조류나 스포츠맨에게 있어서 중요한 뇌라 할 수 있을 것이다. 소뇌도 바깥쪽은 회백색으로 신경세포체의 집합체이며 소뇌피질이라고 하는 구조를 갖는다.

뇌간에서는 대뇌, 소뇌와는 대조적으로 신경은 뇌간 전체로 흩어져 있지만 그래도 내측이라고 볼 수 있는 중앙부에 세포체가 모이고, 신경들끼리 서로 함께 신경선유를 통하여 그물모양으로 복잡하게 얽혀 있다. 그리고 그 모습에서 뇌간망양체(腦幹網樣體) 혹은 단지 망양체라고 말하는 것이다.

---

38) 치아의 신경을 뽑아낼 때에 하얀 실 모양으로 된 것을 보게 되는 것과 마찬가지이다.

한편 망양체의 여기저기에 신경세포의 소집단이라고 하는 신경핵이 산재해 있으며, 색이 있는 것은 청반핵(靑斑核)이라든가 적핵(赤核)이라고 말한다. 이들의 신경핵은 망양체(網樣體)와 함께 중요한 뇌간의 기능을 하게 되는 곳으로, 호흡중추라든가 체온조절 중추라고 말하기도 한다.

그런데 인체를 포함해서 동물체는 거의 좌우 대칭이고, 뇌간은 기다란 가지 모양을 하고 있지만 좌우 두 편이 연결되어 짝을 이루는 모습을 하고 있다. 그리고 그 좌우가 융합된 중앙부를 중심으로 뇌간의 활동중심이 있는데 이것이 망양체이다. 그러나 뇌간의 상부 시상(視床)에서는 좌우가 융합되지 않고 공실[空所, 腦室]이 만들어지고 있으며, 좌우로 나뉘어지고 더욱 그 위에 발달한 대뇌에서는 완전히 좌우 양반구(兩半球)로 나누어진다.39)

2) 대뇌는 왜 커지게 되었는가

이상과 같이 뇌간은 중앙부에 신경세포가 모여 있어 주위에 신경선유를 넓히는 구조를 하고 있으며 이와 같은 구조에서는 커다란 변화나 진화는 되기 어렵다. 그러므로 뇌간의 구조나 크기는 고등한 인간에서나 하등한 척추동물에서도 거의 변함이 없다. 이것은 뇌간이 행하는 기능이 생명유지의 근저적인 곳으로부터 본능 행동에까지 이른다고 생각했을 때에 이들의 기능 면에서는 인간이나 다른 동물 역시 그렇게 큰 차이가 없을 것으로 보인다. 또한 생물에게 있어서 중요한 생명의 유지 기능은 중심부에서 가지고 중요하게 보호해 둘 필요가 있다고 하는

---

39) 大木幸介, 心の分子メカニズム, 紀伊國屋書店, 1985, pp.25-27.

이치에도 통한다. 뇌간은 별칭으로 '생명의 뇌'라고도 한다.

이에 대해 대뇌나 소뇌에서는 신경의 세포체가 밖으로 나와 있고 신경선유는 안쪽으로 되어있어 그 위치가 뇌간과 역전(逆轉)한다. 그 결과 외측의 세포체의 층이 대뇌피질로 되어 버섯과 같은 우산을 펼친 듯한 피질로 되는 세포체군이 공간으로 증대할 수 있는 것을 가능케 한다. 이것이 인간에게 거대한 대뇌를 만드는 것을 가능하게 하고 풍부한 마음을 초래할 수가 있었던 이유인 것이다. 또한 공간에 방사상(放射狀)으로 자유로이 증대하였기 때문에 매우 말끔한 형태로 세포체가 늘어설 수가 있었다. 예컨대 대뇌피질은 아름다운 6층 구조를 하고 있다. 이와 같이 아름답게 배열된 구조가 논리적인 신경회로를 만들고 논리적인 사고를 가능하게 하였을 지도 모른다. 이상과 같이 대뇌피질의 자유로운 증대가 곧 척추동물의 뇌의 진화라고 할 수 있을 것이다.

그리고 이 대뇌피질은 인간에게 이르러서 최고로 증대하여 거대한 대뇌로 되었기 때문에 신피질(新皮質)이라고 부른다. 신피질에 의해서 비로소 인간적 사고가 가능해지고 마음을 만들어 낼 수가 있었던 것이다. 이러한 까닭으로 신피질은 '인간의 뇌'라고 말한다. 인간에게서 이렇게 대뇌의 신피질이 거대하게 발달하였기 때문에 동물의 본능적 기능을 담당하고 있던 대뇌는 안쪽으로 접혀지게 되었다. 이 부분은 대뇌의 주변이라고 하는 의미에서 대뇌변연계(大腦邊緣系), 혹은 단순히 변연계라고 부른다. 변연계는 뇌간 그 중에서도 시상하부와 협동하여 작용하고 동물적 행동을 담당하기 때문에 이것들의 뇌를 정리하여 '동물의 뇌'라고 부르고 있다.40)

4. 뇌의 모형도와 마음의 발생

인간의 뇌는 동물진화의 구극의 것으로서 신경계의 발달에 응하여 단계적으로 완성된 것이다. 여기서 이들을 정리해 본다. 우선 제1단계는 신경계는 호르몬계로부터 발달된 것이고, 호르몬 분비세포가 전선(電線)을 발달시키어 원시적인 무수신경으로 된 것이다. 이것은 신경화(神經化)라고 말할 수 있다. 체내의 호르몬계가 진화되어 신경화하고 뇌간의 무수신경이 만들어지는 것은 <그림 4-9>와 같다.

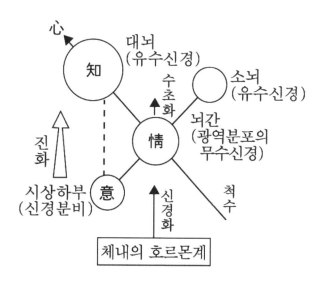

【그림 4-9】 인간의 뇌 모형도

뇌간의 내부는 상당히 독립된 시상하부와 이에 연결되는 뇌

---

40) ibid., pp.27-28.

하수체는 호르몬 분비세포와 신경분비 세포로 구축되어 '원시적인 뇌'였다. 그러나 해명이 진척되면서 이 부분은 체내의 화학정보를 상당히 민감하게 느끼는 화학적 센서라고 하는 것으로 오히려 뇌간에서 이와 같은 방향으로 진화한 것이 아닌가 볼 수 있고, 또 화학적 센서로 진화한 시상하부를 중심으로 체내의 호르몬계를 조절하고 의욕이 형성되는 것이 아닌가 볼 수 있는 것이다.

다음은 제2단계로서 신경에 절연피복인 '수초'가 만들어져 신경이 고급의 유수신경 으로 된다. 이것이 수초화(髓鞘化)이다. 뇌간은 이들의 유수신경과 무수신경으로 구성되지만 뇌간망양체(腦幹網樣體)의 주력은 무수신경이다. 그리고 이 무수신경의 신경선유가 대뇌나 소뇌, 시상하부 등은 원래부터 척추의 말단부위에 이르기까지 빈틈없이 분포 되어 있고 뇌전체의 활동성, 수면, 각성 등의 현상을 지배하고 있다. 그리고 나아가 감정의 근원인 쾌감으로부터 다양한 감정까지가 이 뇌간의 무수신경의 지배를 받고 있다는 것이 점차로 드러나고 있다. 거기에서 뇌간의 활동의 주체는 이와 같은 널리 분포된 무수신경으로 여겨진다.

마지막 제3단계에서는 진화한 유수신경에 의해서 대부분 만들어진 대뇌의 거대화이다. 이로 인해서 비로소 인간의 고급스런 지능이 만들어지는 것이다. 그리고 이 거대한 대뇌를 통해서 지능과 감정과 의욕이 혼연일체로 통제되고 종합되어 인간의 마음으로 되고 하나의 의지로 되어 발생되어 나오는 것이다.41)

---

41) ibid., pp.28-29.

IV. 뇌의 기초개념

지금까지 뇌는 그 복잡하고 정묘하기 이를 데 없는 우리들 자신이 뇌를 알고 있지 못해도 뇌 자체를 알아야 한다고 하는 것은 하나의 블랙박스[暗箱]로서 간주되어 왔다. 그러나 1952년 직접 뇌에 효과적인 정신병을 치료하는 약이 발견되고, 1964년에는 뇌 속에서 활동하고 마음을 만들어 내게 하는 분자를 형광색소(螢光色素)로 바꾸어 뇌 속의 구조와 작용을 직접 눈으로 보고 알 수 있게 되었다. 그리고 1969년에는 뇌 속에서 활동하는 분자를 나노그람[10억분의 1g]의 양까지 미량(微量) 분석할 수 있게 되면서 블랙박스로서만 취급할 수 없게 되었다.42) 이와 같은 뇌연구의 발전으로 인해 현재는 마음이라고 하는 고차적인 현상도 뇌 내부의 분자활동을 도외시하고는 생각할 수 없게 되었다.

우선 여기에서는 우리들의 마음을 만들어내는 뇌의 내부에서 기초개념과 지능이란 무엇이고 그리고 뇌에서 어떠한 분자가 활동하고 있는지를 살펴보고자 한다.

1. 뇌의 가소성(可塑性)

1) 뇌 신경회로의 변화

우리들의 뇌신경회로에는 항상 정보를 담은 다수의 신호가 돌며 달리고 있다. 그로 인해서 우리들은 주위의 상황을 관찰

---

42) 大木幸介, 心の分子メカニズム, 紀伊國屋書店, 1985, p.9.

한다거나 누군가와 대화를 나눈다거나 사고를 한다거나 행동을 하게 된다. 이러한 행위들 가운데 적어도 일부는 지식이나 경험으로서 우리들의 뇌 속에 기억된다. 뇌의 신경회로가 이와 같이 지속적으로 사용되다 보면 그 회로에 변화가 일어나게 된다. 즉 뇌는 유전적으로 완전히 고정되어진 것이 아니라 마치 근육이나 뼈와 같이 사용상황에 맞도록 만들어지며 변화해 가는 것이다. 이러한 뇌의 변화하는 성질을 '뇌의 가소성(可塑性, plasticity)'이라고 부른다.

포유류(哺乳類)나 조류(鳥類)의 경우 태아기(胎兒期)로부터 아동기까지 뇌를 구성하는 무수한 뉴론이 기본적인 신경회로를 만든다. 이때에 환경으로부터의 자극이 매우 중요해진다. 예컨대 출생 직후부터 길이로 된 무늬만을 보고 자란 고양이는 오직 길이로 된 무늬밖에 보이지 않게 된다고 한다. 인간에게서도 어릴 때의 환경에서 신경회로가 바뀌어 언어의 특수한 음을 듣고 구분할 수 있게 된다거나, 이와 달리 능력을 잃거나 하게 된다. 즉 어릴 때에는 뇌의 가소성이 매우 크다고 하는 점이다.

동물의 몸이 성숙하여 기본적인 신경회로가 완성된 다음에는 소수의 예외를 제외하고는 뉴론은 재생하거나 증식하는 일은 없다. 그러나 뇌의 가소성은 완전히 상실되지는 않는다. 뇌는 성숙된 다음에도 기억을 위해서 적어도 2가지의 방법으로 변화한다.

제1의 방법은 특정의 신경회로를 강화하는 것이다. 짧은 시간에 같은 신경회로를 몇 번이건 이용하면 거기에는 신호가 전달되기 쉬워지게 된다.

제2의 방법은 새로운 신경회로를 만드는 것이다. 그렇다고 해도 뉴론은 증가되는 것이 아니기 때문에 그 신경선유[神經線維: 축색이나 수상돌기]를 분지(分枝)시켜 뉴론 동지를 연결케 하는 시냅스를 새로이 만들어낸다. 가장 현저한 예는 카나리아이다. 카나리아의 수컷은 봄부터 여름에 걸쳐서 음악적인 멜로디조차도 억제할 수 없을 정도이지만 가을이 되면 노래를 하지 않게 된다. 그리고 이듬해 봄에는 지난해의 노래는 완전히 잊어버리고 있는지 처음부터 연습을 시작하여 점차적으로 노래의 레퍼토리를 늘려간다고 한다.

뉴욕대학의 F. 놋테봄 등은, 카나리아는 노래의 레퍼토리가 많을수록 뇌의 특정부분의 체적이 크다고 하는 것을 발견하였다. 뇌의 그 부분은 가을이 되면 줄어들고 마는데 봄부터 여름에 걸쳐서 노래의 레퍼토리를 증가시켜 놓은 다음에는 놀랍게도 40-50%나 증대한다고 한다. 뇌의 이 부위의 신경선유의 분지가 증가하고 시냅스의 수가 증대하여 뇌가 부풀어 올랐다고 하는 것이다. 그리고 교토[京都]대학의 고 츠카하라쵸코[塚原仲晃] 교수는 고양이의 중뇌(中腦)에 있는 적핵(赤核)의 뉴론은 신호의 입력조건이 변하면 효율적으로 반응하기 위해서 새로운 시냅스를 지금까지와는 다른 장소에서 만들어내는 것을 밝히고 있다.

이와 같이 한번 신경회로가 형성된 다음에도 뇌의 시냅스는 분명하게 증가하거나 조직으로 변하거나 하는 것을 알게 되었다.

2) 뉴론은 끊임없이 변화하고 있다
그러면 제1의 신경회로의 강화는 어떻게 해서 일어나는 것일까. 그것은 기본적으로는 뉴론이 활동하기 쉬운 것이나 활동하고 있는 시간을 변화시킴으로서 생긴다. 이때 신경전달물질의 역할이 중요하게 되어간다. 이 물질은 뉴론에서 뉴론으로 흥분[신호]를 전달하는 것으로 알 수 있지만, 사실은 이와 동시에 뉴론의 성질을 바꾸는 것 같은 지령을 내고 있는 것이다. 다만 지령이 나온 다음 뉴론의 성질이 변화할 때까지는 몇 단계의 절차가 필요하게 된다.

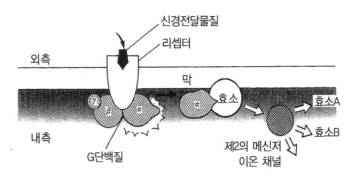

【그림 4-10】 신경제어
1개의 신경전달물질이 G단백질의 리셉터에 결부되면
눈사태 같은 반응이 일어나고 최종적으로 뉴론의 성질을 변화시킨다.

한 개의 신경전달물질이 시냅스에 작용하면 그로 인해서 10~20개의 단백질[G단백질]이 움직여 나온다. 이어서 이 단백질은 여러 가지 효소를 움직이게 한 결과 특수한 여러 종류의 화학물질을 만들어내고 이것들이 뉴론에 작용하는 직접적인 활동이다. 이러한 화학물질은 신경회로의 기본적인 메신저인 신경전달물질에 대해서 '제2의 메신저'라고 총칭하고 있다.

제2의 메신저는 현재로는 3종류가 알려져 있으며, 어느 것이든 다양한 기능을 보여주고 있다. 대표적인 기능 중 하나는 카리움 채널을 열리기 어렵게 하는 것이다. 뉴론의 흥분은 카리움이온이 여기에서부터 밖으로 나오게 됨으로써 억제되기 때문에 그 채널이 열리지 않게 되면 뉴론의 흥분이 오랫동안 지속된다.

　제2의 메신저의 활동방법은 매우 복잡한 것으로 아직 완전하게 밝혀진 것은 아니다. 다른 물질에 작용하여 연쇄적인 반응을 일으키고, 그 결과로서 뉴론의 유전자를 새로이 발현시키는 경우도 있다. 새로운 시냅스의 형성에도 제2의 메신저가 관련되어 있을 가능성이 높다고 한다. 어쨌건 뉴론의 내부를 한 개의 흥분신호가 통과하게 되면 대량의 제2의 메신저가 활동한다. 그리고 그 효과는 수초로부터 수 시간이나 계속되기 때문에 효과가 가중된다 하여도 가중됨에 맞추어 뉴론은 끊임없이 그 성질을 복잡하게 변화시키고 있는 것이다.43)

2. 좌뇌(左腦)와 우뇌(右腦)

1) 2개의 대뇌반구

　인간은 2개의 대뇌반구 – 좌반구(左半球)와 우반구(右半球)를 갖고 있다. 이것들은 외관이나 해부학적으로 거의 변함이 없다. 하지만 지금까지의 연구에서 양쪽의 기능에는 크게 다르다고 하는 점이 알려졌다.

　무엇보다 잘 알려진 두드러진 차이는 좌반구[좌뇌: 左腦]는 주로 언어를 관장하고 있다고 하는 것일 것이다. 예를 들어서 성인이 좌뇌의 특정부분이 손상되면 읽기라든가 쓰기가 불가능해

---

43) 最新腦科學, 學習研究社(東京), 1997年 6月號, p.245.

진다고 한다. 입으로 하는 단어 역시 놀라울 정도로 적어지고, 알고 있던 언어도 잘못 말하게 된다거나 더듬거리는 경우가 많아진다고 한다. 언어만이 아니라 기호적(記號的)인 것도 읽을 수 없게 된다.

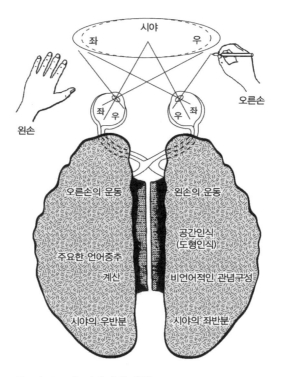

【그림 4-11】 이단뇌의 실험
· 대뇌의 우반구(우뇌)와 좌반구(좌뇌)의 연락로가 끊어지면 양반구는 서로 얻은 정보나 정보처리 후의 데이터를 교환할 수 없게 된다. 이와 같은 환자를 대상으로 한 실험으로부터 좌우의 뇌 기능을 자세하게 알게 되었다. (자료 R. Sperry)

반면 우뇌의 손상에서는 보통 그렇게 극적인 변화는 나타나지 않는 것으로 보인다. 그러나 좌뇌가 이럴 정도로 현저하게 언어능력을 갖는다면 우뇌 또한 어떤 다른 뛰어난 능력을 지닐 수 있다고 생각할 수 있다. 여기에서 미국의 신경학자인 로저 스 페리는 우뇌와 좌뇌의 활동을 더욱 자세하게 조사하고자 이 단뇌[離斷腦: 분리뇌]의 실험을 고안하였다.44) 이것은 간질(癲癇) 등의 치료를 위해 좌우 양반구를 연결하는 연락로를 절단한 환자를 피험자로 한 실험이었다.

포유류의 경우 뇌와 몸의 정보를 서로 전달하는 신경회로는 도중에 교차하게 되어 있어 좌측에서 입력된 감각정보는 우뇌로 들어가고, 반대로 우측에서 입력된 정보는 좌뇌로 들어간다. 그리고 운동의 지령은 좌뇌에서 몸의 오른편으로, 그리고 우뇌에서 몸의 왼편으로 전달된다. 여기에서 좌우 양반구의 연락로를 절단하면 몸의 왼쪽편과 우뇌, 그리고 몸의 오른편과 좌뇌가 각각 독립된 시스템을 만들게 된다.

2) 양반구의 실험

실험에서는 예를 들면 환자의 오른편 시야[右視野]에 단어를 보여주면 그 정보는 언어를 관장한다고 하는 좌뇌에 전달되기 때문에 환자는 즉각적으로 단어의 의미를 답하는 것이다. 그렇지만 왼편 시야[左視野: 우뇌]에 단어를 보여주었을 때는 환자는 '아무것도 보이지 않았다'라고 답하였다고 한다. 그러나 우뇌가 전혀 언어를 이해할 수 없는 것이 아니고 왼편 시야에 단어를 보여주고 그것에 관계하는 그림이 그려진 카드를 나열해 놓으면 왼손은 올바른 카드를 고를 수 있었다고 하는 것이다.

---

44) 로저 스페리는 이 업적으로 후에 생리의학 부문에서 노벨상을 받았다.

또 공간적인 파악이나 무엇인가를 조작하는 능력은 우뇌 쪽이 우세한 것 같다고 한다. 어느 환자에게 입방체(立方體)의 그림을 보여주고 그것을 그리도록 하면 우세한 손이 아닌데도 불구하고 우뇌가 지배하는 왼손 쪽이 훌륭하게 그릴 수가 있었다. 나무토막 쌓기 실험에서는 왼손은 신속하게 그것을 해내는 데 비해서 오른 손은 좀처럼 잘 안 되었다고 한다. 그리고 양손으로 이 과제를 다루어 보도록 하였는데 왼손잡이에게 블럭 쌓기를 시키자 옆에서 뻗쳐온 오른 손이 이를 무너뜨리고 말았다고 한다. 다른 실험에서는 한쪽 편의 손에 기하학적인 도형을 쥐게 한 다음 그 도형을 나중에 골라내도록 하였다. 이 과제에서는 우뇌 쪽이 훨씬 좋은 성적을 보였다.

이와 같은 점에서 일반적으로 좌뇌가 언어적, 분석적, 논리적인 능력을 관장한다고 하는 것에 대해서, 우뇌는 공간조작이나 직감적인 이미지, 예술적인 능력 등을 갖는 것이라고 말하고 있다.45)

하지만 이러한 차이도 결코 고정된 것은 아니다. 예컨대 성인이 된 다음 좌뇌에 손상을 입게 되면 분명히 언어능력이 현저하게 저하되지만, 3세 이전에 손상을 입었을 경우에는 언어능력에 거의 영향을 입지 않는다고 한다. 최근에도 좌뇌를 적출한 9세의 소년이 보통의 소년들과 마찬가지로 말하기 시작하였다고 하는 보고도 있다.

좌뇌와 우뇌의 역할은 결정적인 것이 아니라 기능을 분화시킨다고 하는 효율성을 나타내는 것인지도 모른다. 이것은 인간에게서만 동물과 달리 두 가지의 뇌를 동시에 갖고 있는데, 그

---

45) ibid., p.246.

것이 모든 동물보다 우월한 인간만의 유일한 우월성이 되는 것으로 보이기 때문이다.

여기서 다시 인간의 뇌에 대해서 생각해 보면 지금까지 살펴본 것으로 대뇌좌반구는 의식을 갖고 있는 이성적인 뇌이고, 디지털형 컴퓨터로서 엄밀한 사고를 할 수 있다. 이에 반해 우반구는 그것을 돕는 감정적인 뇌로서 전체를 아날로그적으로 직관하여 보던 것을 놓치지 않도록 하는 것이라 할 수 있다. 이와 같이 인간에게 있어서는 좌우의 대뇌를 각각 구분하여 쓸 수 있지만 이 경우 좌반구에서 하나의 입자, 예컨대 전자(電子)의 운동을 엄밀하게 쫓는 것이며, 우반구는 그 마당[場] 예컨대 전장(電場)을 세공하는 것처럼 생각 할 수 있을 것이다. 이로 인해서 인간은 다체문제를 단체문제로 환원하여 능숙하게 해결해 가는 것일 것이다. 이것이 인간 두뇌의 한 가지 우수성이라 할 수 있다.46)

3. 신경전달물질

1) 주요 전달물질

뇌의 내부에는 여러 가지 신경전달물질이 존재하고 있다. 이들의 신경전달물질은 어느 한 뉴론에서 다른 뉴론으로 신호를 전달하기 위해서 불가결한 것이다. 신경전달 물질에는 흥분성을 가진 것과 억제성을 가진 것이 있으며 각각 접촉하고 있는 뉴론에 흥분신호를 보내거나 흥분신호를 거기서 멈추게 하거나 하고 있다.

---

46) 大木幸介, 心の分子メカニズム, 紀伊國屋書店, 1985, p.158.

1921년 최초로 발견된 신경전달물질은 아세틸콜린이었다. 그 후 1970년대까지 발견되어 어느 정도 연구가 진행되고 있던 신경전달 물질은 아세틸콜린에 더해 도파민, 노르아드레날린, 세로토닌 등 5종류 정도에 불과하였다. 하지만 현재까지는 100종류 이상의 신경전달물질이 발견되었으며 아마도 실제의 수는 그 2배 이상은 되지 않을까 보고 있다.47)

[중요한 신경전달물질]

▶ **아세틸콜린**: 1920년대에 최초로 발견된 신경전달물질. 이 물질을 만드는 뉴론의 세포체의 대부분은 마이네르트 기초핵에 있다. 기억에 중요한 역할을 하고 있는 것으로 알려져 있고 뇌만이 아니라 자율신경계나 수의근(隨意筋)의 신경에 있어서도 이용되고 있다.

▶ **노르아드레날린**[노르에피네프린]: 1930년대에 발견된 신경전달물질로 뇌간의 청반핵에 대부분의 세포체가 집중되어있다. 각성이나 주시의 방향에 중요한 역할을 하는 외에 자율신경게에 있어서 혈압상승이나 두근거림 등의 긴급반응에 관계한다. 카페인은 노르아드레날린의 방출을 촉진시킨다.

▶ **도파민**: 1958년에 발견된 신경전달물질로 뇌간(腦幹)의 흑질(黑質)에 대부분의 세포체를 갖는다. 운동을 관장하는 부위인 뇌의 선조체(線條體)나 정동에 관계하는 대뇌변연계 등에 신경선유(神經線維)를 보내고 있다. 선조체의 도파민, 뉴론을 파괴하면 파킨슨 병이 된다. 또 다른 부위에서 도파민이 부족하면 정신분열병이 되는 경우가 있다.

---

47) 最新腦科學, 學習研究社(東京), 1997, p.244.

► **세로토닌**: 뇌간의 선봉체(線縫體)라고 불리우는 부위에 모든 세포체를 갖는다. 이 물질이 부족하면 우울증이나 폭력적인 경향이 나타나는 경우가 있다. LSD의 구조는 세로토닌과 닮아 있다.

► **엔돌핀류[엥케화린류]**: 5개의 아미노산으로부터 비롯된 모르피네 모양의 신경펩타이드[소위 뇌 속의 모르핀]. 뇌의 보수계에 관계하며 통증을 완화시키는 작용을 갖는 것으로 알려져 있다

► **서브스턴스P**: 11개의 아미노산으로부터 이루어지는 신경펩타이드, 말초신경이 받는 통증을 척추로 전달한다.

► **감마아미노 락산[GABA]**: 주요한 억제성의 신경전달물질. 뇌의 모든 시냅스의 25-40%가 이 전달물질을 이용하고 있다고 본다.

► **그리신**: 척수(脊髓)나 뇌간에 있어서의 억제성의 신경전달물질. 이들 부위의 30-40%의 시냅스에서의 전달물질.

► **글루타민산**: 소뇌의 주요한 신경전달 물질이며 그 외에 대뇌피질과 뇌의 선조체(線條體)를 연결하는 경로로도 이용되고 있다.

2) 전달물질의 과부족과 불균형의 경우

아세틸콜린이나 도파민, 노르아드레날린 등의 신경전달물질은 비교적 조기에 발견되었을 뿐만이 아니라 뇌 속에서 중요한 역할을 해내고 있는 것으로 여겨진다.

이들의 신경전달물질을 이용하는 뉴론의 대부분은 세포체가 뇌의 중심부에 있으며 거기에서 신경선유[축색이나 수상돌기]를 대뇌피질까지 뻗치고 있다.

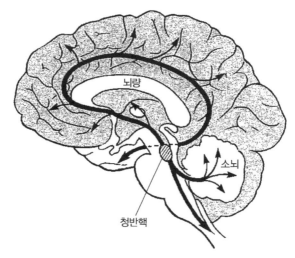

뇌량

소뇌

청반핵

【그림 4-12】 신경전달물질의 전달 경로.
청반핵→ 중요한 신경전달물질의 하나
노르아드레날린의 전달 경로

예컨대 노르아드레날린을 이용하는 뉴론의 대부분의 세포체
는 뇌간에 있는 푸르고 작은 청반핵(靑斑核)에 집중되어 있다.
이로부터 뻗어나 있는 뉴론의 총수는 3000개 정도에 불과하지
만 소뇌나 대뇌변연계, 대뇌피질에 축색이 뻗어나가 무수히 분
기(分岐) 하고 있다고 한다. 뇌과학자들 가운데에서는 대뇌의 뉴
런의 반수 가까이[수십억]가 노르아드레날린·뉴론과 접촉되어
있다고 보고 있다. 노르아드레날린은 각성이나 주의에 대한 방
향, 기본적인 정동반응에 관계하고 있다고 하지만, 이와 같이
소수의 뉴론이 뇌 전체에 그물의 눈금과 같이 퍼져 있으면 정
보를 전달하는 데는 대단히 효율적일 것이다.

어떠한 원인으로 신경전달 물질이 부족해지거나 그들의 균형
이 깨지게 되면 그것은 여러 가지 마음의 병으로 나타난다. 예

들 들어 뇌 속의 도파민의 부족은 정신분열증으로 이어지고, 세로토닌의 부족일 경우는 심한 우울상태에 빠진다거나 공격적으로 되거나 하는 경우가 있다. 그리고 GABA[감마아미노락산]이 불충분할 경우에는 이렇다 할 이유도 없이 불안에 시달리거나 하기도 한다. 뇌 속의 이러한 물질들이 왜 감소하는가, 그 이유는 잘 알려져 있지 않지만, 그러나 유전적 요인, 환경적 요인 모두 관계가 있는 것으로 보고 있다.48)

V. 지능(知能)의 창출

1. 지능이란

1) 지능의 정의
지능도 정의를 내리고자 하면 어려운 일이지만, '철학사전'에 의하면 학습능력, 추상적 사고능력, 환경적응능력이라는 3가지의 종류로 대별할 수 있고 나아가 그것을 종합한 사고능력이라고 정의하고 있다. 그러나 여기서는 지능을 소박하게 학습능력을 중심으로 접근하겠다. 이 학습은 기억능력과 논리처리 능력이 있으면 달성할 수 있으며 이 두 가지 능력이라면 인공두뇌라고 하는 거대한 디지털형 컴퓨터로 발휘할 수 있다. 그러므로 이 의미에서는 대뇌컴퓨터는 인공의 디지털형 컴퓨터와 다르지 않으며 지능은 디지털형 컴퓨터의 능력이라고 할 수 있

---

48) ibid., p.244.

다. 이와 같이 정의를 한다면 지능은 분자수준의 문제가 아니라 디지털형 컴퓨터 능력이라고 하는 정보이론의 문제로 된다.49)

2) 지능의 분류 방법

지능의 분류방법은 크게 나누면 두 가지가 있다. 가드너는 언어, 논리[수학], 음악, 공간인지[회화, 바둑], 신체운동, 인격 등의 특정분야에서 특히 우월한 사람이 있다고 하는 데서 이들을 분류하여 다중지능(多重知能)이라고 이름했다. 이것들은 결과적으로 뇌의 부위에 의한 기능의 차이에도 잘 대응되고 있는 것을 알게 되고, 특정의 부위가 손상된 사람은 어떠한 능력만을 잃는 것으로부터도 기능분담설로 자연과학자들에게도 받아들여지게 되었다. 그러나 그와 동시에 이 외의 지능은 없는 것인가라든지 어느 지능에도 해당되지 않는 사람이 있다고 하는 등의 사실은 다중지능설의 신빙성에 의문을 갖게 되었다.

인간에게는 특별한 지혜가 있어서 인류사회를 구축할 수 있고 문명, 문화를 발달시킬 수가 있다. 그것은 물론 인간만이 대뇌가 거대하게 과잉으로 발달하였기 때문이다. 이러한 인간의 지능을 만든 커다란 원인의 하나로 특별히 우수하고 고급스런 신경 전선이 발달한 것을 들 수 있다. 이 전선의 전류속도는 매초 약 100m라고 하는 음속에 필적하는 고속으로 이와 같은 전선이 이루어졌기 때문에 우리들은 손톱 끝이 눌리기만 해도 금방 아픔을 느끼며, 인간에게만 있는 두뇌라고 하는 최고급 컴퓨터를 작동하고 기민한 사고가 될 수 있게 된 것이다.

---

49) 大木幸介, 心の分子メカニズム, 紀伊國屋書店, 1985, p.119.

이것은 척추동물의 신경전선[신경선유]에 수초(髓鞘)라고 하는 특별히 우수한 절연피복[(絶緣被覆: 절연상태로 씌워져 있음]이 이루어져 있기 때문이다.50)

그런데 인간의 대뇌에서는 이 수초가 거의 생후에 이루어지고 그와 함께 지능이 발달해간다. 그리고 수초의 발달에 따라서 교육이 가능해지는 것이다. 이 뇌의 발달은 교육에 있어서 근본적인 문제인 것이다.

2. 신경호르몬과 마음의 창출

1) 신경호르몬 아세틸콜린

수초가 붙어있는 고급의 유수신경은 고등 척추동물에서 발달하고 인간의 고급스런 대뇌의 주체로 되어 마음의 창출을 떠받치고 있다. 이 유수신경이 사용하는 신경 호르몬은 모두다라고 해도 과언이 아닐 정도로 아세틸콜린(acetylcholine)이라고 하는 분자이다.51) 말초신경계에서 아세틸콜린은 부교감신경 말단, 운동신경의 신경근접합부, 신경절의 절전・절후섬유 간의 시냅스에 있어서의 신경전달물질이다. 중추신경계에서도 전달물질이고 특히 해마는 중뇌핵으로부터 투사하는 콜린작동성 뉴론의 지배를 강하게 받고 있다.

아세틸콜린은 신경종말부의 시냅스 소포 내에 저장된다. 신경흥분에 의해 아세틸콜린은 시냅스 간격 틈으로 방출되고 표

---

50) 石浦章一, IQ遺傳子, (株)丸善, 平成14, pp.2-3.
51) ibid., p.126.

적세포의 아세틸콜린 수용체에 작용한다. 시냅스 간격 틈 중의 아세틸콜린은 아세틸콜린에스테라제[아세틸콜린을 가수분해하는 효소]에 의해서 빠르게 콜린과 초산으로 분해되고 이 분해에 의해서 전달이 종료된다.52) 그리고 아세틸콜린은 그 특징에 있어서 아민(amine)53)의 신경호르몬에 많이 닮아 있는데 이것은 극히 분해되기 쉽다고 하는 것이다. 여기서 다시 아민과 비교해 보면 분자로서의 모양은 매우 비슷하지만 상당히 가수분해(加水分解)하기 쉬운 특징이 있으며 그것이 인간의 뇌, 그리고 마음을 창출하기 위한 결정적인 원인이 되어 있다고 본다.

우선 아세틸콜린은 아민에 프러스(+) 이온이 하나 결합한 암모늄(N+_)이라고 하는 이온의 화합물이다. 그러나 아민 역시 체내에서 활동할 때에 수소이온(H+) 한 개를 붙여서 암모늄으로서 활동하는 일이 많다. 여기서 분자 내의 암모늄의 부분, 즉 상반신은 아세틸콜린도 아민도 마찬가지이다. 따라서 이것들은 전혀 똑같이 신경호르몬으로서 활동할 것이다.

2) 유수신경과 무수신경에 의한 정보전달 형식의 차이
신경호르몬은 아세틸콜린에서나 아민에서도 똑같이 신경전류에 의해서 분비되고 표적세포의 접수자[수용체]에 결합하여 정보를 전달한다. 그리고 같은 신경호르몬이라도 아세틸콜린과 아민은 화학구조는 비슷하지만 이분해성(易分解性)과 난분해성(難分解性)이라고 하는 본질적인 성질의 차이를 갖고 있다. 그러므

---

52) 村松正實 編, 分子細胞生物學辭典, 東京化學同人, 1997, pp.15-16.
53) 아민이란 암모니아(NH₃)의 수소원자가 탄화수소기基(R)로 치환된 유기화합물. 생체 내의 아민화합물은 대응하는 아미노산의 탈탄산으로 생기고 많은 부분은 호르몬이나 전달물질로서 혹은 기타 생리활성을 갖는다.

로 이것들을 사용하는 아세틸콜린 작동성 신경과 아민 작동성 신경의 신경선유의 말단부와 표적세포의 접속부 즉 시냅스의 구조는 본질적으로 다르다. 시냅스의 구조는 아세틸콜린을 사용하는 유수신경으로 가장 많이 조사되고 있는데, 대표적인 형식이 신경선유의 말단부는 손잡이[把手] 혹은 누름단추 모양을 하고 있으며, 표적세포의 수용체(receptor)측은 아세틸콜린 분해효소가 대기하고 있어 아세틸콜린을 바로 분해한다.

이에 반해서 아민을 사용하는 무수신경의 신경선유의 말단부는 주산알을 꿰어놓은 모양을 하고 있고, 바리코시티라고 불리운다. 이 주산알 하나하나가 지금 말한 손잡이, 누름단추에 해당되고 말초에서는 주산알 하나하나가 근육세포와 시냅스를 만들고 있다. 그러나 뇌 안에서는 이 주산알 하나하나가 반드시 시냅스를 만들고 있는지 아닌지 하는 것은 아직 알려지지 않고 있다.54)

3. 지능의 근저로서의 의식의 창출

1) 의식이란

의식이란 각성하고 알아차리는 상태라고 말할 수 있다. 그러나 한편 영어의 conciousness는 '자신을 알다'라고 하는 것으로, 마음이라고 할까 정신활동자체와 관계가 깊은 것이다. 의식은 의식이 있다, 무의식, 의식장애 등으로 일상적으로 사용되고 있으며 누구라도 실감하고 있는 것이다. 이와 같이 의식

---

54) 大木幸介, 앞의 책, pp.126-127.

은 알고 있는 것과 같지만 정의를 하려면 어려운 것이고, 더욱이 입장에 따라서 상당히 달라지게 된다. 우선 생리학에서 의식이란 인간의 뇌인 대뇌가 각성하고 정상적으로 활동하고 있는 상태라고 생각하고, 의식과 각성을 거의 같은 의미로 사용하고 있다. 즉 수면은 의식을 잃는 것이고 각성과 수면, 의식과 무의식을 동일하게 사용하고 있다. 이에 대해서 심리학이나 정신병리학에서는 의식을 정신활동이 이루어지고 있는 상태라고 생각하고 있으며 마음이 작동하고 있는 상태라고 생각하고 있다.

그리고 야스퍼스는 말하기를, '의식에는 3종의 의미가 있다. 첫째, 의식상실과 의식 밖의 것과의 반립(反立)하는 의미의 사용법이다. 둘째, 의식이란 대상에 대한 의식, 무엇인가를 안다고 하는 것이며, 자아와 대상의 분리가 아직 없는 무의식적인 것으로서의 심내체험(心內體驗)에의 반립자(反立者)이다. 셋째, 의식이란 자기반성, 자기 자신의 의식이다'라고 말하고 있다.55) 첫째의 것은 생리학적인 의미에서 각성과 통하는 것으로 볼 수 있지만 둘째, 셋째는 심리학적인 의미로 정신활동을 하여 자기인식, 자기의 확립이 본질인 것을 생각하게 한다.

2) 두 종류의 아세틸콜린 작동성신경의 작용

아세틸콜린 작동성 신경을 차단하는 약물이 의식에 영향을 준다고 한다. 그렇다면 의식을 발생케 하는 대뇌의 활동이 아세틸콜린 작동성신경에 의한 것임을 생각게 한다. 이에 대해서 1979년 영국 리딩대학의 심리학자 D. M. 와버튼은 이를 정리

---

55) 大木幸介, 心の分子メカニズム, 紀伊國屋書店, 1985, pp.135-136.

하여 총설을 하였다.56)

인간의 지능은 대뇌 컴퓨터에 의한 정보처리 능력에 의하지만 이 컴퓨터의 요인으로서 작용하는 것은 아세틸콜린 작동성 신경이다. 그 이유는 아세틸콜린 분자만이 이분해성(易分解性)이며, 신경의 디지털형정보를 그대로 통과시키는 이것에 의해서 디지털형 컴퓨터가 조립될 수 있다고 생각되기 때문이다. 즉 아세틸콜린 작동성 신경으로 인간의 거대한 대뇌디지털형 컴퓨터가 구성되어 의식이 만들어지는 것이다.

1950년경 미국의 고명한 뇌생리학자 호이레스 W. 마근이 행한 연구를 살펴볼 필요가 있다. 그는 뇌간망양체(腦幹網樣體)에 전기자극을 주어 뇌를 각성시켜 의식이 뇌간망양체 내부의 망양체부활계(網樣體賦活系)에 의해서 유지되는 것을 밝히고 있다. 이 망양체 부활계는 현재 도파민, 노르아드레날린 등 카테코르아민 작동성 광역분포의 무수신경계로 주목되고 있다. 그러므로 의식은 망양체 부활계의 활동에 의해서 발생하고 유지되고 있는 것이다. 그러나 망양체 부활계는 대뇌에 한정되지 않고 모든 뇌의 활동을 부활하고, 각성하고 유지하고 있기 때문에 그것으로 인해서 대뇌의 아세틸콜린 작동성신경에 의한 디지털형 컴퓨터도 작동하고 실제의 의식활동을 하며 지능을 생성하고 있는 것으로 볼 수 있다.57)

---

56) Warburton, D. M. "Neurochemical Basis of Consciousness" in "Chemical Influences on Behavior", ed. By Brown, K. Cooper, S.J. Academic Press 421, 1979.
57) 大木幸介, 心の分子メカニズム, 紀伊國屋書店, 1985, p.139.

4. 태아의 학습과 기억

1) 학습과 기억의 정의

생후 습득된 경험으로 인간을 최고로 여기는 동물이 그 행동을 외계(外界)로부터의 정보에 적응하도록 변화시키는 과정을 학습이라 하고, 이와 같이 학습된 내용들을 외우고 있는 것을 기억이라 한다. 다만 이것은 하나의 정의이며 기억, 학습이라고 하면 누구라도 일상 경험하는 것들이다. 즉 기억이란 사물을 잊지 않고 마음에 채워 두는 것이고, 학습이란 배워 익히는 것이다. 조금 어렵게 말하면 학습이란 이미 만났거나 아직 만나지 않은 상태에 적응하는 능력을 습득하는 과정인 것이며 단적으로 말해서 상기, 재인(再認)이 쉽게 되도록 기억내용을 굳히는 것이라고 말한다.58)

기억과 학습은 이상과 같이 정할 수 있지만 이것들 역시 의식과 함께 지능의 근저를 만드는 중요한 요소이다.59) 학습과 기억에 관계하는 '해마'라고 하는 부분은 태아의 시기에 이미 완성되어 가고 있다. 즉 기억과 관계되어 있는 뇌는 해마와 전두엽의 연결로 존재한다고 하는 것이다. 우리들 인간이라고 하는 것은 원시 감각적 기억도 물론이지만 그것이 항상 언어로 번역되고 언어로서 영원히 기억한다고 하는 능력을 키우고 있는 것이다. 거기에 커다란 역할을 하고 있는 것이 전두엽이다.

2) 유전적 기억과 정보전달물질

과학계몽지인 『사이언티픽 아메리칸』에 발표되어 순식간에

---

58) 『廣辭苑』의 '學習'과 '記憶'조.
59) 大木幸介, 앞의 책, 1985, p.140.

세계로 확산되고 그 탁월한 연구에 세계가 놀란 1960년의 스웨덴의 예테보리대학의 조직화학자 호르가 히덴(Hyden, H.)의 장기기억에 대한 분자모형의 연구가 있다.60)

단기기억과 장기기억이란 전화대장에서 전화번호를 보고 나면 금방 잊어버리고 마는 것과 같은 부류의 기억이 단기기억이고, 유년기의 친구를 기억한다거나 공식을 암기하고 있다거나 하는 것이 장기기억이다. 장기기억의 경우에는 아무래도 화학변화를 낳고 있다고 보는 것이 지당하다. 호르가 히덴은 뇌 속의 한 개 신경세포를 교묘하게 끄집어내어 그것을 구성하는 단백질, 핵산, 지질의 양을 나노그램 정도로 미량 분석하고, 그 결과 인간의 뇌에 있어서의 기억이나 하나하나의 세포가 행하는 유전적 기억도 분자레벨에서는 동등하다고 통찰하면서 발표하였다. 즉 기억을 이루는 물질은 핵산, 그 중에서도 RNA이고 기억은 이 RNA에 의한 단백질의 합성[센트럴 도그마]에 의해서 발현된다고 하는 것이었다.

만약 히덴의 가설이 실험적으로 증명되었다고 한다면 인간의 뇌의 기억이라고 해도 생명의 근원 센트럴 도그마에 의존하는 것이며 모든 생물을 통해서 기억현상이 분자레벨에서 일원적으로 풀린 것이 된다. 그리고 불확실한 기억현상도 단번에 해결되는 것이다. 그러나 화려하게 전개된 히덴의 가설도 핵산에 의한 유전자 정보 즉 유전적 기억이 직접 뇌의 기억이 된다고 하는 점이 되면 실험적으로 한 발도 나아가지 못하고 다수의 흥미 있는 실험이 이루어졌지만, 정곡(正鵠)을 얻은 것은 하나도

60) Hyden H., Scient, Am, 205, Dec. 62(1961), 高壇玄吉郎 譯, 自然 3月 號,22, 1922.

없다고 하는 것이다.

이러한 히덴의 가설에 대해서, J. C. 에클즈 등은 RNA의 염기배열[유전정보]이 직접 신경의 기억에 관계하는 것이 아니라 RNA의 증량(增量)에 의해서 단백질합성이 증가하고 신경에 있어서의 정보의 전달[특히 시냅스부]이 쉬워지고 그것이 기억으로 되는 것이 아닌가라고 반론하였다.61)

VI. 뇌의 분자모형과 지능

1. 뇌의 분자모형과 의식의 발생

1) 대뇌와 의식의 발생

인간의 정신이라고 할까 마음을 뇌의 분자모형으로부터 생각해 보고자 한다. 그 대략을 <그림 4-13>에서 보여주고 있다. 인간의 뇌와 동물의 뇌에서 유일한 차이점은 대뇌가 거대하게 비대칭적으로 발달한 것이라는 점이다. 동물과 달리 대뇌는 그림에서 보여주듯이 좌우로 성질이 나뉘어져 좌반구에 언어중추가 발달하여 있다. 그래서 그림에서는 좌반구를 위로 경사시켜 적어놓아 두었다. 다만 이것은 어느 쪽의 뇌가 보다 발달하여 있다고 하는 것이 아니라 어느 쪽인가의 뇌가 디지털적 혹은 아날로그적으로 사용되고 있다고 하는 것이다.

여기에서 먼저 마음과 이를 움직이고 있는 분자의 관계에 대

---

61) 大木幸介, 心の分子メカニズム, 紀伊國屋書店, 1985, p.141.

해서 생각해 보고자 한다. 마음은 가까이는 지, 정, 의 즉 지능, 감정, 의욕으로부터 성립된다고 볼 수 있다. 이들 가운데 이성적인 지능은 대뇌 좌반구에서, 감정적인 지능이라 할 수 있는 감정은 대뇌 우반구에서 창출된 것으로 보인다. 그리고 인간에게서만 발달된 언어중추는 물론 좌반구에서 발달하고 있다. 이들 대뇌의 주체는 아세틸콜린 작동성 신경에 의한 디지털형 컴퓨터이며, 작용물질인 신경호르몬 아세틸콜린은 이(易)분해성으로 디지털 형정보를 전하기 쉽다. 물론 아세틸콜린 작동성신경의 대부분은 우수한 유수신경이다.

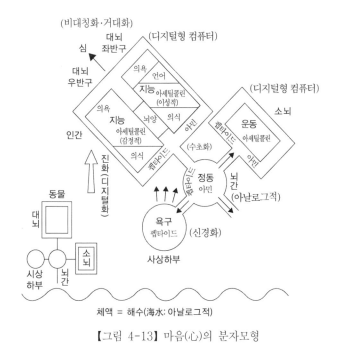

【그림 4-13】 마음(心)의 분자모형

이와 같은 대뇌를 각성하고 작동시켜 나가는 것은 뇌간의 아민 작동성광역분포의 무수신경이며, 그 아민의 주된 것은 도파민, 노르아드레날린, 세로토닌이며 이들은 난(難)분해성의 신경호르몬이다. 이들 아민의 총화로 인해서 대뇌는 각성하고 활동하는 것인데 대뇌 속에서도 좌반구는 이성적으로 자기를 인식하고 심리학적인 의미의 의식을 발생한다. 이것이 인간의 인간다운 소이인 것이며 마음을 갖는 것이 되는 것이다.62)

2) 심리적 욕구의 발생과 지능

그런데 펩타이드호르몬의 작용메커니즘에 대해서 보면 물통에 물이 고여서 가득차면 흘러 넘쳐나듯이 마음이라는 그릇에서 욕구가 발생한다고 본다. 이에 대해 생각해 보고자 한다.

먼저 물이 채워져가는 것은 아날로그적인 변화이며, 그것에 응해서 정보가 생기게 된다고 한다면 그것은 아날로그형 정보이다. 이것은 아날로그적 변화 즉 양적 변화이지만, 이와 같은 아날로그적 변화도 하나의 역치63)를 정하고 그를 초과하지 않으면 작용하지 않는다고 하는 양자택일형으로 하면 디지털형으로 되며 근사적으로 디지털화 할 수가 있다. 그리고 펩타이드호르몬에 의한 욕구는 이와 같은 근사적인 디지털화로 인해서 발생하는 것으로 보인다.

이상은 분자레벨에서 고려해본 마음의 분자모형이며 분자상이다. 그리고 이와 같이 생각하면 마음은 인간 진화의 궁극적인 산물이며 이것을 분자레벨에서 생각하면 체내의 정보전달인자 호르몬이 펩타이드, 아민, 아세틸콜린으로 진화된 것으로

---

62) ibid., p.153.
63) 閾値, 역치란 생물체가 자극에 대한 반응을 일으키는데 필요한 최소한도의 자극의 세기를 나타내는 수치를 말한다.

인해서 유지되고 있는 것으로 볼 수 있다. 그리고 펩타이드에 의한 역치적 디지털화, 아민을 사용한 광역분포의 신경에 의한 아날로그성, 아세틸콜린을 사용한 신경에 의한 디지털형 컴퓨터의 조립이 이루어져 그 종합에 의해서 인간의 대뇌에 의한 고급의 지능과 지, 정, 의의 종합으로 마음이 만들어지는 것일 것이라고 볼 수 있다.64)

2. 뇌와 높은 IQ의 유전

1) 높은 IQ 유전자의 탐색

우리들은 지적(知的) 기능이 한두 개의 유전자가 아니라 수백 수천의 유전자에 의해 규정되고 있을 것이라고 생각을 한다. 그러나 그것들이 균등하게 기여하고 있지 않다는 것도 쉽게 상상할 수 있는 것이다. 정신지체현상도 단일유전자 이상에 의해서 생기는 예가 몇 가지씩 보고되고 있기 때문이다. 그러므로 여기서는 일반적으로 높은 IQ라고 이르는 사람에게 공통적인 유전자 변이(變異)가 있는지 어떤지를 살펴보기로 하겠다.

이 목적을 위해서는 게놈 와이드스캔이라고 하는 방법이 쓰이고 있다. 사람에게는 46본의 염색체에 3.5만 종류의 유전자가 랜덤하게 흩어져 존재하고 있다. 물론 유전자는 부모로부터 물려받고 있기 때문에 3.5만 종류의 단백질 또는 RNA가 2개씩 만들어지는 것이다. 이론적으로는 부모로부터 동등한 양의 유전자를 받고 있기 때문에 아이는 부모를 보태서 둘로 나눈

---

64) 大木幸介, 앞의 책, p.156.

것으로 되어 있을 것이지만 실제는 그렇지 않다. 얼굴이 부친과 비슷하거나 발의 빠르기가 모친과 비슷하거나 한 것은 유전자로부터 나오는 단백질에 기능의 차이가 있어서 얼굴의 윤곽을 만드는 유전자가 부친이나 모친 쪽의 기능이 높기 때문에 부친과 모친에 유사한 아이가 된다고 보고 있다.

단백질의 기능이 다르다고 하는 것은 그것을 만드는 지령도 (指令圖)인 DNA가 다르다고 하는 것이다. 즉 DNA에는 개인차가 있는 것이다. 이것을 전문용어로는 '다형[多型, polymorphism]65)'이라고 하지만 정확하게는 1% 이상 개인차가 보일 때에는 '다형', 1% 이하인 때에는 '돌연변이'라고 한다. 실제로는 신장, 체형, 기질, 지능 등은 얼마간의 유전자의 상호작용에 의해 형성되고 있는 '양적형질(量的形質)' 때문에 100% 부친과 똑같은 것으로 되지는 않는다.

그러면 IQ에 관한 유전자 가운데 얼마라도 다른 것보다 높은 기여를 하고 있는 것을 어떻게 찾아갈 수 있을까. 남성인 A군의 유전자가 어떻게 정자 가운데로 들어가는지를 나타낸 연구물을 보면 A군의 부모로부터 물려받은 유전자가 감수분열과정에서 믹스되어 정자에게 전해지는 것이다. 이것을 '조환[組換:재결합]'이라고 말한다. '조환'의 확률은 하나의 염색체에 대해서 평균 1.5회 정도이다.

동일한 염색체에 존재하는 유전자 a와 b의 중간에 IQ에 관계하는 유전자 x가 있다고 가정해 보자. 이 a와 b의 관계를 연쇄(連鎖)라고 말한다. a, b는 근접해 있기 때문에 조환의 가능성

---

65) 다형(多型)이란 일반적으로는 유전적 다형을 가리킨다. 하나의 유전자좌에 복수의 대립 유전자가 존재하는 것을 의미한다.

이 낮고 언제나 함께 거동하고 있으므로 a와 b의 틈에 끼어 있는 x도 당연히 대대로 함께 전해지게 된다. 만일 유전자 a '다형' a_1과 a_2가 있고 a_1이 높은 IQ와 연쇄하고 있다면[66] a_1 자신일까 동일 염색체상에서 그 근방에 있는 유전자 x_1이 높은 IQ에 기여하고 있다고 볼 수 있다. x의 정체를 모르더라도 항상 가까이 존재하는 a_1으로 대용될 수 있다면 a_1인지 a_2인지를 판정하는 것으로 높은 IQ인지 어떤지를 알 수 있을 것이다. 이와 같이 해서 조사한 바에 의하면 제6염색체 장완부(長腕部)에 높은 IQ와 연쇄하는 유전자를 발견하였던 것이다.[67]

2) 제6염색체

이 제6염색체는 인간유전학의 히어로의 하나이다. 인간의 유전정보는 23대 46본의 염색체에 쓰여져 있다. 23본은 부친으로부터 나머지 23본은 모친으로부터 전해진 것이다. 우리들의 신체가 어떻게 만들어진 것인지는 이 염색체에 쓰여 있는 32억 개의 문자[염기, 塩基]가 지배하고 있는 것이다. 그 가운데 제일 긴 염색체를 제1염색체, 제일 짧은 것을 제22염색체라 부르고, 여기에 남녀를 결정하는 성염색체가 2본 더해진다. 여성의 성염색체는 xx이고 남성은 xy로 되어 있다. X염색체는 7,8번째의 크기이지만, Y염색체는 너무나 작다. 전부 3.5만 개의 유전자는 이들 염색체에 랜덤하게 배치되어 있는 것이다.

제6염색체의 장완(長腕) 부분을 중심으로 하며 해석한 바 높은 IQ[68]에 연쇄하는 유전자 다형(多型)이 있었던 것이다. 그 정

---

66) a_1을 가지고 있는 사람이 높은 IQ이고 a_2를 가지고 있는 사람은 그렇지도 않다.
67) 石浦章一, IQ遺傳子, (株)丸善, 平成14, p.14-18에서 발췌.

체는 인슐린 양 성장인자2수용체[Igf2r]이었다. 인슐린 양 성장인자2수용체라고 하는 것은 당뇨병 환자에게 부족한 인슐린과 비슷한 기능을 갖는 단백질 수용체 유전자로, 성장인자의 수용체이다. 이 성장인자는 주로 근육 등에 존재하고 근육의 성장을 촉진하는 물질로 알려져 있던 것이다. 이와 같은 것이 변이(變異)하면 왜 IQ가 높아지는지에 대해서는 앞으로의 연구과제로 남겨둘 수밖에 없다. 이 Igf2r가 뇌에서 어떻게 작용하고 있는 것인지가 문제이다.

게놈 와이드스캔의 단점은 IQ와 그 유전자 변이는 관련이 있는 것인지 그것이 어떤 것인지는 전혀 백지상태라고 하는 점이다.69) 이 문제를 해결하기 위해서 유전자변이를 동물에게 응용하는 실험으로 그 동물의 IQ가 높아진다고 하면 다행이지만 그 실험으로 증명할 수가 있을까도 문제인 것이다.

3. IQ가 높은 사람의 뇌의 작용

1) fMRI 측정결과

뇌의 작용을 실시간으로 측정하는 기기(機器)는 여러 가지가 있다. 그 중의 하나로 기능적 핵자기공명화상화[fMRI]가 있다. 이 기계는 뇌 내부의 혈액의 흐름을 측정하는 것으로 뇌 외부로부터 고주파의 자장(磁場)을 끌어다 공명(共鳴)한 수소의 원자핵으로부터 에너지를 취해내는 것이다. 대단히 미소한 것을 측정하고 있기 때문에 몇 번씩 가산하여 비로소 데이터를 얻을

---

68) 여기에서 높은 IQ가 160 이상이라고 하는 초고등의 IQ를 말한다.
69) ibid., pp.18-22에서 발췌.

수 있다고 하는 매우 냉엄한 조건에서 측정하고 있다.

이 연구에 의하면 음(音)이 들리면 측두엽에 있는 청각중추가 흥분을 하고, 무엇인가에 주목하여 응시를 하면 후두엽의 시각 중추가 흥분한다. 이것은 fMRI로 확인할 수가 있다. 거기에서 IQ가 높은 사람과 낮은 사람에게 여러 가지를 시행케 한 바 어찌 된 것인지 IQ가 높은 사람은 일반적으로 혈류량이 낮은 것으로 판명되었던 것이다. 이것은 IQ가 높다고 하는 것은 신경회로가 빠르게 돌아가고 있는 것이 아니라 신경회로의 효율이 좋음을 시사하는 것이 아닌가 볼 수 있다. 즉 신경의 전달이 문제가 아니라 기억의 형성과 인출(引出)이 효율 좋게 행해지고 있다고 하는 것이다.70)

2) 창조성에 대하여

창조(創造)란 새로운 것을 만들어내는 것으로, 창조성은 인간만이 특별히 발달한 전두엽의 소산으로 다른 동물을 뛰어넘는 최대의 특징이다. 그리고 이 창조성이 있기 때문에 인류의 문명과 문화가 구축된 것이다. 창조성에 대해서는 오래전부터 의식 아래의 잠재의식에서 유래하는 문제로 여겨지고 있었지만 인간이 좌우 각각의 대뇌를 갖고 있다는 것이 알려짐과 동시에 대뇌 우반구에 의존하고 있는 것으로 보고 그것을 가능한 한 사용하도록 권하게 되었던 것이다.71) 이에 대해서 오오키 코스케[大木幸介]는 다음과 같은 2가지에 대해서 생각하고 있다.72)

그 하나는 인간만이 대뇌가 과도하게 거대화 되고 좌반구가

---

70) ibid., p.13.
71) 藤井康男, 創造型人間は音樂腦で考える, プレジデント社, 1979, p.78.
72) 大木幸介, 腦をあやつる分子言語, 講談社, 1979, p.182.

비대칭으로 발달하고 디지털뇌로 되고 언어중추가 이루어지고 추상화(抽象化)가 이루어지고 이성적 활동이 이루어지게 되었다고 보았다.

그 둘째는 이와 같은 디지털 뇌의 구석구석까지 광역분포의 무수신경으로 얽혀 펩타이드 호르몬이 분포되어 있는 것이다. 이러한 점에서 디지털뇌라고 말하여도 항상 아날로그적인 환경 속에 있어 그 무드와 총화에 의한 역치(閾値)에 의해서 좌우되고 시행착오가 되풀이되고 있을 것이다. 이것이 아날로그적인 성질의 대뇌우반구에서 강하게 이루어져 창조성의 원인으로 되는 것으로 보인다. 그리고 창조성의 원인은 수용액계(水溶液系)라고 하는 완전히 아날로그적인 환경 속에 대뇌의 거대한 디지털형 컴퓨터가 비로소 이루어지고 모순 없이 조직되어진 것으로 보인다.73)

VII. 태아의 뇌 발육과 음식물

1. 뇌와 음식물의 관계

1) 심리기능을 만들어내는 물질

뇌는 일종의 화학공장으로 수십 가지의 심리적 기능을 하는 어떤 물질을 만들어 내고 있다. 이들의 물질에 의해 지능이나 기억 또는 기분이 좌우되는 것이고, 그 원료로 되는 것은 우리

---

73) 大木幸介, 心の分子メカニズム, 紀伊國屋書店, 1985, p.152.

가 입으로 먹는 음식물인 것이다. 뇌는 신경계를 통괄하는 사령관과 같은 것으로 중추신경계 가운데에서 가장 중요한 부분이다. 살아가기 위해서는 신경계에 충분한 영양을 보급하고 유지하지 않으면 안 된다. 뇌는 무게만으로 보아도 중추신경계의 90%를 차지한다. 뇌에서 기다란 돌기가 나와서 목이나 등줄기 속을 지나간다. 이것이 척색(脊索)이다. 뇌와 척색에서는 신경이 나와 있고 눈, 귀, 코 등 감각기관으로 연결된다. 이 신경은 또 근육, 피부 등 몸의 모든 장소로 뻗어 나가고 있다.

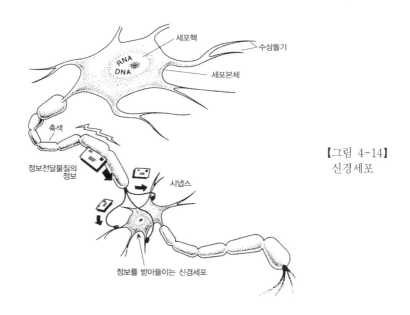

【그림 4-14】
신경세포

중추신경계의 주요한 역할의 하나는 신체의 각 부분 간의 연락과 외부와의 정보교환이다. 뇌는 특유의 통신 시스템을 갖고 있다. 하나하나의 신경세포[뉴론]는 신경전달물질이라고 불리는 물질에 의해서 수천이나 되는 세포와 연락을 취할 수가 있다.

전달물질은 음식물에 포함된 영양소를 원료로 하여 뇌에서 만들어진다. 뇌 속 혹은 몸속에 펼쳐진 신경세포간의 연락은 전기적으로 혹은 화학적으로 이루어진다. 신경세포 가운데에는 주로 전기가 전선을 전도하듯 전기적으로 세포에서 세포로의 정보전달은 시냅스라고 불리는 틈새를 넘어서 화학적으로 이루어진다.

뇌의 통신 시스템이 다루는 정보는 방대한 양에 이른다. 전에는 정보가 서로 인접한 세포들 사이에서만 주고받는 것으로 여기고 있었지만, 오늘날에는 신경에서 몸속을 순환하는 물질이 분비되어 멀리 떨어진 신경에도 영향을 미치는 것으로 알려져 있다. 그리고 극히 최근에는 하나의 신경세포는 하나만이 아니라 여러 가지의 메시지를 내보낸다고 하는 것을 알게 되었다. 이러한 신경전달물질의 레벨이나 기능은 신경안정제나 항우울제 등으로 바꾸게 할 수가 있다. 그리고 약의 경우만큼 급격하지는 않지만 음식물로도 같은 효과를 가져오게 할 수가 있다.

병의 치료나 예방을 고려하는 경우 음식물이나 약물 사이에 분명한 경계선을 그을 수는 없다. 음식물 가운데에는 다양한 화학물질이 포함되어 비교적 대량으로 체내에 흡수되어 에너지를 공급하고 대사를 조절하여 상처 난 조직을 수복하는 것이다. 그러나 이에 반해 약은 이것 역시 화학물질이지만 극히 소량으로 통증을 진정시키고, 불안을 제거해 준다고 하는 특정한 목적을 위해서 복용되고 있다.[74]

---

74) A. Winter & R. Winter, 酒井 一夫譯, 頭の營養學, 東京圖書(株), 1990, pp.1-2.

2) 영양학과 약학의 융합영역

오늘날 뇌의 기능에 관해서 영양학과 약학이 융합하여 만들어 내고 있는 중요한 영역이 3가지 정도 있다. 몸 상태유지, 질병의 예방 혹은 치료에 있어서 비타민과 미네랄의 역할에 관한 분야, 약의 효능에 미치게 하는 음식물의 영향에 관한 분야, 약으로서 뇌에 영향을 줄 수 있는 음식물의 작용에 관한 분야이다.

뇌 속에서 만들어지는 '약'의 원료는 음식물 속의 단백질이다. 현대의 신경과학자는 실험실에서 옛날 사람들이 어렴풋이 생각하고 있던 것을 실증을 하고 있다. 즉 음식물이 뇌에 영향을 준다고 하는 것이다.

바나나를 예로 들어보자. 고대 인도에서는 바나나는 현자의 과일이라 하였다. 옛날의 현자가 알고 있던 것을 현대의 과학자가 실험실에서 점차 확인하고 있는 것이란 무엇일까. 보통 크기의 바나나 하나의 칼로리는 약 81kcal이며 1g의 단백질, 21.1g의 당질, 8mg의 칼슘, 25mg의 린, 352mg의 칼륨, 180 국제단위의 비타민A, 10 mg의 비타민C가 내포되어 있다. 그리고 두 가지의 신경전달물질의 원료 즉 1g에 15마이크로g의 세로토닌과 1.62mg의 트리푸트환을 함유하고 있다. 지방분은 겨우 0.2%, 나트륨은 1mg밖에 내포되어 있지 않는다. 이러한 영양소에 대한 상세한 것은 다음으로 미루고 여기서는 극히 간단하게 그 효능에 대해서 정리해 본다.

_당질[당과 전분]: 뇌에 있어서 주요한 에너지원인 포도당의 원료로 된다.

_칼륨: 신경세포 간의 메시지를 주고받는데 필수적이다

_저(低)나트륨: 고혈압이나 신장의 장애에서 나트륨에 의한 수분 유지에 문제가 있는 사람에게 크게 은혜를 준다. 몸에 수분이 고이게 되면 초조감으로부터 혼수에 이르기까지 여러 가지 증상을 보인다.

_비타민 A: 좋은 시력을 유지하는데 불가결하다. 비타민 A의 결핍증은 적어도 실험동물에서는 식사에 없어서는 안 될 감각인 미각과 후각의 균형유지를 위해 필수적이며 부족하면 이상을 일으킨다고 한다.

_비타민 C: 신경전달물질의 하나로서 균형을 이룬 신체활동에 빠질 수 없는 도파민 생산에 관여하고 있다. 또 다른 하나의 전달물질인 티로신의 생산에도 관여한다. 티로신은 아드레날린[에피네후린]이나 노르아드레날린[노르에피네후린]의 구성단위로 된다. 이러한 전달물질은 강렬한 정서의 변화라든가 경계심에 관여한다. 비타민 C는 또한 뇌의 중요한 에너지원인 포도당의 대사에도 관여한다.

_린: 뇌세포를 포함한 세포내의 에너지 생산반응에 필수적이다.

_세로토닌: 소화관에서의 분비를 억제하고 평활근을 자극하는 신경전달물질로. 기분과 식욕에 중요한 조정역의 하나이다. 세로토닌의 농도 저하는 우울증으로 이어진다고 한다.

_트리푸드환: 정서나 수면에 관여하는 뇌 속의 화학물질의 원재료로 된다.75)

---

75) ibid., pp.4-5.

2. 음식물과 신경전달물질

1) 신경전달물질이 만들어지는 과정

음식물의 영향은 유전, 환경, 혹은 개인적인 체험 등의 다른 요인과 복합하여 복잡한 양상을 드러내는 경우가 많다. 그러나 뇌 가운데에서 음식물 속의 물질로부터 신경전달물질이 만들어지기까지에는 4가지의 과정을 거치지 않으면 안 된다는 것을 현대의 신경과학자들은 밝히고 있다.

① 원료가 되는 물질이 소화관에서 흡수된다고 하는 것
② 혈류를 타고 뇌의 특정 장소로 운반된다는 것
③ 거기서 효소에 의해 특정의 신경전달물질로 변화된다는 것
④만들어진 전달물질이 적절한 장소에 저장되어 필요에 따라 분비된다는 것76)

뇌는 놀랍게도 신체 전반의 연료[포도당]의 50%를 소비한다. 포도당은 음식물로부터 만들어진다. 뇌는 신경계 가운데에서 가장 중요한 부분으로 극도의 스트레스에 시달린다거나 에너지 결핍이 생기게 되면 뇌를 지키기 위해서 다른 기관이 희생으로 되는 경우도 있다. 1990년까지만 해도 60을 넘는 신경전달물질이 알려지고 있는데, 미 발견의 물질 또한 많을 것이다.

신경전달물질은 음식물 속의 물질을 원료로 하여 신경세포 가운데에서 만들어진다. 신경세포에서 뻗어 나오는 신경선유 속을 따라서 신경선유의 말단에 있는 작은 캡슐 속에 저장되어

---

76) ibid., p.6.

거기에서 시냅스라고 하는 신경세포 간의 틈새를 넘어 정보를 전달하기 위해서 방출되기를 기다리는 것이다.

【표 4-1】주된 신경전달물질

명　칭	관련된 기능
아세틸콜린	기억, 정보의 전달
아드레날린[에피네후린]	자극, 스트레스에 대한 저항성
노르아드레날린[노르에피네후린] 아미노산	자극, 식욕증진
γ-아미노 낙산[GABA]	정보전달의 억제
그루타민산	촉매
그리신 도파민	정보의 저해 움직임의 개시
섭스탠스 P[P물질]	통각(痛覺)
세로토닌	진정작용, 식욕에 영향
시상하부호르몬 갑상선자극호르몬방출호르몬	에너지 상태, 기분
황체형성호르몬방출호르몬	성욕자극
소마트스타친	성장, 에너지 상태
엔게화린, 엔드로핀	진통작용
신경펩타이드 Y	섭식행동
혈관작동성장관펩타이드	갈증, 혈압
코레시스트키닌	식욕
부신피질자극호르몬 뇌하수체호르몬	에너지 상태

인슐린	당질대사
바소프레신	갈증, 혈압
옥시토신	공복감, 포도당레벨
안기오텐신	혈압
그루카곤	공복감. 포도당레벨
부신피질자극호르몬방출호르몬	식욕, 스트레스
성장호르몬방출호르몬	성욕
칼슘전달시스템	신경세포간의 정보전달의 제어
신경성장인자	신경세포의 유지와 수복
섭스탠스 YY	당질에 대한 욕구

　　신경전달물질을 받아들이는 기구를 수용체(受容體)라고 하는데 전달물질의 종류마다 특별하게 만들어지고 있다. 특정의 전달 물질은 특정의 수용체에 결합되는 것이다. 신경전달물질은 받아들인 기구의 세포를 흥분시키고 다시 정보를 전달하거나 거꾸로 정보의 전달을 억제하거나 한 후 극히 단시간 내에 소실된다. 이와는 대조적으로 같은 신경전달물질이 받아들이는 기구의 세포 속에 새로운 전달물질이나 수용체를 만들어 내는 유전자를 발현시킴으로써 장기에 걸친 변화를 이끌어내는 경우도 있다.

2) 신경전달의 메커니즘

　　위에서는 행동이라고 하는 거시적(macro)인 문제를 다루고 있기 때문에 여기서는 신경세포 특히 신경전달이라고 하는 극미

(極微)의 단위를 중심으로 생각해 보고자 한다.

　신경세포는 매우 고도로 분화되어 발전한 세포이며 충격 (inpulse)를 발생하여 이를 다른 세포로 보내는 기능을 갖고 또 다른 신경세포로부터 충격을 수신하여 필요에 따라서 늘리거나 반대로 축소할 수 있다. 마치 전자공학에 있어서의 반도체와 같은 역할을 연출하고 있다.

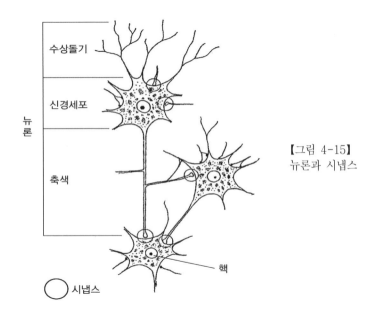

【그림 4-15】
뉴론과 시냅스

　그러나 이와 같은 고도의 기능을 보유하고 있는 반면, 분열 하고 증식하는 것은 할 수 없으며 일단 손상을 받으면 재생하는 것도 불가능하다. 신경세포는 <그림 4-15>과 같이 축색과 수상돌기라고 부르는 2종류의 돌기를 뻗쳐내고 이 돌기는 때로는 상당히 길어지기도 한다. 축색은 충격을 보내는 전선의 역할을 갖고 있으며 수상돌기는 다른 세포로부터의 충격을 받아들인다.

　신경세포와 이들의 돌기를 일괄해서 뉴론(neuron)이라고 부른
다. 즉 신경의 단위를 의미하는 것이다. 그리고 축색의 말단을
신경종말이라고 한다. 이곳은 다른 뉴론과 접촉하고 있고 이곳
을 시냅스(synapse)라고 하며, 신경전달기구상 가장 중요한 부분
이다. 시냅스란 그리스어로 '결합용금속[잠그개]'라는 뜻이다.

　대뇌피질에는 대략 150억에 가까운 신경세포가 채워져 있고
<그림 4-15>에서 보는 바와 같이 각각 밀접하게 접촉하고 있
고 커다란 네트워크를 만들어 서로 연락을 주고받는다. 뉴론과
시냅스의 관계는 마치 전자회로와 같은 구조로 되어 있으며 뇌
가 상당히 대형 컴퓨터에 비유되는 이유도 여기에 있는 것이
다. 외계로부터의 자극에 응하여 발생한 충격이 무질서하게 각
뉴론에 전해진 것으로는 조화를 이룬 행동을 유지하는 제어명
령은 형성되지 못한다. 즉 충격의 교통정리가 적절하게 이루어
지지 않으면 임기응변으로 생체내외의 환경에 순응된 행동은
발생하지 않게 된다. 뇌라고 하는 컴퓨터는 훌륭하게 그 역할
을 해내고 있지만 이 주역은 시냅스에 있어서의 신경전달이 완
수하고 있는 것이다.77)

3) 음식물이 뇌에 미치는 영향

　음식물의 영향은 하나의 세포에 머무르지 않고 몸 전체에 미
치고 있다. 예를 들어서 엔돌핀이라 불리는 신경전달 물질을
생각해보기로 한다. 이 물질의 명칭은 그리스어로 '내측으로부
터의 모르핀' 이라고 하는 의미의 언어가 어원으로 되어 있다.

---

77) 田所作太郎, こころとくすり, 星和書店(東京), 1986, pp.7-8.

엔돌핀은 어디서 분비되고 어디서 받아들여지는가에 따라서 흥분을 진정시킨다거나 행복감을 유발 시킨다거나 통증을 다스리기도 하는 것이다.

몸 밖으로부터 주어지는 물질이 뇌에 줄 수 있는 영향에 대해서는 2가지 방법이 있다. 본래의 신경전달물질이 유사한 작용을 하여 신경세포의 작용에 관여하는 경우와 수용체 위의 위치를 점령할 뿐 세포의 반응은 유발시키지 않는 경우이다. 전자의 경우, 본래의 전달물질과 유사한 작용을 하는 물질은 아고니스트(agonist)라고 부른다. 후자의 경우 수용체에 결합하는 물질은 안타고니스트(antagonist) 혹은 프록카라고 부른다. 본래의 신경전달물질은 수용체에 결합하는 것을 방해해 버리는 것이다.

신경전달물질이나 그 수용체에 관한 연구는 아직 미숙한 단계에 있다. 그러나 뇌나 몸의 각부에 신경전달물질이나 호르몬 내지 약물에 대한 수용체가 있다는 지식은 새로운 치료약을 찾아 음식물에 포함된 물질이 뇌에 어떻게 작용하는 지를 보다 깊이 해명하려고 하는 노력의 커다란 기반으로 되어있다. 신경전달물질과 그 수용체의 상호작용은 기분이나 식욕, 혈압, 통증에 대한 감각, 조화를 이룬 몸의 움직임 등 다양한 뇌의 기능에 영향을 주고 있다. 뇌 속의 신경계는 화학적인 열쇠와 자물쇠. 그리고 스위치에서 구성되어 절묘한 균형 위에 성립되어 있다. 이러한 화학물질은 음식물로부터 만들어지고, 또 음식물에 의해서 영향을 받는다. 신경세포는 산소와 영양을 필요로 하며 노폐물을 배출하지 않으면 안 된다고 하는 점에서 몸의 다른 세포와 다르지 않다.[78]

3. 태아의 뇌 발육과 영양분

1) 뇌 발육의 시기와 영양분

뇌의 질서인 발육을 어지럽히는 것은 형태적인 영향만으로 끝나는 것이 아니라 행동이나 지능에도 악영향이 나타난다. 방대한 양의 동물실험이나 영양부족의 어린이 들을 관찰한 결과 출생 직후 혹은 출생 전에 영양이 결핍했던 영향은 결핍된 양양소의 종류와 정도, 발육의 시기와 결핍의 기간에 따라서 변하는 것을 알게 되었다.

뇌가 왕성하게 발육하는 시기의 영양결핍은 파괴적인 결과를 초래하는 경우가 있다. 인간의 경우는 임신 4개월 무렵부터 두 돌 까지가 이 시기에 해당된다. 이 시기는 뇌의 발육이 가장 급속한 매우 중요한 시기이다. 이 시기에는 뇌세포가 증가하고 세포 간의 연락이 형성되기 때문에 영양결핍의 영향을 받기 쉬운 것이다. 신경세포는 복잡하게 프로그램화된 시간표에 따라서 형성되기 때문에 특정의 시기의 결핍은 특정한 형태의 신경세포에 영향을 미치게 된다. 이 시기에 영양분이 결핍된 아기의 뇌는 가볍고, 세포 역시 작고도 적은 것이다. 그리고 단백질이나 지질의 양도 적어서 대뇌피질[사고를 관장하는 부분]의 밀도가 저하되어 있다. 영양결핍이 발육의 초기에 일어나서 뇌세포 수가 적은 경우는 그 영향은 영구적으로 미치게 된다. 이에 반해서 어느 정도 성장한 뒤의 영양결핍은 세포의 크기에 변화를 줄 뿐이고 따라서 수복이 가능한 것이다.

영양이 부족한 태아는 미에린의 저장량이 적어지게 된다. 미

---

78) Winter, 앞의 책, pp.9-10.

에린은 신경선유의 주변을 붓 뚜껑처럼 에워싸서 전기신호가 신경선유를 전해 갈 때의 절연체(絶緣體)의 역할을 해낸다. 이것이 부족해지게 되면 신호가 전달될 때에 '끊어짐'이 일어나 몸의 동작이나 대화, 사고라고 하는 뇌의 기능에 영향을 준다. 따라서 뇌가 정상적으로 기능하기 위해서는 세포수가 충분해야 하며 그로 인해 세포들 간에 적절한 연락이 이루어지지 않으면 안 되는 것이다. 뇌세포가 신경전달물질을 만들어 분비하지 않으면 안 되는 것이다. 신경전달물질은 시냅스를 넘어서 세포 사이의 정보전달을 행한다. 영양은 신경전달물질의 생산에 영향을 주는 것이다.79)

2) 영양소가 심리적 행동에 미치는 영향

단백질이 결핍되면 사고력을 둔하게 하여 행동에 대한 의욕이나 사회적 특징에 변화를 가져오게 되어 행동이상을 불러일으킨다. 아동기의 영양결핍은 눈에 띄는 장애를 뇌에 주지는 않아도 지능이나 행동 혹은 학습능력에 영향을 미치고 있다고 여기는 전문가도 있다. 영양부족은 발육의 중요한 시기에 집중력에 영향을 주고 동기부여나 인격변화를 불러일으킨다. 이것은 동물실험에서 태아에게 신경독으로 알려진 메틸아조키시메타놀[메틸알코올의 일종, MAM]를 주었을 때 보이는 현상이다. 이러한 타입의 신경장애는 정신이상을 가진 성인의 뇌를 해부하였을 때 보이는 것과 아주 닮았다고 한다.

초기의 연구에서는 동물이 태어나기 전에 MAM에 두고 보면 학습능력의 대부분에 대해서는 대조군과 다르지 않았지만, 미

---

79) Winter, 앞의 책, p.197.

로(迷路)의 학습에 관해서는 능력에서 분명한 능력의 저하가 보였다. MAM을 투여 받은 동물은 행동이 과격하였다. 최근의 연구에서는 태어나기 전에 MAM을 투여하자 뇌 속에서의 신경전달물질의 생산량이 격감한다는 것을 알 수 있었다. 이러한 보고는 출생 전에 MAM을 투여 받는 상황에 놓이면 어느 종의 정신증에서 보이는 것과 똑같은 시스템으로 뇌의 구조에 변화를 줄 수 있다고 하는 설을 뒷받침하는 것이다.

태아는 자궁 속에서 영양분의 풍부한 액체에 둘러싸여 안전하게 보호를 받는다. 보호의 짜임새 중에는 태아에게 '내 마음대로'를 허용하여 모체가 영양부족의 경우라도 영양분을 취해 버린다고 하는 것도 포함되어 있다. 허만 베카 박사는 다음과 같이 말하고 있다.

"임신 중의 모친의 혈액을 조사하고 탯줄에서 취한 혈액과 비교해 보면 태아의 혈액 속에는 모친의 3배에서 5배의 비타민이 함유되어 있다고 하는 것을 알 수 있을 것이다. 다만 비타민 A와 E는 예외로 이들의 경우 비율은 역전된다. 만약에 임신초기부터 모유가 비타민 부족이라면 아기도 비타민 결핍으로 태어나게 된다. 이것이 성장이나 지능의 발달에 어떠한 영향을 주는지에 대한 전체상은 알려지지 않았다."80)

전문가들 사이에서는 옥소(沃素)가 많은 임부에게 부족한 것이 알려져 있고, 이 결핍은 전 세계적으로 보아 아기의 뇌 장애의 커다란 원인이라고 여겨지고 있다. 옥소는 갑상선이 기능을 하는데 있어서 불가피하다. 임신의 초기에는 태아는 갑상선

---

80) ibid., p.199.

호르몬을 모친에게서 받아들이고 있지만 갑상선이 발달하면 스스로 만들어지게 된다. 뇌가 발달하는 시기에 갑상선호르몬이 부족하면 세포의 증식이나 신경 세포간의 시냅스의 형성이 저해를 받아 미에린초(鞘)의 형성이 억제되고 만다. 임신 중에 옥소가 부족하면 태어나는 아기에게 중독(重篤)의 심한 발육지체가 일어나고 신체의 움직임에 협응력이 떨어지며 지능지체가 보이는 경우도 있다. 가장 중증의 경우는 크레틴증이라 불리는 지능의 지체, 신체기능의 협응곤란, 난청 그리고 경우에 따라서는 소인증(小人症)을 동반한다.

유사한 증상이 아연(亞鉛)의 결핍증에도 보이는 데서 뇌의 발달에 필요한 원소 가운데 어느 것이 부족하여도 통제로 인한 뇌의 발육에 저해된다고 하는 것을 알 수 있다. 모친이 충분히 아연을 섭취하지 않으면 아기가 태어난 다음의 행동에 악영향을 볼 수 있는 것을 동물실험에서 알게 되었다. 이것은 아연의 부족이 세로토닌 등의 신경전달 물질의 레벨에 변화를 준 결과로 보이는 것이다. 아연은 많은 효소가 기능하는데 없어서는 안 되는 것이다. 출생 시의 뇌의 결함에 아연의 결핍이 관여하고 있다고 하는 생각은 많은 연구자들의 지지를 받고 있다. 아연이 결핍된 동물의 태아의 대부분이 뇌의 후각을 관장하는 부위의 발달에 이상이 있고 종종 수두증(水頭症)이 발견되는 것으로 알려지고 있다. 뇌가 작은 신생아는 정상적인 아동에 비해서 혈액 중의 아연의 레벨에 통계적으로 차이를 보이고 있다. 게다가 아연의 부족은 어린이의 학습능력이 낮고 무감동, 무기력, 지능의 지체와 관련이 있는 것이다.

임신하고 있는 쥐나 모르모트에 망간이 적게 들어간 먹이를 주고 실험한 결과 이 필수적인 미량의 원소가 태아의 뇌에 결핍되어 안 되는 것을 알게 되었다. 망간이 부족한 모친에게서 태어난 아기는 정상적으로 걸을 수 없는 것이다. 이러한 증상은 신체의 평형감각을 관장하는 내이(內耳)의 구조의 형성이 원만하지 않다는 것에 비롯된다. 이러한 증상은 모친의 먹이에 1g에 1mg의 망간을 첨가함으로서 예방할 수 있다고 한다. 그 외에도 망간의 부족은 뇌의 신경전달물질의 레벨을 내리게 한다는 보고도 있다. 망간의 부족으로 인해 인간에게 행동이상이 일어난다는 보고는 아직 보이지는 않지만 지나친 과잉의 망간으로 인한 저해는 잘 알려져 있다. 탄광노동자에게서 볼 수 있는 망간중독은 파킨슨 병[81]을 발생시키고, 망간이 뇌에 축적됨으로 인해 정신에 미친 것 같은 행동의 원인으로 되는 것이다.[82]

4. 태아의 뇌를 키우는 식사

1) 태아의 미각실험

동물실험에서는 태아에게는 모체를 통해서 들어오는 음식물의 맛과 냄새를 알 수 있다고 알려져 있다. 미시간대학의 미스트 레타 박사에 의하면 미뢰(味蕾)는 미각기관 가운데에서 가장 먼저 작용하기 시작하는 것이라고 하였다, 미시간 대학의 박사들은 제왕절개로 태어나 아직 탯줄로 모체와 연결되어 있는 양의 새끼를 대상으로 실험을 하였다. 그 결과 임신 제3기까지

---

81) 뇌 속에 몸의 움직임을 관장하는 부분에 흔히 보이는 질환.
82) Winter, 앞의 책, pp.198-200.

태아의 미뢰는 양수 속의 화학물질에 대해서 반응을 보이는 것, 그리고 그 후의 발육 동안에 미각이 크게 변한다고 하는 것을 알게 되었다. 임신 제3기의 미뢰는 다양한 향료에도 반응을 보이며 뇌에 전기적인 신호를 생성한다고 보고되어 있다. 제3기의 초반에는 태아의 미뢰는 염화암모늄에는 반응을 하지만 식염에는 반응을 보이지 않았다. 나트륨에 대한 반응은 발육이 진행되면서 높아져 가는 것이다.

후각 역시 태어나기 전부터 기능하도록 되어 있는 것 같다. 예일대학의 연구자들이 특유의 냄새를 내는 물질을 쥐의 새끼 주변의 양수에 주입을 하자 태어난 후의 흡유행동에 영향을 보인다고 하였다. 이와 같은 결과에서 인간의 태아도 주어진 음식물의 맛을 느끼고 냄새를 맡고 있는 것으로 생각되는 것이다. 그러나 인간의 일생동안 태아의 시기만큼 뇌가 음식물의 영향을 받는 시기는 없는 것이다.83)

2) 이상적인 식사

그러면 임신하고 있을 때 무엇을 먹어야 하고, 무엇을 먹어서는 안 되는 것일까? 알코올이나 카페인을 포함하는 음료수를 먹지 않는 것이 태아의 뇌에 있어서는 이상적이다. 소량이라면 해가 없을지 모르지만 필요 없는 것을 마시고 조금이라도 위험을 무릅쓸 일은 아닌 것이다. 콜라, 초콜릿 그리고 의약품에도 카페인이 포함되어 있을지 모르는 것, 의약품에는 알코올이 포함되어 있는 경우가 없지 않다는 것에 유의할 필요가 있다.

물론 임신 중에는 의사의 지시를 받아 당뇨병이나 고혈압의

---

83) ibid., p.196.

가족력이 있는 경우는 식재료를 조사한 음식을 취하지 않으면 안 된다. 임신이라고 하는 신체적인 스트레스에 걸린 상태에서 당뇨병이나 고혈압이 처음으로 증상으로서 겉으로 드러나는 경우도 적지 않다. 건강한 여성일지라도 특히 칼슘, 요소, 약간의 비타민을 충분히 섭취할 필요가 있다.84)

---

84) ibid., p.203.

제5장 태생기의 발달장애

I. 유전과 환경문제

일찍부터 태아는 적절하게 보호를 받는 환경에 있어서 아무리 환경이 변한다고 해도 스트레스가 닥쳐도 안정적이라고 하는 잘못된 생각을 하고 있었다. 따라서 태아는 자신의 몸을 지키는데 있어서는 완전히 무신경, 무감각하다고 생각하고 있었다. 그러나 결코 그렇지 않은 것은 근래에 태아는 귀를 기울여 주의 깊게 듣고 있거나 촉각을 곤두세우며 환경을 감각하고 있는 것을 알게 되었다.

더욱이 태아는 모체와 직접 연결되어 있기 때문에 모체가 받고 있는 스트레스나 잘못된 약물이나 술, 담배 또는 오염된 공기가 그대로 체내로 들어오는 것이다. 위험한 것은 태아의 뇌의 발달은 놀랍게도 모든 것을 흡수하려고 하는 것이지만, 태아의 뇌에는 관문이 없어서 들어박혀오는 불순물은 모두 태아의 뇌에 거의 그대로 도달해 버리고 만다고 하는 것이다.

모친의 스트레스 역시 상상 이상으로 무서운 것이라 할 수 있다. 임신초기에는 태아는 남녀로 갈려지게 되는 '성의 분기점'을 몇 개나 갖고 있다. 내성기(內性器)의 남녀 차이, 외성기(外性器)의 남녀 차이, 그리고 뇌의 남녀 차이 등. 모친이 전쟁 중의 공습에 의한 강열한 스트레스를 임신 3-4개월 무렵 받게 되면 남자 태아의 뇌는 충분히 완전하게 남자로 될 수 없고 많

은 남아가 성장해서 동성애[호모섹슈얼]화 하였다고 하는 독일에서의 보고도 있다.[1]

태아는 언어로는 외우고 있지 않지만 오감으로 외우고 있다. 오감 가운데에서도 특히 원시감각, 음감각, 그리고 촉각이라든가, 청각, 이러한 오감을 활용하여 뇌 속에 다져 넣고 있다. 그러므로 뱃속의 그 부유감각, 따뜻한 양수와의 접촉, 그리고 부드러운 모친의 목소리 등 이러한 것들을 함께 공유하고 있는 태아는 태내에서의 일, 배속에서의 일을 확실하게 기억한다. 그러나 이것을 태어난 뒤에 정확하게 기억해내는 것은 어렵다. 그러한 중요한 것은 영원한 기억으로서 뇌 속에 남아있는 것이다. 이것이 16세가 지나고, 20세, 25세 30세가 되었을 때 같은 감각과 만나게 되었을 때 그 사람은 편안하고 훌륭한 환경을 생각하게 되어 달려가 뇌에 쾌감이 되살아나는 것이다.[2]

태생기는 배우자[난자와 정자]의 만남에 의해 수정란이 이루어져 시작되지만 양자의 유전자에 어떠한 문제가 있고 한 인간의 발생에 이상이 생기는 경우가 있다. 그리고 모체라고 하는 환경 속에서 영향을 받아 장애가 생겨나는 경우도 있다. 이러한 문제들에 대해서 차례대로 다루어 보기로 한다.

1. 유전적 요인

1) 수정란의 문제

---

1) 大島 淸, 胎兒に音樂は聴こえるか, PHP研究所, 1988, p.88.
2) 大島 淸, 子供の腦力は9才までの育て方で決まる, 海龍社(東京), 平成16년, pp.122-123.

수정란의 핵(核) 속에는 장래 표현형(表現型)을 만드는 유전자가 통상 46개의 염색체 위에 규칙 바르게 존재하고 있다. 염색체의 수나 구조에 이상(異常)이 나타나는 경우는 염색체 이상이라고 말한다. 염색체 이상으로 인해서 생기는 장애는 염색체이상증후군(染色體異常症候群)이다. 21번째 염색체에 이상이 있는 다운증후군이 가장 전형적인 증후군이다. 단일한 유전자의 결여나 변이(變異)에 의한 것일 경우에는 페닐케톤뇨증(尿症)이나 헌팅톤 무도병(舞踏病) 등이 있다. 복수(複數)의 유전자에 의한 질환은 다인자성(多因子性) 질환이라고 하는데 무뇌증(無腦症), 척추열(脊椎裂), 심장기형 등의 많은 선천성 기형(奇型)이나 일부의 악성종양에 관여하고 있는 것으로 보이고 있다. 유전자의 이상은 부모로부터 전해지는 경우와, 방사선이나 약물 등에 의해 돌연변이(突然變異)가 생기는 경우가 있다.3) 노모토 나오키[野本直記]는 일반집단의 약 10퍼센트는 출생 때부터 생애 전반에 걸친 유전적인 요인이 관련되어 발병한다고 설명하고 있다.4)

2) 정신질환 문제

일반적인 정신질환의 유전연구로서는 우울증을 비롯한 기분장애와 퍼스낼리티 장애, 불안장애 및 물질사용문제, 예컨대 알코올, 담배, 카페인, 위법적인 약물, 대마, 흥분제 등이 있고 환경의 문제로서는 가정환경, 종교성, 도시와 농촌 문제가 있다.5)

---

3) 藤掛永良 編, 發達心理學, 千原美重子, 「胎生期の發達」, 建帛社, 平成8年, p.52.
4) 澤田淳編: 別冊: 發達, 野本直記: 「遺傳相談」, ここまできた早期發見 : 早期治療, こどもの健康と病氣, ミネルヴァ書房, 1987, pp.2-13.

2. 2차적 요인

1) 흡연

예부터 담배를 피우면 태아는 보통보다 작아지거나 조산(早產)이 되기 쉽다고 한다. 담배는 태아에게 있어서 가장 신변에 가까운 유해물질 중의 하나이다. 담배와 그 연기에 포함되어 있는 유해물질은 니코틴과 일산화탄소가 주된 물질이다. 니코틴은 자궁의 혈관을 수축시키고 일산화탄소는 혈액 중의 산소 농도를 저하시키는 작용이 있다. 따라서 태아의 산소부족이나 영양부족으로 연결되고 유산이나 조산, 저체중이나 사산(死産)의 원인이 되기도 한다.6) 간접흡연의 피해도 역시 지적되고 있기 때문에 임신부는 금연해야 하는 것은 물론 담배연기가 있는 곳 역시 피해야 하는 것이다.

2) 알코올

임신부의 음주가 원인으로 되어 일어나는 태아성 알코올증후군의 보고가 있다.7) 엄마가 음주를 하면 태아는 '아, 죽겠네' 하고 생각한다. 술이 자꾸 들어오면 태아는 마치 술항아리 속을 걷고 있는 것 같은 상태로 머리는 아프고 숨을 쉬는 것도 괴롭게 되어간다. 두려움을 느낀 태아는 주먹을 쥐고 힘을 다하여 자궁의 벽을 치거나 발로 차거나 하며 엄마에게 마시지

---

5) Kerry, L. Jang, 安藤壽康 外 1人 監譯, 精神疾患の行動遺傳學, 有斐閣, 2007, pp.81-191 참조.

6) 母性衛生28(2), 佐藤芳昭；「女性と喫煙-美國での現狀分析から」, 1987, pp.272-277.

7) 岩崎庸南・島井哲志編著: 胎兒は訴える-行動異常をもたらすもの, 中村圭佐：「飮酒と胎兒」, 福村出版, 1988, pp.67-113 참조.

말라고 표시를 한다. 기분이 나쁜 상태로 태아는 머리를 절레 절레 흔들 수밖에 없다. 마치 태아는 술의 입자가 자궁이라고 하는 태아의 거실에 가득 차 있는 것 같은 기분이 된다.8)

경도부터 심한 중도의 정신발달지체를 포함한 중추신경계의 장애[소두증(小頭症)이 나타날 확률이 높다], 신체발육 장애, 신체 각 부분의 자잘한 기형의 발생빈도가 높다거나 하는 등의 증상을 들 수 있다. 만성 알코올 중독의 임산부가 아니더라도 보통 정도의 음주 습관이 있는 경우에도 보이기 때문에 임신의 가능성이 있는 여성은 가능한 한 알코올은 피해야 한다.

3) 약물

임산부가 복용한 약이 커다란 희생을 초래하는 경우가 있다. 1953년에 탈리도마이드제(thalidomide劑)가 합성되었는데, 처음에는 무해한 최면제로서 사용되고 있었다. 1961년에 서독에서 '해표지증(海豹肢症)'9)이라고 하는 사지(四肢)의 기형이 발생하고 약물피해가 문제로 되었다. 세계에서 8천 명의 어린이가 피해를 입었다고 한다. 현재 안전하다고 하는 약 역시 앞으로 약물 피해가 예상될 수 있기 때문에 임신 초기의 복약은 의사와의 상담 하에 충분히 주의를 기울일 필요가 있다.

4) 각성제(覺醒劑)

마리화나, LSD, 헤로인, 언페더민, 카페인 등과 같은 각성제

---

8) Willy Breinholst, 島村 力 譯, 胎兒と母親はホントに 會話する?(株) グラフ 社, 平成13, p.59.
9) 해표지증이란 바다표범처럼 손발이 짧게 기형으로 나타나는 병으로 임신 중 수면제인 탈리도마이드 복용의 부작용이며, 단지증(短肢症))이라고도 한다.

도 태반을 통과하여 태아에게 영향을 준다. 각성제 의존의 임신부일 경우 각성제를 다량으로 동맥주사를 한 바 태아의 혈압이 300mgHg까지 상승하고, 대뇌나 망막(網膜)에 출혈이 보이고 있어 매우 위험한 상황으로 되었다고 한다.10)

미국 위스콘신 주의 순회재판소에서 임신 중에 각성제를 함부로 복용한 27세의 여성이 태아학대로 기소되었다고 한다.11) 이 여성은 임신 중에 흡연, 음주, 게다가 코카인, 마리화나, 안페타민, 트랑키라이자를 제멋대로 복용하고 있었다. 1994년 10월에 출산하였는데 신생아의 발육이 불완전하고 1325g밖에 안 되었으며, 오줌에서는 코카인이 검출되었다고 한다. 아동에 대한 학대죄가 태아에게까지 이른다고 하는 것은 미국에서도 처음 있던 경우라고 한다.12)

3. 환경적 요인

1) 환경오염

생활이 편리해지면서 가솔린, 세제(洗劑), 건전지 등이 필수품으로 되고 매년 환경의 오염이 심각해지고 있다. 납, 카드미움, 유기수은(有機水銀) 등은 신경에 대해서 강한 독성을 지니고 있는 것으로 알려져 있다. 유기수은을 함유한 어패류(魚貝類)를 먹은 임부에게서 태어난 태아성 수오병(水俣病) 증의 신생아는 사

---

10) 岩崎庸男, 島井哲志編著: 胎兒は訴える,福村出版, 1988.
11) NewYork時事, 1955年 5月 6日字.
12) 藤掛永良 編, 發達心理學, 千原美重子, 「胎生期의 發達」, 建帛社, 平成8年, p.51.

지(四肢)의 감각장애, 운동실조(運動失調), 발어(發語), 눈, 귀 등의 장애가 있었다. 임신부에게는 영향을 미치지 않을 정도의 미량의 유기수은 일지라도 태반을 쉽게 통과하여 태아에게 커다란 영향을 주는 비참한 공해병의 하나이다.13)

2) 전쟁

세계에서는 민족전쟁, 종교전쟁 등으로 오늘날도 전화(戰禍)의 피해로 고생을 하고 있는 어린이들과 부모들이 있다. 전쟁은 극도의 정신적인 스트레스, 식료품부족 등 인간을 극한의 상태로까지 몰아넣는 것이다. 2차전 당시의 나치의 점령으로 유럽에서는 유산, 사산(死産)이 현저하게 증가하였었다고 한다. 핵실험에 의한 방사능의 영향 역시 고려하지 않을 수 없다. 베트남전쟁에서 사용된 고엽제(枯葉劑)에 함유된 다이오키신은 최기(催奇), 즉 기형발생까지도 일으킬 위험성이 있다고 알려져 있다. 전쟁 종결 후에 베트남에서는 기형아가 출생하고 있었는데 이또한 고엽제와의 관계를 지적하고 있다. 또한 베트남 전쟁에 종군한 미국병사의 자녀의 장애에 대해서도 고엽제와의 관련이 문제시되어 모친뿐만 아니라 부친에게도 영향을 주는 위험성을 시사하고 있는 것이다.14)

3) 기타: 7장 태교 편의 생리적 커뮤니케이션 편을 참조할 것.

---

13) ibid., p.53.
14) ibid., p.54.

Ⅱ. 마음의 장애: 행동기형학

1. 몇 가지의 실험

1) 자궁 속의 소리 조사

태어나자마자 수 시간밖에 지나지 않은 신생아가 울고 있을 때 자궁 속에서 배경음악처럼 들려오던 쿵쿵거리는 맥박과 같은 소리를 들려주면 신생아는 울던 것을 멈추고 조용히 있는다. 최대는 95dB에나 달하는 이 맥이 움직이는 심장의 작용에 의해 혈액이 자궁내의 도관(導管)을 통과할 때 내는 소리로 이를 녹음해서 들려주면 까다롭던 유아를 달랠 수가 있다는 것이다. 그러나 태어난 후의 모친의 심장박동소리는 그러한 효과를 갖고 있지 않으며 메트로놈의 음을 비롯한 여러 가지 연습을 한 인공음을 들려주어도 역시 효과는 없다. 이러한 실험을 한 펜실베니아 대학 심리학자 버튼 S. 로스나에 의하면 '자궁 내의 소리이건 다른 소리이건 자궁 안에서 들었던 소리에 상당하는 레벨로 들려주었을 때만[시끄럽게 우는] 유아를 진정시킬 수가 있다'.[15) 이러한 발견에 근거하여 신경과학자들은 '태아는 언제부터 생각하기 시작하는가?' '태아는 마음을 갖고 있는 것일까?'라고 하는 문제에 대해서 [마치 누구나 성인의 마음의 본질을 충분히 해명해 밝히고 있을까 하는 것처럼] 다양한 억측을 불러일으킨다.

진동하고 있는 음차[音叉: 소리굽쇠] 소리를 임부의 배에 대어 보면 임신 25주 이상의 태아는 심박 수의 증가와 걷어차기와

---

15) R. M. Restak, 河內十郎, 高城薰譯: 乳兒の腦とこころ,新曜社, 1989, p.152.

같은 운동의 촉진에 의해 그 자극에 반응한다고 한다. 이것은 엄밀한 의미에서의 소리 보다는 오히려 진동에 대한 반응을 나타내고 있다고 볼 수 있는 것이다.

2) 심박 수 조사

1982년에 뉴욕의 마운트사이나이 의과대학과 필라델피아의 하네만 의학교의 2명의 의사는 태아가 '마음'을 표현할 수 있는 지의 여부에 대한 문제를 진일보 진척시켜 탐구하려고 연구를 개시하였다.

태아의 심박 수의 패턴을 주의 깊게 모니터 하고 있던 그들은 놀랄 만한 현상을 발견하였다. 통상적인 상태에서는 모체의 배의 자극에 의해서 태아의 심박 수는 1분간에 15박(拍) 정도 많아진다. 그런데 이 심박 수의 증가는 태아가 운동을 개시한 다음에 일어나는 것이 아니라 태아의 운동에 7초에서 10초 선행하여 일어나고 있었던 것이다. 성인의 경우는 운동을 기획하는 것만으로 실제로는 운동이 시작되기 몇 초전부터 심박 수의 증가가 일어나는 것으로 알려져 있지만, 이 두 사람의 연구자는 태아에게서 발견된 운동에 선행하는 심박 수의 증가를 성인에서 볼 수 있는 것과 같은 종류의 것으로 보고 있는 것이다.

"이 심박 수의 증가는 성인의 경우나 태아의 경우도 의식적인 사고나 운동의 입안(立案)을 나타내고 있는 것인지 혹은 단순한 반사활동에 지나지 않는 것인지는 분명하지 않지만, 이것이 더욱 검토해 볼 가치가 있는 흥미로운 현상임에는 틀림이 없다"라고 두 사람은 적고 있다. 어쨌건 태아에게 '마음'이 있는가라고 하는 것에 대한 문제 즉 세포의 수를 센다거나 선유(線維)의 달리는 방법을 추구하는 문제는 신경해부학에서는 해결할 수가 없고 기능을 모니터하는 기술을 구사한 신경과학에 의해서 비로소 답이 분명해지는 것이다.16) 예컨대 대뇌피질의 전두엽의 뉴론은 출생 전에 이미 형성되어 존재하고 있지만, 생후 3세경까지는 어떠한 활동도 하지 않고 '무기능(無機能)'의 상태에 있다. 여기서 잠깐 태아는 마음을 갖고 있는 것인가, 갖고 있다고 한다면 언제부터인가라고 하는 문제는 더 많은 연구노력이 필요할 것이다.

2. 태아기의 사상(事象) 문제

1) 태아기의 환경문제

'태아기에 생긴 사상은 훗날 개체의 생활에 질적인 영향을 미치는 것으로 보이고 있는 지의 여부'라고 하는 문제이다. 학문상의 난처한 문제제기는 필연적으로 그 문제를 해결하기 위한 특수한 학문영역을 낳게 되는 것이다. 태아기의 내적, 외적 환경의 변화가 성장 후의 뇌의 발달에 미치는 영향을 다루고 있는 것은 행동기형학(行動奇型學)으로, 이에 따르면 일반적17)으로는 발달 중의 뇌에 대한 침해는 그것이 언제 생겼는가에 의해 효과가 정해지게 된다.

2) 발달 도중의 뇌의 기질적 손상문제

쥐를 이용한 실험에서는 발달도중의 뇌의 기질적(器質的) 손상은 그 후의 발달에 어떠한 결과를 초래하는가는 뉴론 발생의

---

16) ibid., p.153.
17) 관료주의 표현으로 말하는 '최저선(最低線)'에 해당한다.

타임테이블에 근거하여 예측할 수가 있다. 뇌 속의 다양한 부위에 뉴론이 출현하게 되는 스케줄을 밝힐 수가 있는 것과 마찬가지로 특정 부위의 뉴론에 가중된 침해로 인한 훗날의 행동상의 변화에 대해서도 시나리오를 쓸 수가 있는 것이다. 예컨대 마우스의 과다한 활동은 뉴론 발생의 중기에 뇌에 침해가 더해진 것을 보여주고 있다. 이 임계기(臨界期) 이전 혹은 이후에 생긴 뇌에 대한 '침해'는 거꾸로 활동성의 저하를 초래한다. 이러한 행동장애는 종종 통상적인 것이라고 말해도 좋을 정도이라고 하는 것이다.

버지니아 대학교수로 해부학자인 패트리샤 M. 로디에 박사는 '발달중의 뇌 전체에 생긴 침해의 대부분은 영속적인 행동변화를 초래하지만 한편으로는 그러한 동물은 외관상으로는 정상으로 보전하고 있다'라고 말하고 있다. 외견은 정상적으로 보이는데 정동성이나 행동이 정상에서 크게 벗어나 있는 쥐의 존재를 생각해 볼 수 있지만, 인간에게서도 그러한 사태가 일어날 수 있다는 것을 부정할 수 없다고 하는 것이다.[18]

3. 뇌와 행동의 발달장애

1) 약물의 오용

뇌와 행동의 발달에 장애를 초래하는 사람은 애써 찾지 않아도 주변에서 얼마든지 발견할 수 있을 정도이다. 예컨대 성인의 뇌의 활동을 변화시키는 작용을 가진 약물[19]은 태아의 뇌

---

18) R. M. Restak, 앞의 책, pp.154-155.

에 들어가면 기형을 초래한다.[20] 임부가 결코 트렁키라이자를 복용해서는 안 되는 것은 그러한 이유 때문이다. 트렁키라이자는 임부의 뇌에 작용하여 불안을 진정시키는 효과를 갖고 있지만 동시에 태아의 뇌를 대[臺: 받침]가 없는 것으로 만들고 마는 것이다.

쥐의 실험에 있어서 뉴론 발생의 중기에 쥐의 뇌는 유해물질의 작용을 받으면 뇌의 많은 영역에 그 영향이 나타나게 된다. 발달 가운데서는 극히 단기간에 지나지 않는 이 시기에는 몇 십이라고 하는 조직이나 시스템이 성장을 계속하고 있으며, 그것들이 모두 환영받지 못할 작용을 받고, 그 결과 발달 중의 뇌의 여러 가지 영역에 어떠한 형태로의 이상(異常)이 발생하고 마는 것이다. 유해물질은 그것이 작용하는 시기에 따라서 시각기능, 학습능력, 평형감각 등에 악영향을 준다. 활동성이나 호기심 유발, 탐색행동 등에 미묘하게 영향을 주기도 한다. 유해물질을 극히 약간이라도 복용한 것만으로도 광범위하게 미치는 다양한 장애를 초래하게 되므로 신경과학자들은 하나의 물질-하나의 장애, 즉 특정의 유해물질에 의해서 특정한 장애가 일어난다고 하는 사고방식을 갖게 되었다. 오늘날은 이에 더해 다른 유해물질일지라도 같은 '임계기'에 작용한 경우는 같은 뇌손상이 일어난다고 믿게 되었다. 또 같은 유해물질일지라도 발달의 초기에 작용한 경우와 후기에 작용한 경우에서는 그 효과가 달라지는 가능성도 시사되었다.[21]

---

19) 강력한 트렁키라이자의 일종.
20) 문자대로 괴물을 만들어낸다.
21) R. M. Restak, 앞의 책, pp.155-156.

2) 발달단계에 따른 차이

인간의 뇌의 형성에 있어서 주요한 발생과정의 타이밍은 태아의 주령(週齡)의 관수[關數: 함수]로서 받아들일 수 있다. 예컨대 뉴론의 분열증식은 발생의 최초 4주간 사이에 시작되어 24주까지는 대체로 완료된다. 뉴론이 여러 가지 유형으로 분화되는 것은 14주경부터 시작되어 계속 이어지며 출생 시에 그 피크를 이룬다.

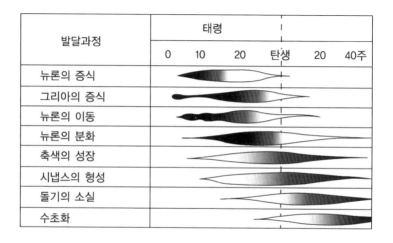

【그림 5-1】 발달과정의 타이밍

뇌가 형성되어가는 과정은 주령(週令)의 관수(關數)로서 나타낼 수가 있다. 태령 10주에서는 뉴론의 증식은 왕성하게 이루어지고 있지만 시냅스 형성은 거의 이루어지지 않고 있다. 태령 20주가 되면 사태는 역전하여 뉴론의 증식이 거의 완성에 가까워지고, 시냅스 형성은 왕성해지고 똑같은 페이스가 탄생 그리고 출생 후에도 계속된다. 발달과정의 대부분은 겹치기 때문에 어느 시기에 뇌가 손상을 받아도 몇 개인가의 과정이 장해를 받게 된다. 위의 그림은 개략을 나타낸 것에 지나지 않고 각 과정의 발달의 타이밍은 뇌 내부의 부위에 따라서 상당히 다르다. 모든 사실과 현상의 정확한 타이밍에 관해서는 잘 알지 못하고 있는 점이 많다.

수면제인 사리드마이드의 비극에 대한 연구는 모체의 최후의 월경부터 세어 34일 이전일까 50일 이후에 약물이 복용되는 경우에는 기형은 생기지 않는다고 하는 것을 밝히고 있고 비극은 극히 단기간에 생긴다고 한다. 39일부터 44일 사이에 복용할 경우는 팔이 완전히 없거나 거의 발달하지 않은 신생아로 태어난다. 42일부터 48일까지 사이에 복용하는 경우는 다리 부분이 짧거나 전혀 없는 상태로 된다. 41일부터 43일 사이의 복용일 경우는 사지(四肢) 만이 아니라 심장에도 영향을 미치고 있다.

사리드마이드를 2주간까지 복용한 경우에는 정상적인 발달이 완성된다.[22] 이와 같이 최종적인 '기형효과'는 원칙으로서 유해물질을 복용한 시기에 의존하고 있다. 특히 다수의 모친이 임신중에 사리드마이드를 복용한 경험을 가지고 있지만 그것이 임계기를 벗어난 시기였을 경우 그들이 낳은 아기들은 오늘날 알려진 바에 의하면 어떠한 이상도 보이고 있지 않았다.[23]

약물의 작용이라는 점에서 보면 일견 잘못된 작용이라고도 여겨지는 이러한 사태는 왜 일어나는 것일 까. 한 가지 설명은 사리드마이드의 대사에 관계하는 효소의 활동성의 차이에 원인이 있다고 하는 견해이다. 태아가 이러한 효소를 활용할 수 있는 것은 극히 한정된 기간만이 아닐 까 여겨지는 것이다. 그러나 이 효소의 활용성의 변화는 강해졌다 약해졌다 하기를 반복하고 그리고 그 변동을 예측할 수 없으므로 임신기간 전체를 통해서 태아에게 손상이 생길 가능성도 생각해 볼 수 있다. 특

---

22) 팔과 다리도 완전하고 심장에도 이상이 없다.
23) R. M. Restak, 앞의 책, p.156.

히 달이 차기 전에 태어나는 조산아의 경우 그 가능성이 높다.24)

4. 조산아의 경우

1) 미세뇌손상 증후군

조산아는 발달 후 학습장애나 미세 뇌손상증후군을 보이는 것으로 알려져 있다. 미세뇌손상증후군은 경도이기는 하지만 신경학적인 검사에 의해서 명확하게 집어낼 수 있는 이상을 수반한 가벼운 협응25)의 장애에 해당한다. 시애틀의 워싱턴대학 의학부의 신경병리학의 연구팀은 출생 후 1개월 이내에 사망한 조산아의 뇌를 조사하고 뇌의 심층부에서 대뇌피질에 미치는 광범위한 손상을 발견하였다. 그들은 이러한 뇌의 이상(특히 조산아에게서 현저한 이상)이 아동기에 분명하게 되는 학습장애나 행동이상의 원인이라고 보고 있다. 나아가 이 뇌의 이상은 조산아들 사이에서도 개인차가 크며 어느 조산아일 경우는 광범위한 손상을 보이고, 다른 아기의 뇌에서는 거의 손상이 없는 것도 밝혀지고 있다.26)

2) 특정 시기의 특정 손상이 문제

경도의 손상일 경우에는 성장 후 어떠한 이상을 보이고 있었는지를 추측할 수는 없다. 표면상으로는 아무런 이상이 보이지 않는 것도 고려할 수 있다. 그러나 학습이나 기억, 충동의 절

---

24) ibid., p.158.
25) 協應: 복수의 기능이 서로 얽혀 작용함.
26) R. M. Restak, 앞의 책, 1989, p.158.

제 등의 면에서 검출하기 어려운 미묘한 장애가 생길 가능성도 있다. 그렇다고 해서 왜 일부의 어린이들이 학습을 어려워하고 법률이 허용하면 금방 '퇴학'하고 마는 것인지를 설명하려고 하는 것은 아니다. 그러나 그러한 어린이들을 가진 부모들이 자녀들에게 화내고 매질하는 것들을 그치는 데는 도움이 될 것이다. '이 아이는 바보다'라고 하는 말은 장래 '이 아이는 임신 제33주부터 34주 사이에 생긴 뇌손상 때문에 피질하의 조직과 두 개의 대뇌 반구를 연락하는 뇌량(腦梁) 간에 이상이 있으며 그 결과 수학에 어려움을 갖고 조용히 앉아 있지 못하고 공간에 대한 이미지를 가질 수 없다'라고 표현할 수는 있을 것이다.[27]

Ⅲ. 뇌의 발달이상

1. 장애발생의 가능성

뇌의 발달에는 세포의 증식, 세포의 이동, 분화, 축색이나 수상돌기의 뻗어남, 그리고 시냅스의 형성 등 많은 단계가 적절한 순서로 더욱이 원활하게 진행되지 않으면 안 된다. 몇 개의 단계로부터 이루어지는 복잡한 과정이기 때문에 잘못 발생할 가능성은 얼마든지 존재하게 된다. 어떤 단계에 막힘이 있어도 뇌의 신경배선에 악영향을 미치고 인식력 등에 장애를 가진 아

---

27) ibid., p.159.

기로 태어나게 될 수 있는 것이다.

더욱이 태아들 가운데는 어떠한 문제도 없다고 하더라도 최후의 출산 과정에서 산도를 통과하면서 여러 가지 원인으로 신생아가 일시적으로 산소부족에 빠지는 경우가 있다. 이러한 경우 신생아는 뇌에 장애를 입게 되어 정신발달에 지체를 보일 가능성이 정상적으로 출산 되는 경우보다도 월등히 높아진다. 미국의 조사에서는 5세에서 17세의 아이들 가운데 IQ 50 이하는 1000명 중 3.6으로 나타났다.[28]

2. 다운증후군

염색체 이상으로 인해서 발생하는 지적장애의 많은 부분은 다운증후군이다. 그 95%는 통상적으로 2개여야 할 21번 염색체가 한 개 더 많은 3개인 것이 그 원인이라고 한다. 다운증후를 가진 아기의 발생률은 수정 때의 모친의 연령과 밀접하게 관련이 있으며, 35세를 넘긴 여성에게서 급격히 높아진다. 1983년부터 95년까지 오스트레일리아에서 실시된 조사에서는 20세 미만의 여성에서는 발생률이 1321명 중에 1명인데 비해서, 20세부터 29세까지는 1214명 중에 1명이었고, 30세에서 34세에서는 636명 중에 한 명, 35세에서 39세에는 212명 중에 1명, 45세 이상의 여성에서는 39명 중에 1명으로 급증하고 있다. 다운증후군의 많은 아기들이 낮은 지능지수밖에 획득할 수 없지만 드물게는 IQ 80에 달하는 어린이도 있었다고 한다.

다운증 환자일 경우 뇌신경세포의 수상돌기가 뻗어가는 방식

---

28) 生田 哲, 腦の健康, 講談社, 2002, p.77.

에 이상이 확인되었다. 나머지 염색체는 다운증후군의 뇌의 구조나 행동의 이상에 어떻게 관계하고 있는 것인지 나머지 염색체를 가진 쥐를 대상으로 그 뇌의 구조와 행동을 조사해 본 바 다운증후군과 상당히 유사하였다고 한다.29)

3. 취약한 X염색체 증후군

유전적인 지적장애의 발생으로 아마도 가장 커다란 요인은 X성염색체 상에 취약한 부분이 있음으로 인해 발생하는 취약한 X염색체 증후군이다. 주사전자현미경(走査電子顯微鏡)으로 X염색체를 관찰하면 취약한 부분이 이지러져 보인다고 한다. 환자는 이 부분의 DNA가 불안정하고 분해되어 떨어져 나간 듯하였으며 이러한 이상이 있는 사람은 얼굴이 길고, 귀가 크며, 삐죽 나온듯한 턱 등의 특징적인 얼굴 모습을 하고 있고, 인지력(認知力)에서 여러 가지 정도의 문제를 보였다.

성(性)을 결정하는 것은 성염색체이다. 부모에게서 각기 X염색체를 받아들이면 XX의 배합으로 여성으로 된다. 부친으로부터 Y와 모친으로부터 X를 받아들이면 XY의 배합으로 남성이 된다. 이 취약한 X염색체 증후군의 원인은 X염색체상의 유전자 이상이기 때문에 X염색체를 두 개 갖고 있는 여성은 보인자(保因子)가 되는 것만으로 발증 되지 않고 색맹이나 혈우병처럼 남성에게만 나타나는 특징이 있다.

영국에서의 조사에서는 출생한 남아 1500명에 1명이 취약 X염색체증후군의 환자였다고 한다. DNA의 약한 곳은 CGG라

---

29) ibid., pp.77-78.

고 하는 3염기[triplet]가 한 단위로 되어 반복되는 것이다. 이것을 3염기 반복배열(triplet repeat)이라고 한다. 3염기 반복배열은 많은 사람에게서 6회로부터 53회를 볼 수 있다.

그런데 이 수는 정자나 난자가 생길 때 변화하는 것이다. 예를 들어서 50회의 배열을 가진 부친이 그 아기에게는 100회의 반복을 줄 수가 있다고 한다. 그러나 51회부터 200회의 반복을 하는 배열을 가지고 있어도 발증은 하지 않기 때문에 어린 이에게는 이상은 볼 수 없다. 그런데 그 아이의 자녀에게 있어서는 200회를 넘어서 반복한다. 이렇게 되면 취약한 X염색체 증후군을 발증하게 된다. 즉 세대에서 다음세대로 넘어갈 때 반복의 횟수가 늘어나는 것인데, 이러한 시스템은 의문으로 남아있는 것이다.30)

4. 페닐케톤뇨증

인간 유전자는 성염색체 이외의 상염색체(常染色體)에서는 반드시 각기의 부모로부터 한 개씩 받은 2개로 한 쌍이 되어있다. 그래서 한쪽 편에 결손이 있어도 다른 쪽 편이 정상이면 발증이 일어나지 않지만, 양쪽 모두 결손이 되면 발증하게 되는 병이 있다. 이러한 유형의 유전병을 상염색체 열성유전이라고 하며, 페닐케톤뇨증은 그 대표적인 것이다. 이 병은 페닐아라닌을 치론신으로 변환시키는 페닐아라닌 분해효소의 유전자가 결손되어 발생하는 것이다. 페닐아라닌이 변환되지 않고 뇌 안에 축적되는 병으로서 방치해 두면 무거운 지적장애에 빠진

---

30) ibid., pp.78-79.

다.

평균적으로 약 50명에 1명은 페닐케톤뇨증의 보인자(保因者)이다. 보인자란 부모 어느 한 쪽에 유래하는 유전자만이 결손되어 있는 경우로 발증은 하지 않는다. 발증하게 되는 경우는 앞에서 언급한 바와 같이 양쪽편의 유전자가 결손된 경우로 태어난 아기 1만 명 가운데 한 명의 비율을 보인다고 한다. 다행스런 페닐케톤뇨증은 생후 수일이내에 실행되는 크리닝31)에 의해서 발견될 수 있다. 페닐케톤뇨증이라고 알게 되면 보통의 모유나 분유가 아니고 저페닐아라닌 분유를 사용한다. 그것으로 뇌의 장애를 적극적으로 억지 시킬 수가 있기 때문에 조기 발견이 아주 중요하다.32)

5. 윌리암스증후군

염색체 결손의 또 하나의 예가 윌리암스 증후군이다. 7번째 염색체의 일부가 결손되어 발증 하는 경우이다. 결손영역은 개인차가 있지만 일래스틴(elastin) 유전자를 포함한 영역인 것이 공통적이다. 일래스틴은 피부, 혈관, 근육 등의 탄력성을 생산해 내는 물질로 이것이 만들어지지 않는 윌리암스 증후군의 환자일 경우 피부나 혈관계에 이상이 나타난다. 넓은 이마에 작은 머리, 들쳐진 코, 작은 턱이라고 하는 얼굴모습이 특징으로, 주된 증상은 대동맥 등의 협착, 작은 키, 저 체중 등 외에 유아기(幼兒期)에는 고칼슘혈증이 나타난다.

---

31) 혈액 중의 페닐아라닌의 양을 보는 것.
32) 生田 哲, 앞의 책, pp.79-80.

정신적인 발달이 지체되는 경우도 있고, IQ 검사에서는 대체로 40에서 79의 중정도의 지적지연 상태를 보인다. 이들이 특히 서투른 것은 조각들을 맞추는 퍼즐의 전체를 구축하는 검사이다. 그리고 음(音)에 대해서 이상할 정도로 민감하게 반응하거나 한다. 초기에는 언어발달에도 지체를 보이지만 귀로 들은 말을 외우는 것은 능숙하기 때문에 말을 할 수 있게 되면 풍부한 어휘량을 보이며 말이 많게 된다. 그리고 학령기 이후에는 과다행동이나 주의력 결핍을 보인다.

MRI검사로 그들의 뇌를 조사해 보면 대뇌가 약간 수축되어 있으며 해부결과에서도 뇌의 신경세포가 보통보다도 조밀하게 짜여 있고 이상할 정도로 서로 겹쳐 있는 것이 확인되고 있다. 예컨대 일본에서는 2만 명에 1명의 발생률을 보인다고 한다. 그러나 구미에서는 1만 명에 1명으로 되어있다.[33]

IV. 뇌 발달이상의 요인들

1. 최기(催奇) 물질에 주의

최기물질이란 약물이 기형발생을 일으킬 위험성이 있는 물질을 말한다. 유전자 이상을 일으키는 원인은 다양하지만 모친이 임신 중에 약물을 섭취하고 감염증에 걸리고, 영양부족에 빠지고 혹은 과대한 스트레스를 받는 것 등으로도 태아의 발달에

---

33) ibid., pp.80-81.

장애가 발생할 수가 있다. 예를 들어서 사리도마이드 사건에서는 임신부가 임신초기에 복용한 수면제인 사리도마이드로 인해서 사지(四肢)나 내장에 장애를 가진 아기가 탄생하였다.

사이도메가로 바이러스로 감염된 모체에 의해서 탄생한 아기에게 정신의 발달지체가 발생하는 경우가 있다. 그리고 임부가 임신 4개월 이내에 풍진(風疹)바이러스에 감염되면 태어나는 아기가 귀 등의 감각기관의 장애나 정신의 발달지연 등의 '풍진증후군'으로 고생하는 경우가 있다. 이와 같이 태아에게 기형을 발생시키는 원인으로 되는 물질이나 바이러스를 '최기물질'이라 부르고 있다. 최기물질은 모두가 태반을 경유하여 태아에 이르고 있는 것이다.

최기물질에 접하는 시기가 임신의 초기이면 초기일수록 태아가 받는 위험은 심각하게 된다. 초기의 태아(胎芽) 단계에서는 뇌 등의 중요한 장기로 되는 세포는 아직 극히 적은 수에 불과하기 때문에 오직 하나의 세포가 약물에 접하게 되거나 바이러스에 감염되거나 하는 것만으로도 태아(胎芽) 전체에 악영향이 미치기 때문이다.34)

2. 스트레스에 주의

또한 임신 중에 모친의 흥분이나 과대한 스트레스는 역시 태아에게 악영향을 가져다 줄 가능성이 있다. 예를 들어서 임신부가 흥분을 하면 아드레날린이 혈액 중에 방출 되는데, 이것이 태반을 통해서 태아에게 전해지고 태아의 고동(鼓動)이 빨라

---

34) ibid., p.82.

진다는 것이 알려져 있다. 모자간에는 탄생이전부터 커뮤니케이션을 개시하고 있는 것이다.

임부가 과대한 스트레스를 받게 되면 남자 아기의 태아는 정소(精巢)에서 방출된 안드로겐이 태아의 뇌에서 충분하게 작동을 하지 않는 경우가 있다. 혹은 스트레스로 인해서 안드로겐의 생산 그 자체가 억제를 당한다고도 생각할 수 있다. 그 때문에 태아는 정신적으로나 육체적으로나 남자로의 변신이 불충분해지는 것이다. 유전적으로는 완전한 남성임에도 불구하고 뇌와 성기는 불안전한 남성으로 태어나게 되는 원인의 하나로 생각할 수 있다.

그러므로 임신을 알아차리게 되면 여성은 생활태도를 충분하게 신중하지 않으면 안 된다. 위험성이 높은 약물은 결코 섭취해서도 안 되며, 감염증이나 백해무익한 스트레스를 피하지 않으면 안 된다. 부부싸움은 물론 친구관계라든가 지인들과의 말다툼도 피하고 좋은 관계를 유지하여 건강한 아기를 낳도록 하는 것이 중요하다.35)

3. 태아성 알코올증후군

임신 중에 술을 마신 여성에게서 태어난 아기에게 지능이나 발육에 장애가 보인다고 하는 사례가 있다. 예를 들어서 알코올 중독의 여성에게서 태어난 아기의 40%에서 뇌의 구조와 행동에 분명한 이상이 발견되었다. 이것이 태아성 알코올증후군이다. 태아성 알코올증후군의 아기가 탄생하는 것은 일본의 경

---

35) ibid., p.83.

우 1만 명에 1명, 미국에서는 1천명에 1명이다. 태아성 알코올 증후군의 원인에 대해서는 동경의과 치과대학과 독일의 훔볼트 대학의 공동연구팀이 태아의 뇌신경세포의 대량사(大量死)라고 하는 것을 보고하고 있다. 이 공동팀은 인간의 임신후기에 상당하는 생후7일의 새끼 쥐에서 알코올을 피하에 주사를 하였을 때와 하지 않았을 때의 뇌의 신경세포가 죽는 수를 조사하였다.

발달과정에서는 아포트시스에서 일정수의 뇌신경세포가 죽었는데, 알코올을 주사한 새끼쥐에서는 주사하지 않은 새끼쥐보다 죽은 신경세포의 수가 15배나 많았던 것이다. 이것은 인간의 임신후기에 있어서의 알코올의 악영향을 보여주는 새로운 증거인 것이다. 인간의 뇌의 발달은 물론 임신초기가 가장 중요한 것이지만 특히 임신초기에 술을 마신다고 하는 것은 태아의 뇌에 악영향을 크게 주는 것임을 알 수 있다.36)

음주가 저연령화 되면서 음주하는 여성이 늘어나고 있기 때문에 우리나라에서도 태아성 알코올증후군의 아기가 증가하는 점에 염려를 하게 된다. 고대 그리스의 철학자 아리스토텔레스는 '어리석은 술 취한 여성은 자신과 마찬가지로 불쾌하고 무기력한 아기를 낳는다'라고 심하게 비난하고 있다.

4. 담배의 위험

임신 중의 여성이 담배를 피우면 태어나게 되는 아기에게는

---

36) ibid., p.84.

분명한 악영향이 보인다. 흡연율이 높을수록 아기는 가볍고 작아지는 경향이 있는 것이다. 예컨대 일본의 후생노동성의 '유유아 신체발육 조사보고서, 2001,10'에 의하면 담배를 피우지 않는 모친으로부터 태어난 아기는 체중이 평균 3100g, 신장은 평균 493mm이었다. 이에 반해 1일 11개비 이상의 담배를 피우는 모친으로부터 태어난 아기에서는 체중이 2970g, 신장이 484mm로 작았다.[37) 담배가 끽연자 본인의 문제보다 태어나면서부터 악영향을 받게 되는 아기의 문제가 더 크다고 보지 않을 수 없는 것이다.

---

37) ibid., p.85.

제6장 유전

Ⅰ. 유전이란 무엇인가

1. 유전이란

1) 인간의 유전

유전(遺傳 : heredity, inheritance)이라고 하는 현상은 부친의 정자와 모친의 난자를 통해서 부모로부터 자녀에게로 유전물질이 전해지는 것으로 일어난다. 정자와 난자가 수정된 후 280일 정도로 눈에도 보이지 않는 수정란에서 손, 발, 머리 등의 5체(五體)를 갖는 사람으로 성장한다. 이것은 학문적으로는 유전자(gene)의 프로그램에 의해서 진행되는 발생과 분화라고 하는 과정이다. 인간의 행동이나 능력, 성격과 같은 심리학적 형질(形質)의 형성과 발달에 있어서 유전과 환경의 두 요인의 관련성을 이해하는 것은 중요하다. 생명활동을 생산해내는 유전자는 40억 년 전에 2중나선의 분자구조를 가지고 자기복제를 할 수 있는 DNA로서 탄생하고, 다양한 시간 단위로 변화하는 환경에 적응할 수 있는 구체적 형질로서 발현하는 다양한 표현형, 또는 현형(顯形: phenotype)으로 되고, 오늘날에 이르는 진화의 과정을 거쳐 방대한 생물다양성을 만들어내고 있다. 유전정보는 생물의 표현형의 형태적 특징만이 아니라 행동적 특징의 형성도

맡고 있고, 인간의 심리적 형질(形質)도 그 하나의 양태이다.[1]

20세기의 생명과학은 멘델[Mendel: 1822-1884]의 유전법칙의 재발견으로부터 시작되었다. 1865년에 멘델은 3만 그루[株] 이상의 완두콩대를 이용한 8년간에 걸친 실험으로부터 유명한 '유전의 법칙'을 발견하였다. 그러나 이 중요한 발견은 당시에는 전혀 평가받지 못하고, 1900년이 되어 3인의 식물학자에 의해 재발견되었다. 멘델은 유전하는 성질[형질: 形質]을 담당하는 무엇인가 입자성(粒子性)의 단위가 있다고 생각하고 있었다. 이것이 지금 말하는 '유전자'이다. 그 후 이 유전을 담당하는

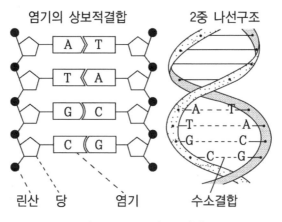

【그림 6-1】 DNA의 2중나선 구조

물질의 탐색이 50년 가까이 전개되고 DNA가 그 정체라고 하는 것이 판명되었다. 그리고 1953년 DNA의 이중나선구조 <그림 6-1>이 왓슨(Watson, J. D.)과 클릭(Crick, F. H. C.)에 의해서 밝혀지고, 20세기의 새로운 생물학인 분자생물학이 나타나게 되었다.[2]

---

1) 藤永保 監修, 最新心理學事典, 平凡社, 2013, p.16.

2) DNA의 구조

DNA는 디옥시리보스라고 하는 당에 아데닌[A], 티민[T], 시트신[C], 구아닌[G]이라고 하는 염기가 결합한 단위가 린산기[酸基: phosphate group]를 매개로 하여 연결된 기다란 사슬 형태의 구조를 하고 있다. 염기-당-린산으로 되는 단위를 뉴클레오타이드(nucleotide)라고 부른다. 사람의 세포에서 DNA는 핵이라 불리는 부분의 염색체(chromosome) 속에 주로 존재하고 있다. 사람에게는 크기의 순서로 1번에서 22번까지와 남녀를 결정하는 X와 Y의 합계 24종류의 염색체가 있다. 염색체에 존재하는 DNA가 사람이 살아가기 위해 필요한 모든 유전정보를 담당하고 있다. 이와 같은 유전정보의 세트를 '게놈'이라 부르고 그것을 담당하고 있는 DNA를 게놈DNA라고 부른다.

유전정보가 DNA의 구성분인 A, T, C, G의 4종의 염기의 배열 방식에 있지만, 그러나 겨우 4가지의 구성 성분으로 이루어진다고 하는 DNA의 단순한 구성에 비하여 생물이 지닌 게놈 DNA은 너무나도 크며, 최소의 바이러스 게놈DNA에서도 약 5000 뉴클레오타이드로부터 사람의 DNA는 약 30억 뉴클레오타이드로 이루어져 있다.3) 2중나선구조가 밝혀진 다음에도 유전자의 정보가 DNA 속에 구체적으로 어떻게 기록되어 있는지는 아직도 수수께끼 그대로인 것이다.

2. 유전의 구조

1) 유전정보의 메커니즘

---

2) 榊 佳之, ヒトゲノム, 岩波書店, 2001, p.3.
3) ibid., p.26.

세포핵 가운데 있는 DNA에 쓰여진 유전정보는 mRNA(전령리보핵산)에 전사(轉寫)되어 단백질을 합성하는 것으로부터 발현한다. 이 메커니즘이 알려져 있지 않았던 시대에는 생식세포 가운데 태어나오는 아기의 구조가 사전에 이미 존재한다고 하는 전성설(前成說: preformation)을 믿고 있었으나 생물의 발생과정이 분명해지게 된 18세기에는 부정되고 생물은 그 과정에서 서서히 만들어져 간다고 하는 후성설(後成說: epigenesis)이 우세하게 되었다.

부모세대로부터 자녀세대로 형질(形質)이 전달[유전]되는 구조를 해명한 멘델(Mendel, G. J.)은 어떤 표현형의 배후에 양친으로부터 하나씩 이어받은 유전자가 대(對)로서 짜인 유전형 또는 원형(元型: genotype)이 있고, 그 대립유전자끼리는 한 편이 다른 편에 대해서 우세하게 작용한다고 하는 '우성의 법칙', 대립유전자가 부모로부터 자녀에게 이어받게 될 때 두 개로 갈라져 그 한쪽만이 전해지고 자녀세대에서 새로운 짜임새로 분리한다고 하는 '분리의 법칙', 다른 형질을 관장하는 유전자는 각기 독립적으로 유전한다고 하는 '독립의 법칙'을 발견하였다.

단일유전자에 대해서 발견한 이 '멘델의 법칙'은 심리적형질과 같은 다유전자(多遺傳子: polygene)의 경우에도 들어맞고, 그 결과 한 쌍의 양친으로부터도 다양한 유전자형을 가진 아이가 태어나고 혈연자 간에서는 유전에 의한 유사성과 함께 유전에 의한 차이까지도 만들어낸다.

2) 후성유전의 메커니즘
그리고 분자생물학에 의해 유전정보가 후생적(後生的)으로 발현하는 과정이 분자레벨에서 해명되게 되자 그것은 자동기계와 같이 결정론적인 것이 아니라 발생, 발달과정에서 받게 되는 다양한 환경의 영향에 적응해야 할 복잡한 조정기능이 작용하는 것임을 알게 되었다. 특히 RNA에의 전사(傳寫)가 DNA에의 후생적 화학적 변성(變性) 즉 후성유전에 의해서 조정되는 메커니즘은 유전과 환경의 다이나믹한 상호작용과정을 해명하는 열쇠가 되는 것이다.

인간의 유전정보는 23대 46본의 염색체 상에 올라 있는 30억의 염기대(鹽基對)에 묻혀 있던 2만여 개의 유전자에 의해 맡겨져 있다. 인간과 침팬지의 염기배열의 차이는 불과 1.23%, 다른 사람끼리의 염기배열의 차이에 이르러서는 0.1%에 지나지 않는다. 즉 압도적인 유전적 보편성이 동종(同種) 안에서 뿐만 아니라 이종(異種) 간에도 존재한다.

동시에 같은 인간끼리의 사이에 있는 0.1%의 염기의 차이도 30억에 대해서는 300만에 상당하고, 그 하나가 달라도 다른 단백질을 코드하는 유전자로 될 가능성이 있다. 이 유전자다형(遺傳子多型: genetic polymorphism)의 존재가 생물의 개체차(個體差)의 원천이다. 이와 같이 DNA의 분자구조에는 생물의 보편성과 개별성의 양측면이 묻혀 있는 것이다.[4]

3. 유전자

1) 유전자로부터 단백질로

---

4) 最新心理學事典, 2013, p.17.

2중나선구조 이후의 연구에서 DNA의 염기A, T, G, C의 배열[연쇄성] 가운데 유전자(gene)라고 하는 의미 있는 정보가 점점이 묻혀 있다고 하는 것을 알게 되었다. 유전자가 기능을 할 때에는 우선 그 부분이 RNA[리보핵산]이라고 하는 물질에 복제되는 것이다. 이것을 전사(轉寫)라고 하며, 만들어지는 RNA를 메신저 RNA(mRNA)라고 한다. 이어서 mRNA의 정보를 바탕으로 단백질이 만들어진다. 이것을 '번역'이라고 부른다.

단백질은 유전자의 기능을 실행하는 물질 아미노산이라고 하는 단위 물질로부터 되어 있다. 생물은 20종류의 아미노산을 사용하고 있는데 그 20종류의 아미노산의 나열방법에 따라서 다양한 기능을 갖는 단백질이 생산되는 것이다.[5] 유전자는 이 단백질의 아미노산의 나열 방법을 결정하고 있는 것이다.

2) 유전자의 유형

유전자의 구조의 해석이 진척됨에 따라서 유전자 속에는 구조나 작용의 면에서 매우 유사한 것이 있다고 하는 것을 알게 되었다. 그들에게는 2가지의 유형이 있다. 하나는 구조전체가 아주 유사하고 기능 역시 상당히 가까운 동지라고 하는 것이고, 또 하나는 구조적으로나 기능적으로나 일부만이 유사한 유형의 것이다.

전자의 집단은 유전자 가족이라고 하여 헤모글로빈을 구성하는 글로빈(globin)의 유전자군이 그 전형적인 예이다. 후자의 경우는 슈퍼가족이라고 하는데, 예를 들어서 호르몬 수용체[6] 유전자의 동지가 거기에 해당된다. 게놈 DNA는 사람의 일생과

---

5) 榊 佳之, 앞의 책, p.28.
6) 호르몬과 결합하여 세포나 장기의 기능을 조절하는 단백질.

같은 시간적인 스케일에서는 면역항체 유전자 등 몇 가지의 예외를 제외하고 안정적으로 변화하기 어려운 것이다. 그러나 유전자 가족이나 슈퍼가족의 존재로부터 게놈DNA가 진화라고 하는 시간 스케일에서는 다이나믹하게 재결합하고 재구성하기를 되풀이해 온 것을 읽을 수가 있다.

헤모글로빈은 생물계에 널리 분포되어 있기 때문에 더욱 여러 가지 생물의 글로빈 유전자를 조사하여 비교해 볼 수가 있다. 그 결과 그들의 구조는 서로 유사하고 글로빈유전자의 가족은 하나의 선조형의 유전자에서 중복과 변이를 되풀이하며 성립되어 온 것으로 볼 수 있다. 즉 훨씬 오래 전의 조상 선조형 유전자가 중복되고 각각 독립적으로 염기 배열의 변화를 일으키는 돌연변이가 조금씩 축적되어 간신히 성질이 다른 알파 사슬과 베타사슬로 갈라지고 그 후 다시 중복과 변이를 거듭하여 오늘날의 알파 글로빈유전자 집단 혹은 베타 글로빈유전자 집단이 성립된 것으로 보고 있다. 또 헤모글로빈과 마찬가지로 산소의 운반을 하는 미오글로빈의 유전자 역시 에키슨과 인트론의 구성이 글로빈과 아주 닮아 있으며 알파 사슬과 베타 사슬의 성립 이전에 글로빈과 분기(分岐)한 것으로 글로빈 유전자 가족의 회원으로 보고 있다.7)

4. 게놈

1) 게놈은 세포의 핵 속에 존재한다

우리들의 생명은 게놈(genome)이라 부르는 A[아데닌], T[티민],

---

7) 榊 佳之, 앞의 책, 2001, pp.30-32.

C[시트신], G[구아닌]의 4문자로 된 암호에 의해 그려지고 있다. 물론 게놈의 정체는 DNA라고 하는 물질이다. 인간의 경우는 문자 수가 32억이 있다. 약 4-5만의 문자에 의해 하나의 단백질이 만들어지기 때문에 이 덩어리를 유전자라고 부르는 것이다. 인간에게는 3.5만 개의 유전자가 잇고, 이로부터 만들어진 단백질이 신체를 만든다. DNA 전체에 커다란 변화가 없으면 우리들 모든 인간은 같은 종류의 단백질을 만들고 있는 것이다.[8]

게놈에는 2 종류가 있다. 하나는 부친, 또 하나는 모친에 유래하는 것으로 인간은 2세트의 게놈을 갖고 있는 것이다. 이 2세트의 게놈은 세포핵 가운데 엄밀하게 1조(一組)만 들어 있고, 이것은 우리들 신체의 어느 세포를 취해도 똑같다.[9]

생명체로서의 최소단위는 세포이며 그 속에 있는 핵에 게놈이 존재한다. 따라서 핵을 꺼내어 게놈을 다른 세포로 옮겨 대체시킬 수도 있는 것이다. 게놈 이외에 거의 세포 기능을 갖지 않는 바이러스라고 하는 생명체도 있다.

무엇보다 중요한 게놈은 세포의 핵 속에 존재한다. 세포의 모든 활동의 원천이 되는 에너지는 미트콘드리아 라고 하는 세포내 소기관에 의해서 화학에너지로서 생산된다. 리보솜은 핵의 유전자가 전사(轉寫)된 mRNA를 단백질로 번역하는 장소이며, 골지체[Golgi체: 세포질 안의 망상 또는 입상(粒狀) 조직]은 세포내에서 외부로 단백질을 분비하는 중요한 역할을 해내고 있다. 리소솜은 세포내의 불필요한 단백질을 분해하여 재이용하는 역할

---

8) 그러나 일란성쌍생아라 해도 환경에 의해서 성장은 달라질 수 있다.
9) 물론 예외가 있는 것은 생식세포라 불리는 정자와 난자의 핵 속에는 한 세트밖에 들어있지 않다.

을 한다.10)

2) 생명체를 구성하는 기본단위는 세포이다

　한 채의 집이 부엌부터 목욕실, 침실, 식당, 화장실을 갖추고 있듯이 한 개의 세포 역시 생명의 기본적인 기능을 모두 갖추고 있다. 생명체의 기본적인 기능은 우선 첫째로 자신과 똑같은 것을 만들어 자손을 늘리는[자기복제] 것을 들 수 있다. 세포는 부모에게서 한 쌍씩의 게놈을 이어 받는다[2배체]. 세포의 복제에는 우선 부모로부터 각기의 게놈의 복제(replica)를 만들어 4배체로 된 다음 세포분열에 의해서 분열하기 전과 똑같은 한 쌍씩의 게놈[2배체]을 갖는 세포를 2개씩 만들어낸다.

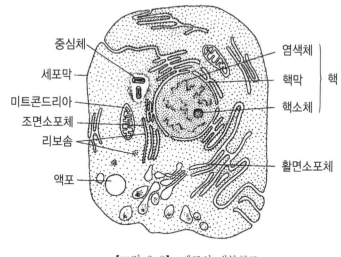

【그림 6-2】　세포의 내부구조

---

10) 本庶 佑, ゲノムが語る生命像, 講談社, 2018., p.38.

생명체의 두 번째 특징으로서는 자기 스스로 신진대사를 행하는 것이다. 세포는 영양분을 취하고 에너지를 획득한다. 세포를 일정한 상태로 유지하기 위해 자기제어를 할 수가 있다[자율성].

세 번째로는 생명체는 외계에 반응할 수가 있다. 세포는 모두 세포표면에 다수의 수용체(受容體)를 가지고 있고 TV나 라디오의 안테나 혹은 쌍안경과 같이 다양한 정보를 외부로부터 세포 안으로 받아들일 수가 있다. 그 결과 세포는 외계의 변화에 대응하여 스스로의 내부환경을 신속하게 변화시킬 수가 있는 것이다[적응성]. 이와 같은 세포의 기능을 담당하고 있는 것이 여러 가지 세포 내의 소기관인 것이다. 세포의 수용체(receptor)는 세포의 외측을 에워싸고 있는 세포막에 감싸여져 모든 종류의 정보를 받아들인다. 이 세포막은 세포내와 외부의 환경을 확실하게 구별하는 중요한 '벽'이다.

세포를 구성하는 화학물질로서는 유전자인 DNA 외에 단백질이 중요하다. 단백질은 20종류의 아미노산이 다양한 순번으로 연결되어 이루어지지만 그 결과로 복잡한 기능을 갖는 다양한 분자를 만들어 낸다. 일반적으로 말해서 세포의 다종다양한 생활활성을 결정하고 있는 것은 단백질인 것이 많다. 다당류(多糖類)나 지질(脂質)은 구조적인 지지체(支持體)로 되어 있는 경우가 많다. 예를 들어서 지질은 세포막을 구성하는 중요한 성분이다. 그러나 당이나 지질이 단백질의 기능제어나 세포내의 정보전달을 행하는 예도 적지 않다. 또 당은 글리코겐으로서, 지질은 중성지방으로서 중요한 에너지의 저장고로 되어 있다.

이들의 세포구조물 가운데 유전자에 의해서 직접 그 구조가 정해져 있는 것은 단백질뿐이다. 이에 대해서 다당류나 지질은 유전자에 의해서 구조가 정해진 단백질의 하나인 효소가 그 특이성을 발휘하여 일정한 구조물을 만들어 내는 것이다. 따라서 다당류나 지질은 유전자에 의해서 간접적으로 그 구조가 규정된다고 볼 수 있다.11)

II. 심리유전학

1. 심리유전학이란

심리유전학(心理遺傳學: psychological genetics)이란 인간이나 동물의 심리를 유전학의 입장에서 연구하는 학문이다. 심리에는 정상심리(正常心理)와 이상심리(異常心理)가 있고 후자는 정신치료의 대상이다. 또 인간심리의 연구에는 동물심리의 연구 즉 비교심리학의 연구성과로부터 참고자료를 얻을 수가 있다. 마치 인류유전학의 연구에 동식물의 유전학으로부터 많은 것을 배우는 것과 같다. 그리고 동물심리학에도 유전학과의 관련이 있다.12)

자연과학으로서의 심리학은 본질상 생물학과 밀접한 관계가 있는 것이고 오히려 생물학의 일부분으로서 존재하는 것으로 볼 수 있다. 그러나 그 연구대상이 형태 없는, 종종 추상적 성

---

11) ibid., pp.39-40.
12) David, P. R. & L. H. Snyder, 1962, Some interrelations between psychology and genetics, 1~50, Koch, S.(ed.) Psychology, A Study of Science, McGraw-Hill.

격의 것이기 때문에 구체적이고 객관적으로 표시 또는 계측하기가 어렵다. 이것이 심리학의 본질적인 난점이다.

2. 심리유전학의 연구문제

통상 심리학의 연구대상으로 되는 것으로서는 주로 지능, 기질, 행동, 성격 등이 있다. 이들 가운데 우선 지능을 보면 이것은 거의 학자들 간에 일치한 계측법(計測法)이 있어서 심리학의 연구대상 중에서는 처리하기가 좋은 것으로 보고 있다. 기질이라든지 성격에 대해서는 이들에 대한 유전 대 환경의 영향을 보는 쌍생아에 의한 방법 이외의 법으로 카텔[CATEL: 1963]의 M.A.V.A.法[multiple abstract variance analysis: 다추상변량분석법]이라고 하는 것을 소개한다. 이것은 개인에 대하 환경의 영양으로서 특히 가정환경에 중점을 두는 것이지만, 일반의 유전학에서 사용하는 분산분석(分散分析: variance analysis)의 법을 채용한 것이다.

인간의 행동에 대한 연구는 먼저 원시적이고 무의식적인 세계로부터 착수를 하는 것이 좋을 것이다. 이들에 대해 객관적으로 계측하고 또 그 기본이 되는 뇌(腦) 속의 변화를 생화학적 또는 물리적으로 찾아내 계측하는 방법이 필요한 것이다.13) 그리하여 정상심리의 이해는 물론 이상심리(異常心理)로서의 정신치료문제라든지 범죄심리의 문제 등을 보다 과학적으로 접근할 수 있게 될 것이다.

---

13) 駒井卓, 人類の遺傳子, 培風館, 昭和54, pp.194-196 발췌.

요컨대 인간의 심리유전학의 연구는 인간에게 특유한 정신기능의 기본적 지식을 공급하는 공급원으로서도 중요하고 또 그 발전적인 연구는 자연과학으로서의 유전심리학의 연구과제가 될 것이다.

3. 마음의 유전문제

1) 마음도 몸과 같은 유전율

그러면 제일 중요한 마음[心]이라고 하는 것은 유전적이라고 말할 수 있을까. 신체적, 병리적 형질과 같이 심리학적인 형질에 대해서 일란성과 이란성의 유사성을 비교한 것을 <그림 6-3>에 들고 있다.

우선 지능이나 학업성적과 같은 인간의 인지적 능력에 관한

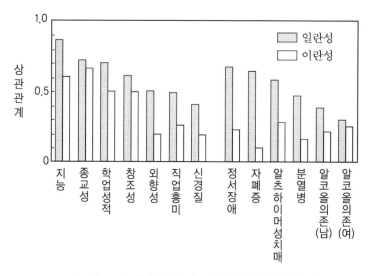

【그림 6-3】 심리적형질에 있어서의 쌍생아의 유사성

형질에 대해서는 어느 것이나 일란성 쌍둥이의 유사성이 이란성 쌍둥이의 그것을 크게 웃돌아 유전적인 영향력이 무시할 수 없는 것임을 알 수 있다. 이러한 영향력은 다양한 질병과 마찬가지인지 그 이상으로 커다란 것인지를 알 수 있을 것이다. 마찬가지로 외향성이나 신경질[정서안정성] 등의 퍼스낼리티에 관한 유전적 영향력도 크다. 나아가 정신분열증이나 정신장애[조울증]와 같은 정신질환에 대해서도 일란성과 이란성의 유사성의 차이는 더욱 크며 매우 높은 유전규정성이 있는 것을 보여주고 있다.

물론 창조성이나 종교성과 같이 유전 규정성이 적은 형질도 있다. 여기서 창조성이라고 하는 것은 단추를 보통 사용하는 방법 이외에 별도의 유니크한 사용법이 될 수 있을 까 하는 그와 같은 테스트로 측정되는 것이며, 말하자면 생활의 지혜의 능력과 같은 것이다. 또한 종교성은 어느 정도 열심히 사찰이나 교회에 다니는가 하는 것과 같은 것이다. 이것들은 어느 쪽이나 가정에서의 습관과 관련되어 있으며 그 때문에 유전적인 자질에는 별로 관련이 없는 것이다. 이와 같이 유전적인 영향력이 적은 심리적인 형질이 있다는 것은 말할 것도 없다.

여기서 중요한 것은 심리적 형질은 신체적, 병리적 형질과 마찬가지로 유전규정성이 높은 것도 있고 낮은 것도 있다고 하는 것이다. 즉 심리적 형질이기 때문이라고 해서 신체적, 병리적 형질 보다도 유전의 영향이 적다고 하는 것은 결코 아닌 것이다. 다시 말하면 마음도 몸과 마찬가지로 유전의 영향을 받기도 하고 받지 않기도 하는 것이다.[14]

---

14) 安藤壽康, 心はどのように遺傳するか, 講談社, 2000, pp.52-53.

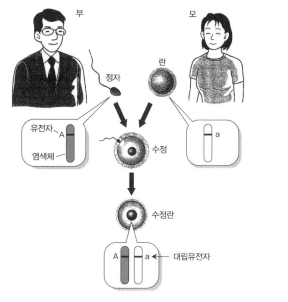

【그림 6-4】
유전정보의 전달

2) 염색체상의 유전자

한 사람의 인간을 만들어 내기 위해서 필요한 유전정보는 난자와 정자가 결합하여 만들어진 이 수정란의 핵 속에 담긴 모친과 부친으로부터 이어받은 각기 23개씩 합계 46개의 염색체에 의해서 전해진다. 유전자는 46개의 염색체 상에 DNA[디옥시리보핵산]를 구성하는 약 30억 짝의 염기(鹽基)에 의해서 기록되어 있다.

A[아데닌], T[티민], C[시토신], G[구아닌]의 4가지 종류의 염기 가운데 3가지씩이 다양하게 편성되어 특정한 아미노산을 형성하고, 이 특정의 배열에서 생명의 소재인 단백질의 형태가 만들어지는 것이다. 단백질은 신체적 외견이나 내장, 신경계의

배열이라고 하는 신체 그 자체의 물리적 구조를 만들 뿐만이 아니라 그 기능을 조절하는 다양한 효소나 신경전달물질 등도 특징지우고 있다. 유전자(gene)란 이러한 생명의 구조나 조절기구의 특질을 생산하는 DNA 상의 정보단위이다. 즉 염색체란 유전자를 싣고 있는 것이라고 생각하면 된다.

이 46개의 염색체는 각각 같은 형태를 하고 있는 것끼리 짝을 만들고 있고 이 짝이 된 염색체를 상동염색체(相同染色體)라고 한다. 상동염색체상의 특정한 부위에는 유전자 좌(gene locus)라고 불리는 어느 특정한 유전자가 자리하고 있는 장소가 있다. 서로 같은 유전자 좌에 있는 유전자의 짝[pair, 상대]을 대립유전자(allele, 對立遺傳子)라고 부른다. 유전자는 염색체를 만드는 DNA의 일부에 해당되고 약 1000개 또는 그 이상의 염기 짝[對]에 상당한다.15)

3) 유전적인 다양성

호모사피엔스인 현생인류가 지구상에 탄생하여 현재에 이르기까지 약 15만 년이라고 한다. 앞으로 이 종이 멸할 것인지 새로운 종으로 진화하기까지의 사이에 인류가 이 세상에 존재하는 것은 아무리 낙관적으로 내다보아도 약 200만년 정도이다. 한 세대를 20년이라고 한다면 10만[10의 5승] 세대에 이른다. 현재 지구의 인구는 약 70억 정도라 하는데 이것을 다시 과잉으로 어림해도 이 200만 년 동안에 계속 한 세대당 100억 명(10^{10}) 있었다고 하고, 인류가 멸망할 때까지 지구상에 존재하는 사람의 총 수를 계산하면 10^{15}명으로 즉 15자리 수 규

---

15) ibid., pp.33-34.

모 정도로 되는 것이다.

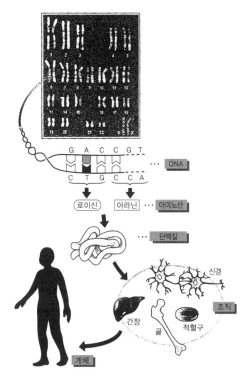

【그림 6-5】
개체의 형성.
염색체에 올라탄 DNA가 mRNA (메신저, 리보핵산)을 개재시켜 아미노산의 배열을 정하여 단백질을 구성한다. 그리고 단백질이 여러 가지 조직을 만들어내어 하나의 개체가 형성된다.

그러면 우리들의 유전적인 다양성에 대해서는 어떨까. 인간한 사람을 만들기 위해서 필요한 유전정보는 한 세트 약 10만개 정도의 유전자로부터 비롯된다고 한다. 10만 개의 문장으로부터 짜인 스토리라고 생각해도 좋을 것이다. 그 10만의 문장[유전자]의 하나하나는 DNA라고 하는 화학물질이 들어낸 4가지의 문자[염기]의 다양한 편성으로 지어져 있지만, 그 짜인 편성에 의해서 이 지구상에는 진화의 과정에서 셀 수 없을 정도로 많은 종류의 생명체가 탄생되어 왔다.

따라서 이 유전자 속에는 생물 전부에 공통되는 유전자도 수없이 많다. 그리고 인류에게 밖에 없는 유전자도 많이 있다. 그러한 것들이 생명으로서 혹은 인간으로서의 공통의 특색을 생산해내고 있는 것이다. 그러나 그 가운데에는 한 사람 한 사람 각기 다른 유전자가 있다.16) 그것이 한 사람 한 사람의 얼굴 모습의 차이이기도 하고 질병에 걸리기 쉬운 경향, 그리고 이제부터 설명하려는 능력이나 성격의 차이의 기초가 되는 것으로 생각된다. 내용이 조금 다른 문장이 들어오게 되면 스토리 전체의 뉘앙스가 작고 경우에 따라서는 대폭적으로 달라지게 되는 것 같은 것이다. 이렇게 타입이 다른 유전자가 있는 것을 유전자다형(遺傳子多型)이라고 한다.17)

지금 유전자 다형이 있는 유전자좌의 수를 약간 적게 어림잡아 5000 정도 있다고 하자. 그리고 각각의 유전자좌마다 대립유전자의 구성의 형(型)의 차이를 이것도 가장 적게 어림잡아 두 종류의 유전자 a와 A에서 비롯되는 3종류의 유전자형[aa, Aa, AA]뿐이라고 한다. 그렇다면 5000개소의 개인차에 관계되는 유전자 전부에서 취한 수는 3^{5000}으로 된다. 이것은 대략 2400자리 수[桁]에 미치는 숫자이다. 앞의 인간의 수 10^{15} 인간과 비교해서 문자대로 '자리 수를 초월한' 숫자로 크다는 것을 알 수 있다. 즉 이 세상에 존재할 인간의 수를 훨씬 능가하는 유전적인 다양성을 인간의 유전자는 생산하고 있는 것이다. 그러므로 우리 자신과 똑같은 유전적 조성(組成)을 갖는 인간은

---

16) ibid., p.38.
17) 유전자좌의 25%가 다형을 가리킨다고 하는 연구자도 있다.

지구가 탄생하고부터 끝날 때까지 사이에 누구 한 사람 존재하지 않는다고 말할 수가 있다.[18]

Ⅲ. 인격에 대한 문제

1. 유전과 인격문제

1) 유전과 인격

뇌과학자들이 추구해야 할 문제의 하나는 '무엇이 나를 나답게 하고 있는 것인가. 무엇이 사람을 그 사람답게 하는 것인가'라고 하는 것이다. 지금까지 주목을 끌었던 것은 지각, 기억, 정동 등 각각의 프로세스가 뇌 속에서 어떻게 작용하고 있는가 하는 것이며, 뇌가 어떻게 해서 그 사람을 그 사람답게 하는 것인가라고 하는 것은 아니었다. 인격이란 무엇인가에 대한 자신의 생각은 매우 간단하다. 당신의 '자기', 즉 당신을 당신답게 하는 것은 당신의 뇌 속에 있는 뉴론의 상호접속의 패턴을 반영하고 있다. 뉴론들 간의 접합부는 시냅스라고 불리며 뇌 속의 정보의 흐름과 축적을 위한 주요한 통로로 되어 있다.

뇌가 하는 일은 대부분의 경우 시냅스를 통해서 뉴론들 간에 전달이 이루어지는 것과 과거의 시냅스 전달에 의해 기록된 정보가 환기되어 달성되는 것이다. 뇌 기능에 있어서 시냅스 전달의 중요성을 고려하면 자기라고 하는 것은 시냅스적인 것이

18) ibid., p.39.

라고 해도 과언이 아닐 것이다. 그렇다면 그 외에 어떤 것이
있을 수 있을까.

그렇다고 해서 이 결론을 환영해 주는 사람들만이 있을 리는

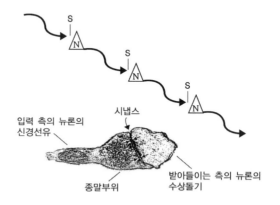

【그림 6-6】시냅스란 무엇인가?
시냅스는 뉴론 간의 작은 접합 부위의 틈이다. (위의 모식도의 S는 시냅스
이고 N은 뉴론이다) 뉴론이 활성화되면 전기적인 펄스가 그 신경선유를
흐르고 그 종말 부위에서 신경전달물질이라 불리우는 화학물질이 방출된
다. 신경전달물질은 시냅스 틈을 통과하여 받아들이는 쪽의 뉴론의 수상돌
기와 결합하고 이 틈에 전달을 한다. 시냅스의 전달 시스템은 원칙적으로
말해서 뇌가 하는 모든 일에 관여한다. 위 그림은 두 개의 뉴론 간의 실제
시냅스 결합을 보여주는 전자현미경사진이다.

없다. 자기의 본질은 신경회로에 관련되어 있는 것이 아니라
심리학적, 사회적, 윤리적, 미학적, 정신적인 것이라고 많은 사
람들이 반론할 것이다. 그러나 현 시점에서는 인격의 시냅스론
을 완전한 모습으로 만들어 낼 수는 없다. 하지만 자기를 만들
어내는 시냅스적인 토대를 부분적으로 이해하는 것만으로도 과
학적 해명에 있어 의미는 있는 것이다.[19]
　인간은 이미 조립된 기성품이 아니라 생명활동에 의해 여러

가지 것들이 모여들어 들러붙어 있는 것이다. 그리고 우리들

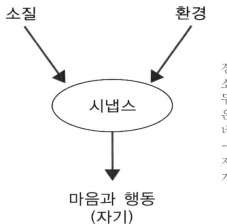

【그림 6-7】 소질, 환경, 시냅스
소질과 환경은 다른 두 가지가 아니라 같은 것 −뇌에 시냅스의 네트워크를 만드는 것 −을 하는 다른 두 가지의 방식이다. 시냅스가 인격을 코드화한다.

한 사람 한 사람이 조립될 때마다 다른 인간으로 완성된다. 그 이유는 하나는 한 사람 한 사람의 유전자의 세트, 즉 구성요인이 다르기 때문이고, 다른 하나는 각기 다른 경험을 하기 때문이다.

  2) 시냅스적 본질
  인간형성에 관해서 흥미 깊은 것은 '씨[氏: 태어남]와 육성[育: 성장기의 환경], 즉 유전과 환경의 문제가 인격형성에 각각 기여한다고 하는 것이 아니라, 태어나는 것과 성장기의 환경이 사실은 같은 언어를 사용하고 있다고 하는 것이다. 양자 모두 뇌의 시냅스 기구를 형성하는 것으로 인해서 마음과 행동에 영향을 주게 된다.

---

19) Joseph LeDoux, 谷垣曉美 譯, シナプスが人格をつくる, みすず書房, (東京), 2004, pp.2-3.

개인의 뇌 시냅스 접속의 특유한 패턴과 시냅스 접속에 기록된 정보가 바로 그 사람이 어떠한 사람인 가를 풀 수 있는 해결의 열쇠인 것이다. 막 수정된 난(卵) 속에서 유전자의 청사진이 펼쳐져 간다. 가장 넓은 의미의 생물학적인 의미로서 유전자는 2가지의 일을 한다. 우리들 모두를 똑같게 하는 것[우리들은 모두 사람이다], 그리고 우리들을 서로 다르게 하는 것[우리들 한 사람 한 사람은 독특한 유전자의 짜임새를 갖고 있어서 그것이 우리 자신 한 사람 한 사람의 독자성에 기여하고 있다]이다. 두 사람의 인간이 함께하여 아기가 탄생할 수 있게 될 때 아기는 인간의 외견상의 모습을 갖고 태어나게 된다. 우리들의 종(種)에 전해지고 있는 공통의 유전자의 지시에 의해서 나의 뇌의 기본적인 시스템이나 분자는 당신의 그것과 같은 것이며, 내가 이용할 수 있는 마음이나 행동의 기본적 기능의 레퍼토리는 당신이 이용할 수 있는 것과 같다.

우리들은 모두 직립보행을 하고 입을 사용하여 이야기를 하고 웃고 울고 경험을 통해서 배운다. 하지만 누구라도 특정한 한 짝의 양친의 자식이며 양친 자신 역시 각각의 혈통의 산물인 것이다. 그러므로 우리들은 모두 개개의 뇌에 독자적인 성격에 영향을 미치는 유전자를 갖추고 있는 것이다. 그러한 유전자는 사람이라고 하는 종(種)에 일반적인 심리적, 행동적 특색이 개인에게 있어서 구체적으로 어떠한 형태로 표현될 것인가를 지시하는 것이다. 실제로 유전적 요소가 많은 개인적, 인격적 특색에 영향을 미치고 있는 것이 밝혀지고 있다. 그것들의 특색 가운데에는 외향성, 겁 많음, 공격성의 정도 등 외에도 우울증, 불안장애, 혹은 통합실조증에 빠지기 쉬운 경향도 포함되어 있다.[20]

3) 유전자의 영향

그러면 유전자는 어떻게 해서 개인의 행동에 영향을 주는 것일까. 가장 단순한 말로 한다면 뉴론의 네트워크를 형성하는 단백질을 만드는 것에 의한 것이다. 유전자와 그 유전자의 발현이 실제 행동에 있어서의 역할과의 사이에는 적어도 많은 단계가 있다. 그렇다면 유전자가 신경계의 시냅스기구를 만드는 것이 이 과정의 열쇠이다. 동물의 경우 주의 깊게 선택한 개체를 교배시키면 겨우 수 세대만으로 태어나는 새끼의 행동면의 특징이 변하기 시작한다. 예컨대 적응 잘하는 개의 혈통이나 맹렬한 개의 혈통이 가능해지는 것이다. 이와 같이 해서 바람직한 행동을 하는 동물을 만들려고 할 때에 만드는 사람 자신은 의식하지 못해도 대략 뇌의 시냅스 기구를 조작하고 있는 것이다.

유전자의 힘은 뇌의 시냅스 네트워크의 설계에 영향을 미치고, 우리들의 행동 모습이나 사고방식, 느끼는 방법에 적어도 어느 정도의 제약을 주게 된다. 유전자는 우리들의 겉모습만이 아니라 내부의 제어에도 중요한 역할을 해낸다. 인간의 클론 (clone: 복제품)[21] 만들기를 둘러싸고 어떤 사람들이 기대를 품고 다른 사람들은 공포를 느끼는 것도 그것을 알고 있기 때문이다. 오늘날에는 당연히 유전자에 대한 관심이 크게 높아지고 있다. 그러나 유전자는 마음과 행동의 기능의 아웃라인을 대충 형태 지우는 것에 불과하다는 것을 명심할 필요가 있다. 어느

---

20) Joseph LeDoux, 谷垣曉美 譯, シナプスが人格をつくる, みすず書房, (東京), 2004, pp.4-5.
21) 클론(clone)이란 단일세포 또는 개체에서 무성적(無性的)으로 만들어진 유전적으로 동일한 세포군 또는 개체군을 말한다.

특징에 대해서 유전자가 원인으로 되어 있는 것은 기껏해야 50%라고 하는 것이고 많은 경우는 그에 크게 못 미치고 있다.

유전은 우리들을 어느 방향으로 치우치게 할지도 알 수 없다. 하지만 유전자가 어떠한 형태로 표현하는 것인지는 유전자 이외에도 많은 요소가 관련되어 있는 것이다.[22]

2. 양적형질(量的形質)의 유전학

1) 양적 유전학이란

단일 유전자에 의해서 비롯되는 특정의 질환이라거나, 어떤 종에 따른 보편적인 본능행동 가운데 몇 가지에 대해서는 특정의 유전자의 존재를 밝힐 수가 있다. 그러나 일상 한 사람 한 사람이 개별적으로 일으키는 행동에 대해서 그것을 생산해 내는 유전자를 찾으려 한다거나 유전의 모델을 생각하는 것은 불가능하다. 즉 행동을 '반지를 끼운다'든가 '화장실의 물을 내린다'라고 하는 그러한 개별의 단위로 유전현상을 이해할 수는 없는 것이다.

그 대신 행동유전학자는 어느 일련의 경향을 지닌 행동의 배후에 잠재된 눈에 보이지 않는 무엇인가의 일반적인 유전적 '자질'을 상정한다. 예를 들어서 보다 빨리 달리기 위한 '런닝력[力]', 보다 고도의 수학적인 문제를 풀기 위한 능력인 '수학력', 혹은 보다 적극적으로 타인과 잘 어울리는 것 같은 성격 경향을 나타내는 '외향성'이라고 하는 자질이다. 이러한 자질은

22) Joseph LeDoux, 谷垣曉美 譯, シナプスが人格をつくる, みすず書房, (東京), 2004, pp.6-7.

기본적으로 양적인 것으로 간주한다, 즉 사람에 따라서 지니고 있는 힘이나 성질의 량이 다르다고 생각하는 것이다. 예를 들어서 런닝력을 많이 가진 사람일수록 실제로 달리게 하면 빨리 달릴 수가 있고 외향상이 높은 사람일수록 사교성도 적극적이라고 하는 상태이다. 즉 양적이라고 하는 점에서 몸 자체의 크기도 작물의 수확량과 똑같은 양적인 것으로서 취급하는 것이다.

이러한 양적인 것으로서 가정된 능력적, 심리학적인 자질은 적어도 연구의 처음 단계에서는 반드시 명확한 생리학적, 신경학적인 메커니즘의 실재가 확인되어야 할 필요는 없다. 수학력이나, 외향성과 같이 개념적으로 가정된 것으로 좋은 것이다. 그렇다고 해서 정말로 탁상공론의 산물이 아니고 그것을 재는 신뢰성이 있는 사물에 대한 평가가 필요해진다. 런닝의 시간이나 시험의 결과, 그리고 성격검사의 득점 등이 그에 해당되는 것이다. 인간의 다양한 형질에 대해서 이러한 양적인 척도를 이용하여 다수의 일란성 쌍둥이와 이란성 쌍둥이의 유사성을 통계적으로 비교함으로서 유전의 영향을 측정하는 것이 양적유전학인 것이다.23)

2) 이란성(二卵性)은 평균 50%

일란성 쌍둥이는 유전자를 100% 공유하고 있다. 이와 달리 이란성은 약 50%의 유전자를 공유한다. 즉 일란성 쌍둥이는 이란성 보다 유전적으로 2배나 닮는다고 하는 것이다. 그러나 가정환경으로부터 받는 영향은 일란성이건 이란성이건 극적으

---

23) 安藤壽康, 心はどのように遺傳するか, 講談社, 2000, pp.46-47.

로 다른 것은 아니다. 따라서 일란성 쌍둥이의 유사성이 이란성 쌍둥이의 유사성을 넘어서고 있다면 거기에는 유전규정성이 있다고 말할 수 있다.

이란성 쌍둥이의 유전적 유사성이 왜 50%인지는 한쪽 부모에게서 이어받는 어떤 유전자에 주목을 하면 알 수 있다. 원래 부친 혹은 모친이 갖고 있던 두 개가 상대로 된 유전자의 한쪽을 이어받은 것이기 때문에 부친, 모친과 같은 유전자를 자식의 형제나 이란성 쌍둥이의 상대방이 이어받을 확률은 두 개에 하나 즉 50%로 된다. 이것이 부친 쪽 유래, 모친 쪽 유래의 유전자 모두에 대해서 말할 수 있는 것이기 때문에 이란성의 쌍둥이나 보통의 형제끼리 공유하는 유전자의 기대치는 50%라고 하는 것이 된다. 다만 이것은 어디까지나 기대치이므로 실제로는 50% 이상 같은 유전자를 갖는 경우도 있고 50% 이하가 되는 경우도 있다.24)

3) 몸과 질병의 유전

그러면 우선 인간의 신체적 혹은 병리적인 형질의 일란성 쌍둥이와 이란성 쌍둥이의 유사성을 살펴보고자 한다. 여기서 신장이나 체중, 지문 등 양적인 형질의 유사성의 지표로서 사용하고 있는 것은 상관계수라고 하는 통계량이다. 이것은 완전히 일치하고 있다면 하나[—], 전혀 무관계였다면 0으로 되고, 1에 가까울수록 유사도가 높다는 것을 의미한다. 골든이 착상을 하고 나중에 칼 피어슨이 수학적으로 정식화한 통계량이다.

암이나 고혈압 등의 질병의 유사성의 척도로서는 쌍둥이 형

---

24) ibid., pp.48-49.

제들 간의 일치율을 사용한다. 신장, 체중, 지문의 수 등 양적인 크고 작음에 관계되는 측면에서는 대체로 일란성의 유사성이 이란성의 그것을 크게 웃돌고 있으며, 분명한 유전적 영향이 있는 것을 알 수 있다.

한편 고혈압이나 위궤양은 역시 일란성의 유사성 쪽이 이란성보다도 높지만 그러나 그 차이는 신장, 체중정도는 아니다. 즉 그 정도로 강한 유전 규정성은 없다고 볼 수 있다.25) 의외인 것은 일반적으로 유전이라고 생각되는 유암의 쌍둥이 유사성이 일란성, 이란성이 모두 낮으며 유전 규정성이 거의 보이지 않는다고 하는 것이다. 분명히 암을 유발시키는 원인으로 되어 있는 것은 암유전자이다. 암은 이 암 유전자의 폭주에 의한 것이다. 그 의미에서 암은 유전적이라고 말할 수 있다.

그러나 폭주를 유발시키는 환경에서 비롯되는 요인이 없으면 발현되지 않는다. 폐암이나 위암 등과 같이 분명히 가족 간에서 전달되기 쉬운 유전 규정성이 높은 암도 있지만, 모든 암이 유전에 의한 가족적 유사상을 나타낸다고는 볼 수 없는 것이다. 이 사례는 '유전'이라고 하는 개념이 다만 단지 유전자에 의한 것이라고 하는 의미를 가리키는 것만이 아니라고 하는 것을 보여주고 있다. 유전이라고 하는 의미는 실은 상당히 다의적인 것이다.

행동유전학이나 양적유전학이라고 하는 유전이라는 개념은 가족적 유사성을 유발 시킨다고 하는 의미이다. 즉 환경에 의한 영향을 통제해도 그래도 아직 유전적인 관계에 가까운 것만큼 유사할 때 그것은 유전적이라고 말할 수 있는 것이다. 이러

---

25) ibid., p.49.

한 의미에서 말하면 우리들을 둘러싸고 있는 다양한 환경 역시 실은 유전적이라고 하는 것을 시사하는 것이다.26)

3. 쌍둥이의 경우

1) 일란성의 경우

그런데 그 예외가 같은 유전자형을 가진 일란성 쌍둥이다. 만일 일란성 쌍둥이가 환경을 공유하는 일 없이 따로따로 성장하였다면, 그 두 사람 사이의 유사성은 그대로 유전요인이 직접 행동에 미친 영향이 되는 것이다. 이것은 인간의 행동연구에 있어서 드문 사례이다. 보통 부모자식이나 형제, 친척끼리 매우 닮았으면 '피는 다를 수 없는 것이다'라고 해서 유전의 영향으로 간주한다. 그러나 함께 자란 부모자식이나 형제들이 닮았다고 하는 것만으로는 유전의 영향이라고 단언할 수는 없다. 서로 생활환경도 공유하고 있기 때문이다.

그리고 가장 이상적인 형태는 유전자를 모두 동등하게 지니고 있는 일란성 쌍둥이가 따로따로 자란 경우이다. 물론 그들도 탄생 전의 모친의 모체 내 환경과 생후 따로따로 되기까지의 극히 얼마 안 되는 시간, 환경을 공유하고 있는 것이다. 그러나 그 약간의 공유환경이 생후 수년이 지나고 나서부터의 직업이나 평범한 버릇들을 결정되어 있는 것이라고는 보기 어렵다. 보통의 문화적, 가정적인 환경이라고 하는 의미에서는 그 후 수십 년이나 다른 경험을 하게 되기 때문이다. 이것을 과학

---

26) ibid., p.51.

적으로 설명을 한다면 그 유사성은 유전에 의한 것이라고 생각하는 것이 타당할 것이다.27)

2) 일란성과 이란성

일란성 쌍둥이(identical or monozygotic twins)는 본래 하나의 개체의 인간으로 자라나야 할 하나의 수정란이 난할(卵割)의 초기 단계에서 어떠한 이유로 둘로 나뉘어져 각각 독립된 인간으로서 완전하게 자란 경우이다. 처음에는 하나의 수정란에서 출발하고 있기 때문에 두 사람의 세포핵 속에 있는 46개의 염색체 상의 유전자는 모두 동등하다고 볼 수 있다. 즉 자연이 탄생시킨 클론(clone) 인간인 것이다. 다만 클론이라고 하는 말에는 한쪽이 오리지널이고, 다른 쪽이 복사된다고 하는 뉘앙스가 포함되지만 일란성 쌍둥이의 경우는 어느 쪽인가가 또 다른 한쪽의 복사라고 하는 의미는 전혀 없다.

쌍둥이에는 또 다른 한 가지, 이란성 쌍둥이(fraternal or dizygotic twins)가 있다. 이란성 쌍둥이는 원래 두 개의 독립된 수정란에서 출발한 것이다. 이것은 즉 동시에 태어난 형제라고 해도 좋다. 즉 모친이 통상 하나만 낳는 난자를 어쩌다가 두개를 낳아서 부친의 대량의 정자들 가운데 두 개가 각기 따로따로 수정되어 자란 것이 이란성 쌍둥이라고 하는 것이다. 일란성 쌍둥이가 모든 유전자를 공유하는데 반해서 이란성 쌍둥이는 대략 50%의 유전자를 공유하고 있다는 의미이다.

일란성 쌍둥이는 희소하다. 그 출생률 자체는 1000회의 출산에 대해 3회 정도[일본의 경우]이기 때문에 반드시 드물다고

---

27) 安藤壽康, 앞의 책, p.40.

하는 것은 아니다. 이란성의 출생률은 일본의 경우 30년 전까지만 해도 일란성보다도 적었으며, 1000회의 출산에 대해서 약 2.5로 세계에서도 최저의 수치였지만, 근년 인공수정이나 배란유발제로 인해서 그 출생률이 일란성을 약간 넘어설 정도까지 되었다.

하지만 여기서 강조해야 할 것은 일란성 쌍생아라고 하는 두 명의 독립된 인간이 서로 완전히 동등한 유전자형을 갖고 있다고 하는 사실이다. 완전히 동등한 유전자형을 가졌다고 하는 것은 일란성 쌍둥이 이외에서는 거의 일어날 수 없다는 것이다.[28]

3) 일란성과 이란성의 추정법

남자와 여자의 짝 지움의 쌍둥이는 분명히 이란성이다. 동성의 쌍둥이일 경우는 일란성과 이란성이 섞여 있다. 이란성의 경우에는 다른 성[異姓]과 동성의 짝은 거의 1대1로 태어난다. 이로써 이성(異性)의 짝의 수를 2배 하면 이란성의 총수를 알 수 있다. 쌍둥이의 전체에서 그 수를 제한 것이 일란성의 짝이다. 그러나 이것은 어디 까지나 집단전체 가운데에서 태어나고 있는 수의 추정법이다.

같은 성(性)의 쌍둥이에서 일란성인가 이란성인가를 구별하기 [卵性診斷이라 부름]에는 우선 출산시의 융모막(絨毛膜)이나 그 내측의 양막(羊膜)을 본다. 융모막이 양 쪽의 태아를 공통으로 덮고 있으면 일란성이라 할 수 있다. 양막은 각각의 태아를 감싸고 있는 경우나 공통으로 감싸고 있는 경우도 있다. 융모막이 각

---

28) ibid., p.36.

각의 태아를 감싸고 있을[내측의 양막도 같은 모양이 된다] 때에는 일란성과 이란성의 양쪽의 경우가 있다. 태반이 하나인지 둘로 나뉘어져 있는지는 상관이 없다. 어느 쪽이건 일란성 가운데 일부의 짝으로 판정할 수 있을 뿐이고 널리 사용하는 판정법은 아니다.

이전에는 얼굴 표정, 귀의 모양, 체형, 손바닥, 지문 등의 유사성도 쓰여졌으나 객관적인 판정이 어렵기 때문에 최근에는 별로 쓰이지 않는 것 같다. 혈액형이나 혈청 단백질 등의 다형[多型, 개인차]은 현재도 사용된다. 혈액형 등에서 결론이 나오지 않을 때에는 DNA 다형이 쓰이고 있다.

판정의 원리를 대강 정리하면 성별을 포함시켜 하나라도 틀린 것이 나오면 이란성이다. 성(性)이 같고 여러 가지로 조사해도 모두 일치할 경우에는 이란성인데 우연에 의해서 일치하고 있을 확률을 계산한다.

예컨대 부친이 AB 형이고 모친이 O형이라고 하는 혈액형의 경우에 이란성의 쌍둥이가 모두 다 A형이라고 하는 것은 당연히 있다. 그 위에 몇 가지의 혈액형을 조사해도 모든 검사에서 우연히 두 사람의 결과가 일치하는 일은 있다. 많은 항목을 조사하여 확률을 곱한 것이 구하는 수치[이란성일 확률]이지만 종류를 늘려도 일치하고 있으면 수치는 점점 낮아진다. 반대의 관계로 되는 것이 일란성인 확률로, 조금씩 늘어서 1에 가깝게 되는 것이다.29)

---

29) 中込彌男, ヒトの遺傳, 岩波書店, 1996, pp.25-26.

Ⅳ. 유전에 대한 문제

아기와 부모가 서로 전혀 닮지 않은 경우도 있지만 부모와 똑같이 닮은 경우도 있다. 형제간이라도 서로 형제끼리 혹은 자매사이에도 조금씩 다른 것은 왜일까. 성격이나 능력이 유전으로 결정되는 것일까. 아니면 환경의 영향인가, 여기에서는 성격, 행동, 재능, 지능문제와 가족에 관계되는 의문이나 남녀 간의 차이 문제를 알아보기로 한다.

1. 성격과 행동의 유전학

1) 성격의 유전

성격과 같은 종류의 애매한 영역에 대해서 유전의 관여에 대한 유무를 검증하기 위해서는 쌍생아법이 강력한 무기로 된다. 일란성 쌍생아는 유전적으로 완전히 똑같고, 이란성 쌍생아의 경우는 유전적으로는 형제, 자매와 같고 평균 50%의 유전자를 공유하고 있다. 그러면 왜 쌍생아는 연구대상으로서 유리한 것인가.

쌍생아는 보통 자라난 환경이나 부모의 연령, 시대의 영향 등에서 공통적이다. 단순히 일란성과 이란성[동성의 쌍이 바람직하다]의 짝을 비교하는 것으로 이들의 말하자면 잡음을 무시하고 유전의 영향을 알 수 있다. 순수하게 유전으로만 결정되는 성질이라면 일란성에서는 100% 일치하고, 이란성이라면 50%가 일치된다. 일란성의 짝이라면 두 명이 전혀 다른 환경에서 자란 예와, 함께 자란 예를 모아서 비교하면 유전적으로는 같기 때문에 순수하게 환경의 영향을 본다고 하는 연구가 있다.30) 이란성의 집단에 대해서도 비교를 위해서 똑같은 조사를 하지만 성별 차이의 영향을 피하기 위해서 동성의 집단을 모아서 일란성 쌍둥이 집단들과 비교한다.

이와 같은 연구의 결과는 1970년대로부터 산발적으로 발표되고 있지만 1990년대에 들어 함께 자란 집단에 대해서는 2000 이상의 대규모조사, 따로 자란 쌍둥이에 대해서도 일란성, 이란성의 각각의 수십 집단에 대해 자세한 해석이 행해지는 등의 성과 있는 발표가 이어지고 있다. 조사의 전제로 되는 성격의 평가에 대해서도 적어도 대체적인 테두리에 대해서는 외향성, 신경질, 치밀함 등 5개 항목에서 객관적으로 나타낼 수 있을 정도의 합의가 이루어지고 해석법의 진보와 동시에 이 영역의 연구에 커다란 전기가 있었다.

전혀 다른 환경에서 수십 년 걸쳐 자라고 생활하여도 일란성 쌍생아의 집단은 지능, 성격의 양면에서 서로 커다란 유사성을 보이는 것 같다. 유사의 정도는 이란성 쌍생아의 집단에 비해서 분명히 크다. 성격테스트로 조사한 결과 외에 취미나 액세서리에 대한 취향 등 유사성, 어린이에게 똑같은 이름을 붙여주고 있던 것 등의 유사성이 관찰되고 있다. 방대한 연구성과를 한마디로 소개하는 것은 불가능하지만 부챠드가 정리한 것

---

30) 미국이나 캐나다에서는 양자(養子)가 매우 많기 때문에 일란성 쌍둥이로 유아기로부터 다른 가정으로 입양 갔을 때 한 사람은 충분한 교육을 받고 정조면에서도 혜택을 받은 조건에서 자라고, 또 한 아이는 학교에 정상적으로 다니지 못했다고 하는 쌍둥이 집단을 모을 수 있을 것이다.

을 인용하면 이들의 연구에서 거둔 성격의 평가항목에 관한 한 유전의 영향이 거의 3/2이고 나머지는 환경의 영향이라고 볼 수 있다.31)

2) 행동의 유전

사람의 행동은 다수의 유전자와 많은 환경인자의 상호작용에 의존하고 있다. 어느 한 개의 유전자만의 결함이 레쉬-니한증후군(Lesch-Nyhan syndrome: 선천성 퓨린대사 이상증의 일종)이나 PKU[페닐케톤뇨증]와 같이 분명히 행동에 영향을 미치며 종종 정신지체를 불러일으키는 일이 있을 수 있다. 그러나 대개의 경우 정신지체는 원인 불명이며 다수의 인자가 관련되어 있는 것으로 보고 있다.

유전율은 어떠한 집단 가운데서도 그 표현형의 변화에 환경인자[성장]가 아니라 유전인자[氏]가 어느 정도로 기여하고 있는지를 산정하는 통계적 개념이다. 사람의 어떠한 형질의 유전율도 정확하게 사정하는 것은 불가능하지만 분리되어 자란 일란성 쌍생아의 연구는 유전인자와 환경인자의 상대적인 중요성을 추측할 수 있는 좋은 방법이다. 인간의 행동은 상당히 다양하며 또 상당히 변하기 쉽기 때문에 이에 영향을 준 유전인자와 환경인자를 분별하는 것은 일반적으로 불가능하다. 정신지체나

---

31) 이전부터 널리 믿어지고 있었던 것처럼 성격이 모든 것(또는 대부분) 부모의 기르는 방식 등의 환경으로 결정이 되는 것이 아니라 상당부분이 유전으로 결정되는 것 같다. 친부모가 자식을 어떻게 길렀는가로 성격이 변한 것이 아니라 자식자신이 가지고 태어난 성격으로부터 자식에 대한 부모의 대응이 영향을 받는 것이라고 하는 설도 있다. 또 출생순위에 따라서 첫째인지 막내인지가 사회성에서 다르다고 하지만, 성격자체가 변화하고 있는 것은 아니라고 한다. (中込彌男, pp.6-9)

정신분열증 그리고 지능검사[IQ]에서 고득점을 얻는 능력은 유전인자와 환경인자의 양쪽이 강하게 영향을 미치고 있는 것으로 여기는 행동형질이다.

자연선택에서는 3가지 유형, 즉 출생 전 선택, 출생 후 선택, 번식력 선택이 있으며 널리 사람의 집단에 영향을 미치고 있다. 사람의 체형에 관한 자연선택은 어쩌면 사람의 진화에 특히 중요하지는 않다. 그것은 사람은 현재, 체형에서가 아니라 주로 행동적 수단에 의해서 환경에 적응하고 있기 때문이다. 결국 자연선택은 사람의 진화에 있어서 안정화 작용으로서 기능하고 있어서 우리들 인류에게도 적어도 4만 년 간 현저한 신체적 변화는 일어나고 있지 않은 것이다. 그러나 사람의 행동에 있어서 사회적 혹은 다른 문화적 변화는 빈번하게 일어나며 또 잘 알려진 바대로 상당히 급속하게 일어난다. 사람이 변하는 것이 가능한 한 인류의 진화는 계속될 것으로 볼 수 있다.[32)]

2. 재능과 지능지수[IQ]의 유전학

1) 재능의 유전

천재나 수재를 배출한 유명한 가계가 알려져 있다. 음악에서는 요한 세바스티안 바하의 가계(家系)가 가장 유명할 것이다. 1735년에 그 자신이 가계내의 6대(六代) 53명의 남자에 대해서 기록하고 있다고 한다. 거의 전원이 음악가로서 활약하고 있었

---

32) Sam Singer, 關谷剛南 譯, 人間の遺傳學, 東京化學同人, 1995, pp.244- 245.

다. 가장 유명한 대바하의 최초의 부인은 같은 바하의 가계의 일원이며 또 사촌이었다. 2번째 부인은 음악가의 딸로 소프라노 가수였다고 한다. 이 2명의 부인도 음악적인 재능에 충분히 은혜를 받고 있었다고 볼 수 있다. 4명의 자식들 모두 유명한 음악가로 되었다. 대바하는 비록 그 음악의 거인이지만 차남은 바로크로부터 고전파의 시대에로 무대를 돌린 후 커다란 역할을 해낸 전고전파의 두 그룹 가운데 베를린악파의 기수로 다감양식(多感樣式)이라 부르는 음악을 창시하고 모차르트 등에게도 커다란 영향을 주었다. 장남은 천재 기질로 싸우기를 좋아하는 등 사회성에 문제가 있어 불우하게 죽었으나 음악의 재능에 대해서는 대바하가 자식들 중에서 가장 높이 평가를 해 주었다고 한다.

삼남은 휴대용 카탈로그에 나오고 있는 레코드로서는 플루트 소나타가 한 장 있을 정도이지만 사후 200년의 시점에서 작품이 시판될 정도였다. 막내는 영국으로 이주하여 런던의 바하라 불리고 런던을 찾은 당시 8세의 모차르트에게 커다란 영향을 주었다. 몇 개인가의 쳄발로(피아노의 원형인 악기) 협주곡 이외 바이올린, 첼로 등을 위한 독특한 감성과 재능을 느끼게 하는 작품이지만, 요한 자신이 14세 때에 부친 바하는 서거하였고 애초 부모의 지도나 훈련으로 이루어진 곡이 아니라 역시 평범치 않은 재능의 소유자였던 것일 것이다.

유명한 음악가 중에는 혼자만이 빛나고 있고 가계 내에는 이름이 알려진 음악가가 없는 경우도 많다. 모차르트의 경우에도 부친은 제본기술자의 가정에 태어나면서 음악에 흥미를 가지고 바이올린 연주자로 되고 가정에 음악적인 환경을 만들었다. 모친 안나 마리아는 음악에 대한 실적은 없지만 숨겨진 재능을 가지고 부친과 함께 모든 것을 자식들에게 전했을 것이다. 여동생인 난네르는 연주가로서 일단 소질은 있었던 것 같지만 그 뿐이었다. 모차르트의 자식은 음악가로서의 실적이 없다. 요컨대 모차르트 혼자만이 크게 빛나고 있는 것이다. 베토벤 등도 역시 마찬가지로 가계 내에서만 혼자서 빛나고 있는 경우이다.

어떤 영역이건 역사에 남는 커다란 업적을 올리기 위해서는 과학의 영역이라면 지성, 예술성이라면 감성이라고 하는 차이는 있어도 보통 사람보다 우월한 능력이 필요한 것이다. 이것은 유전자 하나가 짊어진다고 하는 단순한 틀[型]이 아니다. 만일 한 개이라면 아이의 반수에 그 유전자가 전해지고, 2개라면 아이들의 4/1에 전해진다. 재능이 그와 같이 단순한 유전형식을 보여주고 있지 않은 것은 분명하다. 아마도 특정한 방향으로 능력을 늘리는 많은 유전자의 공동작업에 의해 한 명의 '천재'의 능력이 생성되고 있는 것일 것이다.33)

2) 지능지수의 유전

지능지수는 IQ[intelligence quotient]를 말한다. 지능지수의 개념은 1903년에 알프레드 비네(A. Binet)에 의해서 파리에서 교사가 아동을 적정한 학년에 할당하거나 다른 그룹에 비해 정신발달이 지체되고 있다고 보이는 특별한 배려가 필요한 어린이들을 골라내는 수단으로서 도입된 것이다.

비네의 지능검사가 도입된 직후 IQ의 개념은 상당히 넓은 영역에서 대응하게 되었다. 미국에서는 검사문제가 확충되고 개

---

33) 中込彌男,ヒトの遺傳, 岩波書店, 1996, pp.12-14.

정되어 스텐포드 비네IQ검사가 고안되었다. 이것은 현재까지도 표준적인 IQ검사로 되어 있으며 그 후의 새로운 검사는 모두 이것과 비교함으로서 그 가치가 평가되고 있는 것이다. 더욱이 스텐포드 비네IQ검사는 기억력이나 대상 간의 상사성(相似性)이나 상위성(相違性)을 인식하는 능력, 그리고 말하기 능력을 중시하고 있었다. 이 검사는 교사에게 '우수'라고 판정할 수 있는 어린이가 '보통' 혹은 '우둔'이라고 판단되는 어린이보다도 득점 받을 수 있도록 만들어지고 있었다. 검사의 득점은 실제의 득점을 정정인자(訂正因子)로 나눈 것으로 연령에 맞도록 조정되어 있었기 때문에 어느 연령층에 대해서도 표준화되어 있었다.

지능지수는 개인의 '지능'의 척도로서가 아니라 IQ검사를 훌

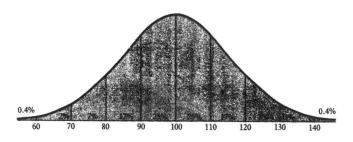

【그림 6-8】 미국 백인집단의 IQ치의 분포
테스트는 평균점이 100으로 되도록 표준화되어 있다. 제각각의 득점 권내에 있는 사람의 집단 내에서의 비율은 횡축의 위로 나타내었다. 예컨대 IQ 70-80과 IQ120-130의 권내에 있는 사람은 각각 7%이다.

륭하게 완성하는 개인의 능력의 척도라고 정의하는 것이 가장 좋을 것이라고 본다. 지능을 누구라도 만족하도록 정의 내리는 것은 불가능하며 또한 지능이라고 하는 말을 정의할 수 있다고

하여도 모든 집단에서 같은 척도로 지능을 측정할 수는 없기 때문이다.

IQ검사는 북아메리카나 유럽에 살고 있는 백인의 중산계급의 사람들에 대한 어떤 지능적성을 측정하기 위해서 개발되었다. 학교에서의 성적을 예상하는 신뢰할 수 있는 방법으로서의 IQ검사에서는 그 결과는 유익하다. [실제로 '학교성적예상 테스트'는 '지능지수 테스트' 보다도 훨씬 정확한 방법이다.] 따라서 IQ 검사의 고득점 능력은 어느 특정 문화권 내의 학교에서 성적을 올리는 것은 중요한 것이라고 하는 한에서만 중요하다. 무엇을 가지고 성공이라고 판정할 것인가는 언제나 문제였으며 변하는 것이었다. 그 최종적인 중요성이 무엇이든 간에 백인 중산계급 집단 내에서는 IQ검사에서 높은 득점을 얻는 능력은 유전인자의 영향을 받고 있다는 것은 분명하다고 말할 수 있다.34)

3) 유전요소의 추정방법

IQ수치에서 나타나는 유전적 요인을 분명케 하는데 있어서의 커다란 문제는 어떤 사람이 IQ검사에서 좋은 답을 낼 때 상호작용하는 유전인자와 환경인자의 영향을 정확하게 구별하는 것은 불가능하다고 하는 것이다. 그럼에도 불구하고 IQ수치에 나타나는 유전적 요소를 대략적으로 추정하는 방법은 몇 개가 있다.

그 가운데 하나의 정보 출처는 각각 따로 자라난 일란성 쌍생아로, 그 연구에서 유전적 요소가 IQ수치에 강하게 영향을 준다고 하는 것이 보였다. 연속적으로 단계적인 변화를 보이며

---

34) Sam Singer, 앞의 책, 1995., p.234.

나타나는 형질에 대해서 쌍둥이 간의 혹은 다른 혈연자 간에서의 상사도(相似度)를 측정하는 좋은 방법은 상관계수라고 하는 통계학상의 양적인 수치이며, 그 수치는 0과 1 사이에서 변화한다. 일반적으로 높은 상관계수는 유전율이 높다고 하는 것을 가리키고 있다.

미네소타 대학의 최근 연구에서는 따로 자란 일란성 쌍생아의 IQ수치는 당시에 보고된 일란성 쌍생아 가운데에서 가장 높은 차이를 보였다[24포인트]. 쌍둥이의 IQ수치에 환경인자가 영향을 주는 것은 함께 자란 일란성 쌍둥이의 IQ수치의 평균상관계수가 0.88인데 비해서 따로 자란 일란성 쌍둥이는 0.75인 것으로부터도 분명하다.

IQ수치에 영향을 주는 유전적 요소는 친부모와 양육부모의 IQ검사의 득점과 어린이의 득점을 비교하는 것으로서도 산정할 수가 있다. 정상적인 지능의 발달에 있어서 영양의 역할이 중요한 것은 물론이고, 그 외에도 많은 환경인자들이 정상적인 지능의 발달뿐만이 아니라 IQ수치에도 영향을 준다는 것이 알려져 있다. 환경 가운데에서도 커다란 요인으로 되는 것은 심리적, 사회적 인자이며, 어느 것은 IQ수치에 영향을 주는 것이 알려져 있다.

우선 대가족의 어린이들의 IQ수치는 소가족의 어린이들의 IQ수치보다도 전체적으로 낮은 경향에 있다고 하는 증거가 있다. 이것은 대가족에서는 보다 높은 IQ수치의 발달을 위한 환경이 충분히 주어지지 않는다고 하는 것을 증명하고 있다고 하지만 그렇다고 반론이 없는 것은 아니다35).

---

35) ibid., p.234-235.

예컨대 사람의 행동은 다수의 유전자나 많은 환경인자의 상호작용에 의존하고 있다. 어느 한 개의 유전자만의 결함이 분명히 행동에 영향을 미치고 종종 정신지체를 유발시킬 수가 있는 것이다. 그러나 대부분의 경우 정신지체는 원인 불명이며, 다수의 인자가 관련하고 있는 것으로 보인다.

유전율은 어떠한 집단 속에 있다하여도 그 표현형의 변화에 환경인자[성장환경]가 아니라 유전인자[가계]가 어떻게 기여하고 있는 가를 산정하는 통계적인 개념이다. 사람의 어떠한 형질의 유전율도 정확하게 사정하는 것은 불가능하지만 따로 자라난 일란성 쌍생아의 연구는 유전인자와 환경인자의 상대적 중요성을 추정하는 좋은 방법인 것이다.[36]

3. 형제자매 간의 차이문제

1) 부모로부터 자녀에게 전해지는 유전자

인간은 46개의 염색체를 갖고 있다. 염색체를 갖는다고 하는 것은 체내의 각각의 세포의 핵 가운데 46개씩의 염색체가 들어있다고 하는 의미이다. 그 가운데 44개는 서로 상대되는 짝으로 되어 있어 1번부터 22번까지의 번호가 붙어 있다. 여기까지는 성(性)에 의한 차이가 없고 상염색체(常染色體)라 불리고 있다. 남은 2개는 성염색체(性染色體)로 여성에게서는 X가 2개, 남성은 X와 Y를 각 한 개이다. 염색체 위에는 유전자가 일렬로 늘어서 있다. 유전자의 본태는 DNA 상의 염기배열이 만들

---

36) ibid., p.244.

어내는 정보이다.

아이들은 각기 부친과 모친으로부터 23개씩의 염색체를 받아들인다. 1번부터 22번까지 각 1개와 성염색체 가운데 한 개이다. 난자는 X를 내포한 것만이, 정자에는 X를 내포한 것과 Y를 내포한 것의 2종이 있다. 정자와 난자의 수정에 의해서 부모와 같은 46개씩의 염색체를 갖는 아기가 태어난다. 아기들은 각각 부모로부터 절반씩 유전자를 받아들이고 있다. 당연히 양친에 상당히 비슷하고 평균적인 부모의 중간정도의 유전적 특징을 갖는다고 기대되지만 실제로 예컨대 자식의 신장은 양친의 신장의 평균치와 매우 비슷한 수치를 보인다.

부친 쪽에 유사하거나 혹은 모친 쪽에 유사한 자녀가 있다. 이것은 얼굴 생김새나 눈썹 등의 눈에 보이기 쉬운 부분이 어느 쪽인가 한 쪽의 부모에 닮아 있는 것이고, 다른 쪽의 부모에 예컨대 귀나 손발톱의 모양, 더욱이 위장의 모양이 그대로라도 그 쪽은 누구도 신경 쓰지 않는다고 하는 것이다. 성격 등에 대해서도 눈에 띄기 쉬운 성질이 다른 쪽의 부모의 어느 한 쪽에 닮아 있으면 그 한 쪽에 유사하다고 말한다. 실은 거의 같은 만큼 부친과 모친에 닮아 있는 것이다.

유전에 대해서는 색이 다른 수용액(水溶液)을 뒤섞은 것 같은 것이라고 생각되던 시기가 있었다. 부친 쪽 유래의 흰색의 물과 모친 쪽 유래의 빨간색 물이 섞여서 아이의 색은 핑크라고 하는 이미지이다. 실제로는 개개의 유전자는 그대로 변화하지 않고 부모로부터 아기에게 전해지는 것이다. 정자와 난자에 내포되어 있는 유전자의 수는 일설에서는 6만 4천[5만에서 10만]이라고 한다.[37]

2) 형제자매의 유전적 차이

형제, 자매가 전혀 같지 않고 조금씩 다른 것은 왜일까. 그 메커니즘을 생각해 보고자 한다. 이 부분은 조금 복잡할지 모른다. 앞에서 제1세대인 부모로부터 23개씩의 염색체를 받아들여 46개의 염색체를 갖는 아기가 생기는 것을 설명하였다. 2세대인 아기는 체내의 세포에서 다음의 손자세대인 제3세대에 염색체를 전하기 위해서 한 개의 정자에 들어간 23개의 염색체가 선택된다. 각각의 염색체의 짝인 상대는 제1세대의 부친으로부터 유래되는 1개와 모친으로부터 유래되는 1개가 짝이 되어 있다. 거기에서 정자에 들어가는 23개의 염색체는 각각의 짝이 되는 상대에 대해서 부친 유래의 것이 들어가는 지, 모친 유래의 것이 들어가는 지, 우연에 의해서 정해지게 된다.

예컨대 최초의 손자인 제3세대가 태어날 때에 제2세대가 만든 정자에는 1번의 염색체는 상대방 짝들 가운데 부친 유래의 것, 2번은 모친, 3번도 모친… X는 부친 유래라고 하는 배합된 짝이 들어갔다고 한다. 이것과 같은 구성이 다음 세대인 손자를 만들 때의 정자에 전해질 가능성은 각각의 상대에 대해 부친 유래인가 모친 유래인가의 선택이기 때문에 절반인 2/1로, 23개 전부에서는 2/1의 23승[乘 대략 840만 분의 1]이 된다. 같은 것을 다른 표현으로 나타내면 정자에 들어가는 염색체의 배합된 한 짝에는 대략 840만 종류가 있다고 하는 것이 된다.[38] 이 경우 염색체의 잘록한 부분[動原體]이 부모의 어느 쪽인가에서 왔다고 하는 것으로 염색체의 유래를 기재하는 규칙으로 되어 있다. 예컨대 동원체(動原體)가 부친 유래라면 팔의 대부분은

---

37) 中込彌男, ヒトの遺傳, 岩波書店, 1996, pp.16-17.
38) ibid., p.18.

모친 유래라고 하더라도 부친 유래라고 분류하는 것이다.

염색체의 짝 편성 이외에 복잡함을 더하는 기구가 또 하나 활동하고 있다. 예컨대 부친 쪽 유래의 1번 염색체는 그대로 대대로 전해지는 것이 아니라 자식이 정자를 만드는 '감수분열(減數分裂)'의 과정에서 부친 유래와 모친 유래의 1번 상호간에 교환이 일어난다. 이 현상은 현미경을 사용하여 감수분열을 관찰함으로서 실제로 확인할 수 있고 교환의 장소를 키아즈마(chiasma)39)라고 부른다. 고환[정자가 생기는 과정]의 경우에는 상염색체(常染色體)의 22짝 근처에서 50개소가 넘는 키아즈마가 관찰된다. 염색체 주변으로 말하면 가장 커다란 1번의 염색체에서 평균4개소 모자라고, 거꾸로 작은 21번, 22번에서는 평균 1개소 정도이다. 따라서 단순히 부친의 염색체가 그대로 자식의 대에 그리고 손자에게 전해지는 것이 아니라, 예컨대 자식의 감수분열의 과정에서 1번의 염색체를 끝으로부터 부친 유래의 구간, 모친, 부친, 모친, 부친 유래라고 하는 형태로, 말하자면 일부분을 건너뛰어 손자[제1세대로부터 본 손자]로 전해지는 것이다. 게다가 키아즈마가 특정의 짝으로 몇 회 일어나는지, 염색체 상의 어느 장소가 될지는 개개의 정자 마다 다른 것이다. 따라서 1번의 염색체만에 대해서도 최초의 손자와 다음의 손자에게 전혀 똑같은 내용이 전해질 가능성은 없는 것이다. 다만 두 명의 손자는 합계하면 한 쪽 부모로부터 절반, 다른 쪽 부모로부터 절반의 유전자를 받아들이고 있는 것은 틀림이

---

39) 키아즈마란 감수 제1분열전기로부터 후기의 초에 걸쳐 볼 수 있는 상동염색체의 교차부분의 구조. 키아즈마의 위치는 고정하여 있지 않고 전기의 진행과 함께 염색체의 말단 방향으로 이동한다.- 『分子細胞生物學辭典』, p.205.

없다. 제1세대까지 거슬러 올라가 염색체의 유래를 조사하면 두 명이 받아들인 내용은 각각 크게 다르다고 하는 것이다.

　모든 염색체에서 이와 같은 일이 일어나고 있다. 이에 앞에서 언급한 840만 종류의 다양성이 덧붙게[상승적으로] 된다. 최종적인 다양성은 문자대로의 의미에서 무수하다고 할 수 있으며 전혀 똑같은 내용의 정자는 존재하지 않는 것이다.

　그러면 왜 난자의 이야기는 하지 않는 것일 까. 난소는 입수 곤란하고 키아즈마 수에 대한 직접 신용할 수 있는 데이터가 없는 것이다. 가장 특별한 증거[DNA 레벨의 연구]로부터 고환보다 키아즈마 수가 더 많다고 추정되고 있다. 즉 난자에 대해서도 정자와 똑 같은 일이 일어나고 있는 것이다.

　형제자매라 하더라도 반드시 달라진 한 짝의 염색체 세트를 부모로부터 받아들이고 있다. 이란성 쌍생아도 형제자매와 같은 것이다. 이것이 인간의 다양성, 세계 속에서 전혀 똑 같은 사람이 두 사람은 없다고 하는 사실의 유전적인 기초이다. 인간은 각각 지구상에 단 한 사람의 본인만의 특징을 갖는 존재로서 태어나는 것이라는 의미이다. 그렇지만 예외도 있다. 일란성의 쌍생아이다. 본래는 한 개체로 자랐을 한 개의 수정란이 가끔 두개로 갈라지고 개개로부터 한 개체가 되었다. 따라서 양쪽의 개체는 유전적으로는 전혀 같은 것이다. 이 경우에도 태어난 순서에 따라서 형, 동생 등으로 불리는 경우가 많지만 보통의 의미에서 형제, 자매와는 전혀 다르기 때문에 혼동하지 말아야 할 것이다.40)

---

40) 中込彌男, 앞의 책, pp.20-22.

3) 개인차의 유전적 배경

그런데 근친혼의 경우를 생각해 본다. 종형제인 사촌 간의 결혼인 경우, 아니 이 경우이기 때문에 구극의 조건, 자기 자신의 난자를 자기 자신의 정자로 수정하는 경우를 생각해 보는 것이다. 매우 드문 특이한 경우이지만 진성반음양(眞性半陰陽)이 있다. 한사람의 인간이 난소와 고환의 양쪽을 체내에 갖고 있기 때문에 어느 의미에서 양성(兩性)을 겸비하고 있는 것이다. 난소에서 난자를 만들고 자신의 고환에서 만든 정자에 의해 수정시켰다고 가정을 하여 본인과 유전적으로 전혀 똑 같은 인간이 되는 조건을 생각해 보겠다.

한쪽 편의 난자 혹은 정자에 들어가는 23은 어느 것이라도 좋다. 상대측의 정자[난자]에 들어가는 23개가 최초의 23개와 별개라면 [각 개의 상대로 남은 쪽의 염색체가 들어가면] 해당 사람과 완전히 똑 같은 편성이 된다. 이와 같은 편성이 될 수 있는 기회는 각 상대에 대하여 절반이기 때문에 2분의 1의 23승(乘)이다. 이에 키아즈마에 의한 다양성이 더해진다. 정자가 생기는 과정에서 약 50회의 키아즈마, 난자가 생기는 과정에서는 아마 그 이상의 키아즈마가 염색체상의 임의적인 위치에서 발생할 것이기 때문에 수정란이 해당 사람과 유전적으로 완전히 동일하게 될 가능성은 제로라고 해도 지장이 없을 것이다. 자기 자신의 정자와 난자의 배합에서조차 자기와 전혀 똑같은 인간으로는 되지 않는 것이다.

세균처럼 하나의 세포가 단순히 두개로 갈라지거나 어느 종의 식물처럼 싹을 내어 그것이 하나의 개체로 된다고 하는 틀의 증식은 그것 자체는 효율이 좋다고 해도 종(種)으로서의 다양성은 변함이 없다. 염색체수 46개의 체내의 세포에서 염색체수 23개의 정자나 난자를 만드는 감수분열의 과정, 그것을 양쪽의 성(性)으로부터 추럼한다고 하는 양성(兩性)의 존재. 그것들이 종합하여 해당 사람의 난자와 정자를 수정시켜도 원래의 당사자와 똑같게는 되지 않는다고 하는 놀라울 만한 다양성을 유지하고 있는 것이다. 이 다양성을 만들어내는 기구가 공룡의 절멸 이후의 6000만 년 정도 사이에 일어난 폭발적이라 할 수 있는 포유류의 다양한 진화의 추진력으로 되었던 것이다. 인간에 의한 지구상의 모든 환경에의 적응이나 도구, 기술의 개발이나 사용에 따르는 뇌의 발달도 이 기구가 없으면 전혀 불가능했을 것이다.41)

4. 남성과 여성의 차이문제

1) 남자의 몸과 여자의 몸

수정란은 1회, 2회로 난(卵)의 분할을 거듭함으로서 세포의 수를 불림과 동시에 조금씩 분화가 진행되고 드디어 태반 등 태아의 바깥 부분과 태아자체로 될 부분이 나뉘고 그 위에 체내의 조직이나 장기의 분화가 이루어진다. 임신4주가 되면 성선융기라고 하여 후에는 고환이나 난소로 되는 구조가 보이게 되지만 아직 남녀의 구별은 없다. Y염색체가 있으면[수정란이 남아일 경우] 7주경에는 성선융기는 조금씩 고환 쪽으로 분화되기 시작한다. 고환 알이 생성되면 그 이후의 몸만들기는 완전히

---

41) ibid., pp.22-23.

고환주도로 진행된다. Y의 역할은 고환이 생성되기까지이고, 이후부터 진행되어가는 과정에는 전혀 관계가 없다.

태아의 체내에는 뮤라관, 울프관이라고 하는 2종의 성관(性管) 이 있지만 고환이 있으면 분비되는 항(抗) 뮤라관 호르몬(MIS)에 의해 뮤라관이 없어진다. 울프관 쪽은 똑같이 고환에서 분비되 는 남성호르몬에 의해 발달하여 수정관(輸精管)이나 정낭(精囊) 등 남성 특유의 기관으로 된다. 남성호르몬에 반응하여 외음부 도 12주 무렵에는 남성으로서의 특징을 보이기 시작한다. 만일 MIS가 작용하지 않으면 뮤라관은 난관과 자궁, 거기에 질(膣)의 상부 대략 3분의 1을 만든다. 이것을 없애는 것도 정상적인 남 자의 몸을 만드는데 있어서 없어서는 안 되는 것이다.

Y염색체가 없으면[수정란이 여자일 경우] 어떻게 될 까. 우선 고 환이 생성될 수 없다. 그러면 남성호르몬이 필요한 만큼 공급 되지 않기 때문에 울프관은 없어지고 만다. 그런데 뮤라관의 쪽은 고환으로부터의 MIS에 의해 억제되지 않기 때문에 자유 롭게 분화, 발달하여 난관이나 자궁 등 여성형의 내성기(內性器) 를 만든다. 질(膣)의 아래 부분과 외음부는 남성호르몬[테스토스테 론의 유도체]가 활동하지 않으면 그대로 여성형으로 된다. 울프관 은 남성호르몬에 의한 지원이 없으면 없어지고 말지만 뮤라관 쪽은 자유롭게 발달한다. 강한 것은 여자이다.

그런데 난소(卵巢)의 작용은 남녀의 신체 기본구조를 결정한 다고 하는 단계에 관해서는 아무것도 하지 않는 것이다. 같은 태생주수(胎生週數)의 태아의 고환을 여자[雌]에게 이식하면 XX 인데 몸은 완전히 남자[雄]로 된다. 고환 대신에 남성 호르몬의 결정(結晶)을 보충해 넣은 경우에는 언뜻 보기에는 남성[雄]이지만 체내에서는 난관이나 자궁 등 여성형[雌型]의 기관을 남긴 양성(兩性)의 중간형으로 된다. 이와 같은 관찰에 의해 태아기의 고환이 남성호르몬만이 아니라 항(抗) 뮤라관 호르몬[MIS]을 분비하는 것을 알았던 것이다. 인간에게서는 물론 실험은 있을 수 없지만 태아기에 고환이 생성되지 못한 환자를 관찰하는 것 등으로부터 역시 똑 같은 기본원리가 작용하는 것을 알았다.

결국 인간 등의 포유류는 태생의 초기에 고환이 작용하지 않으면 자동적으로 암컷이 된다고 하는 것이다. 몸이 만들어지는 기본프로그램은 여성형으로 되어 있는 것이다. 프로그램을 남성 쪽으로 새로이 바꾸기 위해서는 먼저 스위치가 필요하다. 스위치는 성염색체 위에 있지만 그것이 작동하면 미분화된 성선융기(性腺隆起)는 고환 쪽으로 분화를 시작한다. 그 이후는 모두 고환이 칸막이를 하고 남성의 몸이 완성되는 것이다. 사람은 원래가 여성이고, 스위치의 작용으로 프로그램이 변하게 되면 태어나는 것이 남아인 것이다.42)

2) 남성과 여성의 뇌기능의 차이

남성과 여성은 뇌기능에 특히 언어능력과 공간시(空間視) 능력에 차이가 있는 것을 보여주고 있다. 이러한 차이는 통계적으로 유의미하다 해도 우리들이 고정개념으로 가지고 있을 정도로 현저한 것은 아니다. 양대뇌반구는 대부분의 사람에게 있어서 다른 정보처리를 담당하고 있는 것으로 알려져 있다. 즉 좌대뇌반구는 언어에 관한 정보처리를, 우대뇌반구는 공간시에 관한 정보처리를 담당하고 있다. 양반구의 조직화가 성이나 성

---

42) ibid., pp.90-92.

적지향에서 다른 것을 시사하고 있다.43)

3) 남성과 여성의 유전적인 차이
X의 근본 일부와 Y의 작용이 문제

여성의 XX와 남성의 XY의 편성 가운데 여성의 X하나는 태아기의 이른 시기에 불활성화[休止] 된다. 다만 한 개가 완전히 불활성화 한다고 보면 이야기가 안 된다. 터너 증후군[Turner-Syndrome: 性腺形成不全症]이라고 하는 신장이 극히 작고 월경이나 이차성징이 없는 여성에서는 X염색체를 한 개만 갖는다. 정상적인 여성의 2개의 X 가운데 한쪽편이 완전히 불활성화하고 있다고 한다면 X 한 개만으로 충분할 것이고 타나증후군의 발생이 설명될 수 없는 것이다. <그림 6-9>에서처럼 불활성화한 X 위에 적어도 3곳은 불활성화를 피할 수 있는 부분이 있다고 보면 설명을 잘 할 수 있다. Y염색체 쪽은 기다란 팔의 아래쪽의 절반 정도에는 유전자가 없다.

<그림 6-9>에서처럼 검게 칠해진 부분에서는 유전자가 쉬고 있는지[XI], 원래부터 없는[Y] 것인지 남녀차이에는 상관이 없다. 전장(全長)에 걸쳐 흰[활성의] XA는 남녀 함께 한 개씩이기 때문에 이것도 성차와 무관계이다. 결국 XI상의 흰 부분과 Y상의 흰 부분의 차. 여기에 성차에 관한 모든 유전정보가 집약되어 있는 것으로 된다. SRY[sex determining region Y: 염색체성결정영역]도 정자를 만드는데 필요한 유전자도 당연히 Y의 흰 부분에 있다. X의 흰 부분에는 난소의 발달이나 X 한 개를 불활성화

---

43) Floyd E. Bloom 外2人, 中村克樹 外1人 譯, 新腦の探檢(上), 講談社, 2004, pp.191-192.

상태로 유지하는데 필요한 유전자가 있다. 이것들은 남자 또는 여자에 특유한 기능에 관련된다. 그런데 이들의 흰 부분에는 남녀에서 공통적인 유전자도 있는 것이다. X상에서나 Y상에서도 좋으니까 어쨌든 합쳐서 2개의 유전자가 있으면 좋다.[XX와 XY의 사이에 차이가 없다]고 하는 것이다.44)

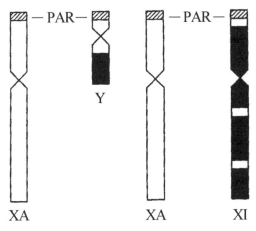

【그림 6-9】 남성과 여성의 성염색체.
남(좌) 여(우)의 성염색체의 편성을 나타낸다. 남은 활성상태의 X(XA)와 Y, 여는 활성 X와 불활성화한 X(XI)를 갖는다. PAR은 XY를 구별할 수 없게 그려져 있다. Y의 검은 부분은 기본적으로는 수염기(數塩基)가 200만 회 정도 반복한 염기가 있고, 유전자를 함유하지 않는다. XI상에는 적어도 3곳의 불활성화를 모면하는 부분(백색)이 남아 있다. Y상의 흰 부분과 XI상의 흰 부분에 성차(性差)에 관계되는 유전정보가 모여 있는 것이 된다.

44) 中込彌男,ヒトの遺傳, 岩波書店, 1996, pp.102-103.

5. 분자유전학적 어프로치

1996년에 신기성(新奇性) 추구와 도파민 수용체 유전자 DRD4, 불안과 세로토닌 전도체 유전자 5-HTTLPR과의 사이의 관련성이 시사되고부터 분자유전학적 방법을 이용한 심리적·행동적 형질의 관련유전자의 특정이 활발하게 되었다. 단일 유전자의 기여율은 반드시 크지는 않고 연구결과의 재현성도 안정되어 있지 않기 때문에 유전자진단에 의한 예측적 개입이 가능한 정도는 아니다. 그러나 공격성에 미치는 학대경험의 유무와 영향이 monoamine oxidase-A유전자 MAOA와 상호작용한다[MAOA의 활성이 낮은 형을 갖는 인간이 심각한 학대를 받은 경우에 공격성이 높아지기 쉽다]고 하는 보고가 있는 것처럼 유전과 환경의 상호작용의 구체적 해명이 기대된다.45)

V. 행동유전학과 후성유전학

1. 행동유전학

1) 행동유전학이란
행동유전학(behavioral genetics)이란 심리적·행동적 형질의 형성에 미치는 유전과 환경의 관계를 특히 개인차의 측면에 대해서 해명하려고 하는 것이 행동유전학이다.46) 행동유전학(行動遺

---

45) 最新心理學事典, 平凡社, 2013, p.18.

傳學)은 1960년대 이후 급속히 발전한 심리학과 유전학의 학제적 분야로 볼 수 있다. 이 분야에서는 주로 유전요인을 조작하는 것으로 인해서 ① 유전자형의 차이가 행동에 미치는 영향 ② 그와 관여하는 유전자의 수 ③ 유전자형과 환경요인과의 상호작용 ④ 행동의 변이성 가운데 유전요인에 의해서 생긴 변이성과 환경요인에 의해서 생긴 변이성의 정도 ⑤ 유전자와 행동의 발현과의 사이에 개재하는 발생적, 생리적 프로세스 ⑥ 행동의 적응적 의미 행동에 미치는 인위선택의 효과와 자연선택의 효과 ⑦ 특정의 행동이상에 관여하는 유전자의 동정(同定), 등을 밝히는 것을 과제로 하고 있다.47)

2) 유전정보의 발현과 행동

최근의 분자유전학의 발전으로 인해 유전자의 주체는 디옥시리보 핵산[DNA]이라고 하는 것이 밝혀졌다. DNA의 분자는 인산, 당[디옥시리보스], 염기[아데닌, 구아닌, 시토신, 티민]의 결합으로 이루어진 소단위[뉴클레오타이드]가 숫자가 많은 연결고리로 이어진 폴리뉴클레오타이드이다. 개개의 유전자는 그 뉴클레오타이드의 배열의 특이성에 의해서 규정되고 DNA 분자상의 어떤 길이를 가진 특정의 구획에 상당하는 것이다. 핵의 DNA고유의 형은 메신저 RNA에 간파되고 mRNA로 표기하며 세포질 중의 리보좀으로 보내진다. 트랜스화 RNA는 tRNA로 표기되며 메신저 RNA의 운반되어 온 모양[型]에 따라서 폴리펩타이드의 사슬을 만들고 아미노산을 올바른 배열로 늘어놓고 특정의 단백질이 이루어진다. 이것이 유전현상의 본체이다.

---

46) ibid., p.17.
47) 東洋 外 編, 發達心理學ハンドブック, 福村出版, 1992, p.292.

수정란이 지닌 유전자의 유전정보는 우선 이와 같이 단백질 [효소]의 합성에 관여한다. 효소는 조직형성에 관한 반응을 규정하고 이어서 형태 형성을 그 후 신체 제기관의 체제화에 관한 반응을 규정한다. 이 과정에서는 다음과 같은 복잡한 상호작용이 이루어진다. 처음에는 세포 내 환경이 유전 정보의 발현환경을 주게 된다. 이어서 세포 간의 여러 가지 대사작용과 호메오스태시스(homeostasis, 항상성)한 피드백 시스템이 조직형성, 형태형성, 신체제기관의 체제화에 영향을 준다. 그 위에 다양한 환경의 영향을 받으면서 여러 가지 행동이 출현한다.48)

2. 후성유전학

후성유전학(後成遺傳學: epigenitics)은 DNA의 염기서열이 변화하지 않는 상태에서 이루어지는 후성유전적 유전자 발현조절을 연구하는 유전학의 하위학문이다. 유전자가 생명을 지배한다는 기존과학계의 관념을 뒤엎고, 환경에 의해 DNA발현이 변화할 수 있다고 주장하는 후성유전학은 태아의 존재를 새롭게 바라볼 것을 요구하고 있다.49)

---

48) ibid., p.294.
49) KBS <첨단보고 뇌과학> 제작팀, 태아성장보고서, 마더북스, 2013, p.64.

제7장 환경으로서의 태교(胎敎)

인간과학에서는 퍼스낼리티의 형성과정을 크게 유전과 환경의 양대 축으로 접근하고 있다. 이에 대한 유전적인 요인은 수정단계로 보고 환경적인 요인은 수정 이후의 영향에 의한 것으로 보아 태교 문제를 환경적 요인으로서 접근한다.

Ⅰ. 태교란 무엇인가

1. 임신과 태아

술(戌)의 날짜에 복대를 두르면 안산(安産)하게 된다거나, 불난 것을 보면 피부에 반점(斑點)이 생긴다거나, 임신 중에 화장실 청소를 하면 고운 아기가 태어난다는 등등, 예부터 태교와 관련된 많은 속설이 있다. 이러한 것들은 직접적으로는 상관이 없는 것 같지만 그러나 임신중에는 건강을 조심하고 마음을 편안히 하며 적당하게 몸을 움직여 비만이 되지 않도록 주의해야 한다고 하는 점에서는 시사하는 바가 있다고 본다.

임신부와 태아는 상호 영향을 미치고 있다고 하는 것은 분명하다. 임신 초기에는 '입덧'이 있는데 임신으로 인해서 모체 내에 생기는 화학적인 변화로 인해 불균형이 발생한다고 본다.

태반이 완성되는 임신 4개월 말경에는 대부분 사라져 가지만 이 또한 임신 초기의 중요한 시기를 신중하게 보내야 하는 태아로부터의 메시지로 보아야 할 것이다.

1) 임신부의 정신상태가 태아에 미치는 영향

태생기(胎生期)에 대한 연구가 진척되면서 이제는 '자녀양육은 태아 때부터'라고 하는 사고양식이 인정되고 있다. 임신부의 정신상태가 태아에게 주는 영향에 대해서는 다양한 연구가 있다, 우선 인간과 가까운 원숭이의 실험이다. 임신한 원숭이를 움직이지 못하도록 한 상태로 한 다음 인간이 감시하는 실험을 하였다. 원숭이 임신부는 공포로 인해서 아드레날린이 증가하고 자궁으로의 혈액량이 감소하고, 태내의 태아에게도 아드레날린이 들어가고 혈류를 감소시켰으며 결국은 사산(死産)하게 되었다고 한다.[1]

또한 나츠야마[夏山英一]는 임신부의 정신상태와 초음파 모니터로 본 태아의 모습에 대해서 사례를 보고하고 있다.[2] 임신 11주에 중절을 희망한 임신부가 초음파 모니터에서 활발하게 움직이는 태아를 보고 울음을 터트리자 태아의 움직임은 멈추었고 오랫동안 정지상태를 유지하다가 그 후 움직임을 보여도 이전과 같은 활발한 움직임은 관찰되지 않았다고 한다. 그리고 마침내 두 번째 아기를 임신하여 크게 기뻐하고 있는 임신부가 초음파 모니터에서 태아가 활발하게 움직이는 것을 보고 감동하여 눈물을 흘리자 태아는 지속적으로 활발하게 움직였다고

---

1) 小林登 : 育つ育てるふれあいの育兒-胎兒期からの子育て學, PHP文庫, 1995.
2) 小林登ら 編 : 新しい子ども學I : 育つ, 夏山英一 : 「生命の誕生-受精から誕生まで」, 海鳴社, 1985, pp.85- 129 참조.

한다. 임신부가 남편과 이야기를 하면서 모니터를 보고 있을 때 모니터 상의 태아는 활발하게 움직이는 경향을 보인다고 설명하고 있다. 임신 19주에 파수(破水)가 되어 유산하는 것은 아닐까 하는 걱정으로 눈물을 흘린 임신부의 경우가 있는데, 초음파 모니터로 보면 임신부의 강한 혈관의 박동이 자궁벽을 통해서 직접 태아의 머리 부분까지 진동시키고 있었고, 잠시 지나자 태아는 경련과 같은 동작이 어색한 움직임을 보이며 흉복부에 미세한 경련이 보였다고 한다. 이것은 태아 역시 놀라서 불안한 모습을 보이는 행동을 보인 것이라고 추측하고 있다.3)

【표 7-1】 임부의 정신상태와 태동과의 관계

임부의 정신상태		운동시간	운동속도	운동의 질, 종류
억울상태		약간 짧다	정상	정상 이하
슬픔상태		약간 짧다	약간 늦다	정상 이하
불안상태		가장 많음	빠름	변화 · 퇴행
흥분시	놀라움 상태	약간 길다	약간 빠르다	정상 이상
	기쁨 상태	약간 길다	조금 빠르다	정상 이상

임신부의 정신상태와 태동과의 관계를 <표 7-1>로 정리하였는데, 이것은 임신부의 그때 그때의 마음의 움직임에 응하여 태아의 운동시간이나 속도 그리고 질(質)도 변화하는 것을 나타내고 있다.

---

3) 藤掛永良 編, 發達心理學, 千原美重子, 「胎生期の發達」, 建帛社, 平成8年, pp.54-55.

2) 임신과 직장

직장을 가진 여성은 매년 증가하고 있고 결혼 출산을 하여도 일[직장]을 계속적으로 하고 있는 여성도 많아지고 있다. 직장은 스트레스가 높은 곳도 있고 임신을 해도 충분히 안정을 가질 수 없는 곳도 많다. 직장에서 임신을 하게 되어 불편한 분위기에 처하게 되는 경우가 있으면 임신 중에 불안한 상태로 지내게 될 것이다. 그리고 전체 인구수 비례로 한 사람의 여성이 생애를 통해 낳을 수 있는 아이의 수는 한국의 경우 2022년을 기준으로 할 때 갈수록 과거 최저로 되어가고 있다.

초산(初産)으로 핵가족일 경우 남편에 의한 정서적인 지지가 중요한 역할을 하게 된다. 정서적인 지지는 안산(安産)에도 크게 효과를 가져다준다는 연구도 있다.[4] 기다리던 임신이 아니었지만 중절을 하지 못하고 출산을 하게 되는 경우와, 바라던 출산을 하는 경우의 그 후의 신생아에 대한 상태를 추적한 프라하 연구[5]에서는 지능검사에서는 차이가 없었음에도 불구하고 학업성적이나 대인평가가 낮았으며, 심리사회적 불안경향이 강하고 결혼생활에 만족도가 낮다거나 하는 등의 발달상의 문제를 보이기 쉬운 것을 보고하고 있다.[6]

태교에 있어서 중요한 것은 임신부를 둘러싼 가족, 친구, 직장이나 사회의 협력이 있고, 희망을 가지고 안심하고 출산을 맞이하는 것과 같은 따뜻한 환경이라고 할 수 있다.

---

4) 小林登 : 育つ育てるふれあいの育兒-胎兒期からの子育て學, PHP文庫, 1995.
5) Matejcek, D. Dytrych, Z. & Schuller, V. : Follow-up study of children born from unwanted pregnancies. International Journal of Behavioral Development,3, 1980, pp.243-251.
6) 藤掛永良 編, 發達心理學, 千原美重子, 「胎生期の發達」, 建帛社, 平成8年, p.56.

2. 태교란 태아의 가능성을 키우는 것

1) 육아가 무엇인지를 잘 모르는 모친들이 늘고 있다

태교란 임신 전과 임신 중 그리고 출산 이후에도 여전히 같은 시간의 축으로 계속되는 가운데 여러 가지로 배우는 것이 태교이다. 태교란 중국이나 한국에서도 수천 년 전부터 행해졌던 것으로 태아가 지금 어떠한 상태로 배속에 있는지, 어떻게 발달하고 있는지를 생각하면서 새로운 생명이 자신의 몸속에 기거하고 있으니 그 아기에게 부드러운 마음을 갖고 리드미컬한 생활을 하고, 그리고 스트레스를 받지 않고 안온한 생활을 하는 것, 그것이 태교이다. 태아의 뱃속에서의 발달에 대한 현재 상황을 아는 것, 이것은 역시 최소한으로는 알아 두지 않으면 안 된다.

태아라고 하면 일단은 능력이 없는 것 같지만 이것은 뇌가 아직 미숙하기 때문이고 아직 발달이 완성되지 않았기 때문이다. 이 시기를 0세라고 한다. 0세가 끝나갈 무렵에 기억하는 말은 대체로 세 가지 정도이다. 2세 무렵까지는 약 270개 단어, 3세까지는 900개 단어, 4세에는 1500개의 말을 할 수 있다고 하는데 갓난아기의 말이 정말로 발달해 가는 것은 2-3세 때이다.

말을 제대로 할 수 있게 되는 것은 인간뿐이다. 갓난아기라고 하는 것은 감각이라 하여도 원시감각, 냄새라든가 맛이라든가 감각이나 내장감각이라든가 적어도 2세가 될 때까지는 이러한 원시적인 감각으로 주위를 기억해 간다. 그래서 뇌가 정연하게 발달하고 언어를 구사할 수 있게 되는 것이므로 이 1

년간이라고 하는 것은 즉 0세라고 하는 것은 정말 태아의 연속이라고 해도 좋을 정도로 미숙한 것이다.

임신을 하고 출산을 한다. 출산을 하고 난 다음부터 0세 아기로 시작된다. 산후를 아름답게 한다고 하는 것은 임신하고 있는 기간에도 아름답지 않으면 안 된다고 하는 것이다. 시간적으로 연속되고 있다고 하는 것을 이해해 두면 임신 중에 잘 갖춘 모친으로 되어 있는 사람은 아기를 출산한 뒤에도 훌륭한 모친으로 될 수 있는 것이다.7)

2) 태아가 지닌 가능성을 키우는 것이 태교

임신 중의 모친은 깊은 관심을 갖고 태교라고 하는 말에 주목하고 있을 것이다. '태교'가 '태아교육'을 생략한 말이라는 점에서 '태어나기 전부터 교육을 할 필요가 있을 것'이라고 하는 점이다.

최근의 태아의학의 눈부신 발전에 의해서 태아의 태내에서의 성장, 발달이 유유아기의 성장, 발달과 깊이 관련되어 있다는 것이 밝혀졌다. 지금까지는 태어나고서부터 발달하는 것으로 여겨졌던 뇌나 감각기관이 모친이 아직 임신에 신경 쓰지 않던 임신초기 무렵 이미 그 기초가 만들어지고 태아가 성장함에 따라서 서로 관련을 맺으면서 성장 발달해 간다는 것을 알게 되었다. 단 한 개의 세포[수정란]이 맹렬한 세력으로 세포분열을 반복하면서 각각의 역할을 맡은 세포군으로 분화하고 인체를 형성해 갈 뿐 아니라 모든 기관이나 조직이 다양한 작용을 하

---

7) 大島 淸, 子供の腦力は9才までの育て方で決まる, 海龍社(東京), 平成16년, pp.106-108.

게 되어가는 모습은 감동적이기까지 하다.

태교란 태아에게 있어서 세계 전체라 할 수 있는 모체환경을 가지런히 하고 태아가 지닌 훌륭한 가능성의 싹을 소중하게 키워 나가야 하는 것이다. 태교라고 하는 사고방식은 세계각지에 오래전부터 있었고, 모친에게서 딸에게로 그리고 그 딸의 딸에게 전해져 왔다. 그러한 가운데에는 예부터 태교에 대해 전해오는 말 중에는 오랜 기간 동안의 경험이 쌓여 생겨난 논리적이고 근거가 있는 가르침이 포함되어 있다는 것을 알 수 있다. 즉 태교란 옛날이나 지금이나 변함이 없이 '태아에게 좋은 환경'이라고 하는 것을 만드는 것이라고 볼 수 있다.8)

3. 태교와 뇌의 발달문제

1) 태교와 뇌의 발달

태아의 뇌는 동물적 감각[五感]과 깊이 연관되어가며 발달해 간다. 오감에 대한 기분 좋은 자극이 뇌에 영향을 미치어 미완성의 뇌를 성숙해 가도록 하는 것이다. 뇌에는 동물적인 감각을 관장하는 부분과 사고(思考)라고 하는 고도의 기능을 관할하는 부분이 있고 동물적인 움직임을 하는 부분이 토대로 되어 지적인 기능을 하는 부분이 발달해간다. 이 토대가 튼튼하게 되어있지 않으면 예컨대 유유아기의 한 시기에 기억력이 훨씬 뛰어나거나 천재적인 재능을 발휘한다고 해도 오랫동안 지속되지 않는다.

---

8) ibid., pp.112-113.

태교에 대한 질문에 있어서 '태교로 머리가 좋은 아기[IQ 높은 아기]를 낳을 수 있는가'라고 하는 것이다. 단적으로 말해서 태교에 의해서 특히 지능지수가 높아지는 것인지는 아직 모른다. 태교가 직접 지능지수를 높인다거나 영재아를 만든다고 하는 연구는 아직 미확인이기 때문이다. 그러나 한 개의 수정란이 모친의 뱃속에서 세포분열을 반복하면서 놀라울 정도로 성장하는 266일 동안의 과정이 프로그램대로 순조로이 진행이 이루어지면 갓난아기는 모두 장래성이 풍부한 인간으로서 성장하고 IQ를 높일 수도 있고 영재교육으로 키울 수도 있는 훌륭한 가능성을 가지고 태어날 것이라고 하는 것은 분명하다.9)

물론 태어난 아기가 머리가 좋은 아기라고 하면 그보다 더 좋은 것은 없지만, 거기에 더하여 인간으로서의 풍요로운 감성을 지닌 아기로 키우기 위해서는 모친은 태아의 성장 발달의 단계를 알고 모체의 환경을 잘 갖추어 태아의 심신의 기초를 견실하게 구축해 두는 것이 중요한 것이다.

2) 출산과 그 이후

출산을 하게 될 때 태아는 자신의 부신호르몬을 소재로 하여 모친에게 신호를 보낸다. 자궁 출구의 숙화(熟化), 그것은 '징후'로서 전해진다. 숙화되었다고 하는 정보는 모친의 뇌하수체로 보내진다. 그리고 자궁을 수축시키라고 명령하고, 그러면 진통호르몬이 나오며 진통이 시작된다. 말하자면 태아는 자신이 태어나는 날을 스스로 결정하는 것이다. 이것은 계획출산이 많은 오늘날에는 생각을 매우 숙고하게 하는 이야기라 할 수 있다.

---

9) ibid., pp.113-114.

인간은 뇌에서 중요한 부분이 완성되려면 실은 태어나면서부터 수년이 걸린다. 특히 사물에 대한 사고방식이나 판단, 이성에 대한 관심 등을 관할하는 전두엽(前頭葉)이 완성되는 것이 9세경이다. 9세까지의 양육방식이 중요한 것은 그 때문이다. 당연히 쌓아가는 것이 중요하다.10)

뇌를 건강하게 발달시키기 위해서는 임신 때부터 시작하는 것보다 좋은 것이 없다. 그러나 그렇지 못하고 출산을 마친 모친이라면 그때부터 시작하여도 늦지는 않다. 탯줄을 통해서 정보를 보내던 임신기 시절을 회상하면서 가능한 한 자연과 조화로운 환경을 만들어 가는 노력과 마음을 따뜻하게 교류할 수 있는 노력이 필요할 것이다.

II. 태교에 좋은 모친의 생활법

1. 심신의 쾌적함

1) 모친의 심신 건전함이 최고의 태교

생명을 키우고 있는 모태라고 하면 왠지 신비적이고 조용한 이미지이지만, 실제로는 음식물을 소화시키는 장(腸)의 잡음소리, 동맥을 흐르는 혈액의 소리 등이 태아를 에워싸고 있는 활기찬 공간이다. 태아의 귀는 4개월경에 완성되고, 이들의 잡음을 외계의 음과 구별해 낸다. 신생아가 모친의 심장소리[心音]

---

10) ibid., p.111.

로 잠에 든다고 하는 것은 아기가 태내에서 듣고 있었던 음을 기억하고 있다고 하는 것 외에는 없다.

　태교라고 하면 익숙하지 않은 클래식 음악콘서트에 간다거나 미술관을 일부러 방문 한다거나 하는 등을 생각하는 사람들이 있을지 모른다. 그러나 본래의 태교라고 하면 그렇게 사전에 준비된 교양을 쌓는 것과 같은 것이 아니다. 음악을 듣고 그림을 감상하는 등으로 모친은 차분하고 안정된 정신상태로 된다. 외출을 하여 기분을 전환시킬 수 있고, 가벼운 운동을 하여 잠들기 쉽게 되는 등의 어떻게 모친의 몸을 쾌적한 상태에 있도록 할 까 하는 것이 본래의 태교이다.

2) 좋은 생활태도

　태교에 좋은 생활이란 무엇일까. 자신에게 아주 좋은 생활을 생각해 보면 맛있는 음식을 먹고 안심하고 잠잘 수 있는 장소가 있고 매일이 신선하게 느낄 수 있는 그리고 파트너와 시간이 충실하다는 것들이 기본조건이라 말할 수 있다. 이것은 태아의 경우에도 마찬가지이다. 태아에게 있어서의 식사와 잠자리는 모친이 안정적인 생활을 보내는 것으로 자연스럽게 확보된다.

　그러면 태아에게 있어서 신선한 자극을 느낀다고 하는 것은 무슨 뜻일까. 어떤 사물을 느끼는 데는 먼저 자극을 받아들이는 감각이 필요하다. 태아의 감각이 이루어지는 것은 임신 후 4개월이 지나고부터이다. 최초의 3개월까지는 겨우 수정란이 자궁에 착상하고 태반을 통해서 영양을 섭취하게 된다.11) 이

---

11) ibid., pp.126-127.

시기에 태아의 몸이 기초가 만들어지기 때문에 모친은 기본적으로 유해한 물질이나 약 등을 입에 대지 않도록 조심해야 한다.

2. 태아와의 대화

1) 오감(五感)의 발달

태교라고 하는 외부로부터의 작용을 느끼기 시작하는 것은 임신중기 이후이다. 오감 가운데에서 제일 먼저 발달하는 것은 피부감각이다. 피부감각은 임신초기 무렵부터 나타나기 시작하여 3개월에 거의 어른과 같은 수준으로 된다고 한다. 1분간에 1번 자동적으로 수축을 반복하는 자궁의 움직임이 피부를 자극하고 감각의 발달을 촉진시킨다. 이와 같이 적절한 자극은 감각을 통합하는 뇌의 발달에도 도움이 되고 감각을 한층 강하게 한다. 이와 관련하여 자궁의 수축은 스트레스나 온도차이가 나는 공간을 오고 가는 것으로 흐트러지게 되는 경우도 있다. 모친은 정신적인 스트레스를 피해 체온조절에 조심을 하고 안정된 환경을 확보해야 한다. 그리고 뱃속에서 실제 냄새를 맡는 것은 아니지만 태아는 냄새로 모친의 호르몬의 변화를 느끼고 뇌의 후각을 관할하는 부분을 발달시킨다. 동시에 미각도 나타나게 된다.

이러한 모태의 호르몬의 변화는 밤과 낮의 구별도 태아에게 전한다. 모친이 규칙 바른 생활을 하도록 노력하고 올바른 하루의 리듬을 지켜주지 않으면 태아의 체내 시계가 잘못 조립되고 말게 되는 것이다.

2) 말을 거는 것이 모자간의 유대관계를 키운다

그리고 태아기에 가장 현저하게 발달하는 청각은 5개월경에
완성된다. 이 무렵부터 태아는 외부의 세계에 귀를 기울이기
시작한다. 5개월경에는 기억능력 역시 갖추어지기 시작하여 모
친의 목소리를 비롯해 외부의 음을 구분할 수 있게 된다. 이때
부터 음악을 들려준다거나 말을 걸어주는 것이 중요하다. 태아
는 목소리를 누구의 목소리라고 인식할 리는 없지만 부친이나
모친이 충분히 말을 걸어주며 배를 두드려 주는 등의 자극을
반복해서 들려주면 발로 찬다거나 태가 동하는 등의 반응으로
답하는 것이다.

이러한 태아와의 커뮤니케이션은 심리적인 부모자녀관계로
이어지는 기초로도 되는 것이다. 태어나자마자 모친의 심장소
리로 잠이 드는 갓난아기도 시간이 지나면서 태내의 기억은 사
라져 간다. 하지만 태내에서 받은 외부의 세계에 대한 인상은
그 아기의 일생을 지탱하는 체험으로서 의식의 저변을 이루게
된다. 즉 태교는 아기와 외부의 세계를 잇는 최초의 매개체라
고 말할 수 있다.12)

3. 임신과정에 맞춘 태교

1) 임신 초기[0-3개월]: 모친이 긴장을 푸는 것이 중요

---

12) ibid., pp.128-129.

임신 초기에는 태아는 아직 귀의 기능이 충분히 발달해 있지 않기 때문에 소리를 잘 들을 수 없다. 그러나 모친이 긴장을 풀기 위해서 좋은 음악, 좋아하는 음악을 부부가 모여서 듣는 것은 아주 효과적이다. 다만 이 시기는 유산의 위험성이 높은 만큼 너무 커다란 소리나 소음은 태아의 뇌세포의 성장을 방해하기 때문에 주의할 필요가 있다. 너무 빠르게 배에 울려 퍼지는 것 같은 볼륨은 역효과적이다.

모친이 정신적으로 안정적이고 태어나게 될 아기를 간절히 기다리는 환경 만들기야말로 태교의 기초이다. 그렇기 위해서는 주인의 깊은 애정이나 '함께 키워간다'고 하는 협력적인 자세가 반드시 필요하다.

2) 임신 중기[4-7개월]: 음을 기억하고 음에 반응한다

임신 4개월부터 7개월의 태아의 뇌에는 '해마'라고 하는 소리를 기억하는 부분이 완성되어 간다. 그로 인해서 수시로 듣게 되는 모친의 소리를 기억할 수 있게 된다. 실제로 갓 태어난 아기에게 모친을 포함한 여성 몇몇이 각각 다른 방향에서 말을 걸면서 가까이 다가가는 실험에서 갓난아기는 자신의 모친 쪽으로 향하는 것이 확인 되고 있다. 아기가 태내에 있을 시기에도 목소리에 대해 기억한다고 하는 것은 확실한 것이다.

뱃속에 있을 때에 모친의 부드러운 목소리를 들으면서 자란 태아는 그 소리를 뇌에서 기억하고 있어서 모친의 목소리를 들을 때 마다 편안하고 침착해지는 기분으로 되는 것이다. 물론 이 시기에 부친이 태아에게 말을 거는 습관을 갖게 되면 당연히 부친의 목소리 역시 익혀간다.

임신 중의 '목소리에 대한 기억 만들기'는 태어난 직후의 교육에도 크게 도움이 된다. 애정을 갖고 부드러운 말씨로 뱃속의 태아에게 말을 건네주는 것이 좋을 것이다. 만약 남편이 직장일로 떨어져 살아야 되는 경우 전화소리나 남편의 목소리를 녹음테이프에 저장하여 반복적으로 들려주는 것도 하나의 방법이다. 이것은 갓난아기가 부친의 목소리를 기억하게 될 뿐만 아니라 모친의 불안감을 없애는 점에서도 높은 효과를 보인다고 한다. 또 이 무렵의 태아는 음에 반응하기 시작한다.

태아가 종일 듣고 있는 배경음악(BGM)으로서는 모친의 심장소리일 것이다. 모친이 깜짝 놀라면 뱃속의 아기도 깜짝 놀라게 된다고 하는 의미이다. 태아도 엄마도 스트레스를 받지 않도록 항상 편안한 마음으로 지낼 수 있도록 조심해야 할 것이다. 부드럽게 말을 거는 정도의 자극으로 태아는 쑥쑥 자라가게 될 것이다.

3) 임신 후기[8-10개월]: 태아는 자연음을 좋아한다

8개월이 지나면 태아는 많은 소리에 대해서 각기 다른 반응을 보이게 된다. 좋아하는 소리와 싫어하는 소리를 분명하게 구분할 수 있다. 그러나 좋고 싫음을 표현하면서 태아는 모든 음을 무저항으로 받아들일 수밖에 없다. 성장을 방해하는 소음이나 불안을 느끼는 모친의 격한 목소리 등은 주변이 의식하여 피해주는 것도 중요하다.

태아의 반응은 모친만 느낄 수밖에 없는 것이다. 태아의 움직임을 잘 관찰하여 기분 좋은 소리를 찾아보는 것이 바람직하다. 일반적으로 태아가 좋아하는 소리는 모친의 부드럽게 말을 거는 목소리, 낮은 음으로 들리는 심장의 박동, 작은 새들의 지저귐, 살랑거리는 바람소리 등과 같은 자연의 음, 그리고 가볍고 조용한 음악 등이 있다.

한편 모친의 목소리라도 사람들과 말다툼하는 고성의 소리나 오토바이의 엔진소리, 자동차의 급브레이크, 잠을 깨우는 벨소리 등은 듣기 좋은 소리는 아닐 것이다. 이러한 귀에 거슬리는 소리는 태아의 성장에 악영향을 미친다. 원숭이의 실험에서도 소음을 계속 들려준 새끼원숭이는 태어난 다음에도 차분하지를 못하고 정서적인 불안감의 경향이 강하게 나타났다. 뱃속의 아기에게 안심감을 주는 소리를 항상 들을 수 있도록 마음을 쓰거나 주말에 부부가 함께 삼림욕을 한다거나 산보를 하며 자연의 소리를 듣는 것도 훌륭한 태교이다.

이와 같은 소리에 의한 효과는 뇌파와 깊은 관계가 있다. 인간의 뇌는 끊임없이 뇌파를 내보내고 있는데 각성 때에 나오는 것은 알파파와 베타파이다. 뇌가 릴랙스 되어 있는 상태에서는 알파파를 내고 긴장하고 있는 상태에서는 베타파가 나온다. 알파파를 내고 있을 때의 뇌는 다양한 호르몬을 분비하고 성장도 왕성해지지만 편안한 음을 들려주는 것으로 태아의 뇌파는 이러한 알파파가 나오는 상태로 된다. 이 알파파를 유도하는 손쉬운 소리라고 하는 것이 차분하고 자연적인 리듬에 변화가 있는 흔들리는 소리, 즉 자연의 소리나 모친의 목소리인 것이다.

음악으로서는 어떤 고정된 결정보다는 모자간에 편안할 수 있는 자연음이나 음악을 찾아보는 것이 좋을 것 같다. 그러한 마음 씀씀이가 태교로 될 수 있기 때문이다. 좋은 음을 부부가 함께 들음으로서 깊은 안심감과 신뢰감 그리고 태어나는 아기

에 대한 깊은 애정을 키울 수가 있다. 나아가 태아의 성장을
촉진시키게 되는 데로도 연결되게 된다.13)

Ⅲ. 모친과 태아의 정보교환

1. 모친과 태아의 정보교환 시스템

1) 태내에서 싹트는 모자간의 유대

모친의 유두(乳頭)는 아기의 세계를 넓힌다. 스위스의 소아과
의사인 슈딜만 박사가 쓴 연구보고서가 있다. 박사의 연구 테
마는 신생아의 수면패턴에 대한 것이었다. 박사는 다른 연구자
들이 하고 있는 것처럼 출생시로부터 조사를 시작하고 그것을
분석하는 것이 아니라 한 발 앞선 시점인 태아기로부터 조사를
시작하였다.

슈딜만의 연구에서 밝혀지게 된 것은 신생아의 수면패턴이라
고 하는 것은 모친에 의한 태내에서 수개월 전에 이미 결정된
다고 하는 것이다. 슈딜만은 그 연구 가운데 간단한 예를 인용
하여 이러한 사실을 증명하고 있다. 박사는 임신하고 있는 여
성을 아침 일찍 일어나는 집단과 밤늦게 자는 집단으로 나누
고, 이어서 태어난 아기의 출생 후의 수면패턴을 조사하였다.
결과는 예상했던 바대로 아침 일찍 일어나는 모친의 경우는 아
침 일찍 일어나는 아기로 태어나며, 반대로 밤늦게 자는 모친

---

13) ibid., pp.130-134.

의 경우는 밤늦게 자는 아기가 태어났다고 한다. 이것은 출생 전으로부터 모자간의 유대(bonding)14)를 단적으로 나타내는 예증이다. 슈딜만 박사는 조사의 출발점을 단지 한 발 일찍 앞당긴 것만으로 신생아와 마찬가지로 태아가 정확히 모친의 일상생활의 리듬에 순응한다고 하는 것을 발견하였다고 하는 것이다.

그리고 최근의 연구에서 밝혀진 것은 출산 후의 모친은 본능적으로 자신의 반응을 조절하여 신생아에 맞춘다고 하는 것이다. 슈딜만 박사의 연구에서 모친과 태아는 이미 출생 수개월 전에 그 리듬과 반응을 서로 주고받으며 연대하여 맺고 있다고 하는 것이 밝혀진 것이다.15)

2) 출생 전부터 모자간의 유대는 존재한다

그 이전에도 모자간의 유대 문제를 말하고 있는 것은 하버드 대학의 유명한 소아과 의사인 T. 베리 브라젤튼 박사이다. 박사는 모자의 유대에 관한 심포지움에서 출생과 동시에 '이음끈'을 갖고 있던 모친과 태아는 임신초기부터 커뮤니케이션 시스템을 구축하고 있는 것은 아닐 까라고 하는 가설을 주장하였다. 이 가설은 그 이후 수년이 지나고 뉴욕의 시립대학의 생물학자들의 발견에 의해서 확실하게 인정을 받기에 이르렀다.16)

그것은 동 대학에서 행한 실험에서 인간으로부터가 아니라 닭을 대상으로 한 것이지만 숫닭과 그 '태아[병아리]', 즉 달걀과

---

14) bonding: 이 현상을 정확하게 나타내는데 있어서는 이 말 밖에 없다.
15) T. Verny & J. Kelly, 小林 登 譯, 胎児は見ている, 祥傳社(東京), 昭和62, pp.66-67.
16) ibid., p.68.

의 사이에서 볼 수 있었던 커뮤니케이션 시스템은 이미 언급한 바 있는 브라젤톤 박사가 생각하였던 것과 거의 같았던 것이다.

그리고 이들의 연구로부터 떠오르고 있는 것은 출생 후에 형성되는 '유대관계'와 적어도 같을 정도의 복잡하고 정묘한 태내의 '유대관계' 형성시스템[bonding system]의 모습이다. 실제의 경우 이것은 모자의 생활공동체라고도 볼 수 있는 시스템인 것 같다. 즉 출생 후에 일어나는 현상이란 모친의 태내에 있을 동안의 상태에 좌우되는 것이어서 그 지배를 출생 후에도 지속적으로 받아들이고 있다라고 말해도 과언이 아닌 것이다. 이 점을 분명히 알면 신생아가 태어나면서 갖고 있는 놀랍기 만한 능력의 비밀을 찾는 것이 가능하게 된다. 엄마의 포옹, 애무, 표정, 그 외 다른 행동에 대해서 신생아가 반응할 수 있는 것은 출생 전부터 이어오던 모친과의 오랜 '교제' 즉 유대가 있었기 때문이다.

그리고 이러한 모친과 태아 사이의 커뮤니케이션에 관한 흥미 깊은 보고에 오스트리아의 저명한 산부인과 의사인 에미르 라이놀드 박사는 국제출생전심리학회에서 최근 발표한 것이 있다. 그 테마는 모친의 감정에 대한 태아의 반응에 대한 것이지만 태아가 어떻게 해서 태내에서 모친과의 유대관계를 자발적으로 깊게 하는지에 대한 통찰도 행해지고 있는 것이다. 우선 임산부에게 초음파기기 아래에서 20분에서 30분 엎드려 눕도록 하였다. 모친이 이러한 상태로 누워 있으면 태아도 안심하여 어느새 조용히 누워있는데, 라이놀드 박사는 이러한 것을 일부러 눕도록 하여 실험을 하였던 것이다. 그리고 태아가 조용해지는 시점에서 모친에게는 초음파기의 스크린으로 보아도 태아는 움직이고 있지 않는다는 것을 전해준다. 이것을 듣고 스크린을 본 모친은 예상대로 놀란다. 즉 박사는 여기서 알고 싶었던 것은 공포라고 하는 모친의 감정이 얼마나 빨리 태아에게 전해지는지 그리고 그때 태아는 어떻게 반응을 보이는가에 대한 것이다.

어떠한 경우에서도 반응은 재빨리 나타났다. 모친이 태아가 움직이고 있지 않은 것을 알게 되자 잠시 후 초음파기의 스크린에 나타나는 영상이 움직이기 시작하였다. 태아는 닥치는 위험에 처해지는 것은 아니었지만 모친이 놀라고 있다는 것을 느끼는 순간 심하게 발을 차기 시작하는 것이었다. 태아가 이러한 반응을 보여주는 것은 모친에게 위협을 주었기 때문에 부신수질(副腎髓質)에서 만들어지는 호르몬인 아드레날린의 분비가 높아지고 그것이 태아에게 전해지기 때문이다라고 주장을 하는 연구도 있지만, 이러한 반응은 모친의 공포심에 대한 민감한 반응인 것이다.17)

2. 모친의 젖꼭지를 거부한 크리스티나

태내에서의 '유대관계'에 대해서 보다 구체적인 사례를 들어 보고자 한다. 어느 여아의 사례인데 여기서는 '크리스티나'라고 불러둔다. 이 여아에 대해서 알게 된 것은 T. Verny의 어릴 적 친구들로 현재 스웨덴의 우프사라대학의 산부인과 교수인

---

17) T. Verny & J. Kelly, 앞의 책, 平成11年, pp.69-70.

페타 훼드루 후레이베르크를 통해서이다. 교수에 따르면 크리스티나의 경우 태어날 때는 몸도 튼튼하고 건강하였다고 한다. 그런데 어떻게 된 것인지 크리스티나는 젖을 물려도 얼굴을 돌리고 물려고 하지 않았다. 흔히 모친과 태아기에 '유대관계'를 맺고 있는 아기는 반드시라고 해도 좋다고 할 정도로 모친의 젖가슴을 찾는다.

후레이베르크 교수는 처음에는 병이 있는 것은 아닐까 생각했었는데 나중에 육아실에서 인공영양[분유]가 들어있는 우유병 젖꼭지를 빠는 크리스티나의 모습을 보고, 일시적으로 이상이 생긴 것으로 보았다고 한다. 그런데 그렇지는 않았던 것이다. 그 다음날 병실에서 모친이 모유를 물리고자 하여도 여전히 거부하였던 것이다. 그리고 그 후 수일이 지나도 같은 상태를 보였던 것이다. 걱정과 함께 흥미를 가졌던 교수는 한 실험을 해보았다. 그것은 다른 여성에게 크리스티나의 이상한 행동에 대한 사정을 설명하고 젖꼭지를 물려보기로 하였다. 그러자 잠들어 있던 크리스티나는 그 여성의 팔에 안기자 거부하던 젖가슴을 붙들고 있는 힘을 다해 젖꼭지를 빨기 시작하였다.

이것을 보고 깜짝 놀란 교수는 다음날 크리스티나의 모친을 만나 그 과정을 설명하면서 물어보았지만 어떻게 해서 그렇게 된 것인지 잘 모르겠다고 하는 것이었다. 그래서 단도직입적으로 임신을 원하는 것이었는지 질문을 하자 자신은 임신을 바라지 않고 중절을 원하였는데 남편이 아기를 원한다고 해서 어쩔 수 없이 출산을 하게 되었다고 하는 답을 들었다고 한다.

이 이야기는 후레이베르크 교수에게는 처음 듣는 것이었지만 크리스티나에게 있어서는 그렇지 않았던 것이다. 태내에 있을 때부터 모친이 자신을 원하지 않았다고 하는 것을 통절하게 느끼고 있었기 때문이었다. 태어나기 전부터 모친이 '유대관계'를 맺어주고 있지 않았기 때문에 크리스티나 역시 자신의 모친에 대해서 그 '유대관계'를 구하려는 것을 거부하였던 것이다. 즉 태내에 있을 때 모친이 자신을 거부하고 있다는 것을 알고 있었기 때문에 생후 4일도 안 되어서 어떻게든 모친으로부터 자신의 몸을 보호하고자 하였던 것이다.[18] 이러한 사실은 출생 직후에 형성된 모자관계도 아이의 정신상태를 형성하는데 있어서 중요한 의미를 갖지만 그와 동시에 출생 전의 모자관계 또한 그 기반을 이룬다고 하는 중요성을 말해주고 있는 것이다.

3. '유대관계'가 형성되는 시기와 모친의 역할

1) 유대관계의 형성

그러면 모자 간의 '유대관계'가 최종적으로 확립되는 시기는 언제일까. 그것은 모자의 정신상태의 커뮤니케이션의 밀도가 높아지는 시기, 즉 출생 후로 말하면 수일간, 특히 출생 직후의 수 시간이라고 볼 수 있다. 왜냐하면 태아기의 '유대관계'는 출생 전의 3개월 동안, 특히 최후의 2개월간에 완성되기 때문이다. 즉 이 시기까지에는 태아는 육체적으로도 충분히 성숙되어 있어서 복잡한 메시지를 보내거나 받아들일 수 있게 되어있기 때문이다.

모친의 역할도 또한 이와 유사하다. 모친은 컨디션을 조절하

---

18) ibid., pp.70-71.

고 신호를 주면서 태아의 반응을 형성시켜간다. 그러나 이것도 모친의 요구가 자신에게 있어서 의미 있는 것이라는 것을 태아가 판단했을 경우에 한하는 것이다. 태생 3,4개월의 태아인데도 불구하고 모친의 요구에 따르지 않는 경우도 있다. 모친의 태도가 혼란스럽고 모순으로 가득 차 있거나 배려가 부족하다거나 적의로 차 있다거나 하면 태아는 모친의 태도를 무시하거나 경우에 따라서는 상당한 혼란을 일으키기도 한다.

요약하면 태내에서의 '유대관계'라는 것은 자동적으로 형성되는 것이 아니라는 것이다. '유대관계'를 구하기 위해서 필요한 것은 태아에 대한 모친의 애정과 이해이다. 이 두 가지가 있으면 매일 우리들이 처하게 되는 정신적인 장애를 헤쳐 나갈 여유가 있다고 말할 수 있다. 그러나 모친이 정신적으로 자신을 막아 버리면 태아는 방법이 없어지고 만다. 그러므로 모친이 정신분열증과 같은 중대한 정신병에 걸리거나 하면 통상 모자의 '유대관계'를 맺는 것은 불가능하게 된다. 정신분열증의 모친에게서 태어난 아기에게 육체적, 정신적 장애의 발생률이 높은데 그 이유의 하나는 여기에 있는 것이다.

그런데 건강하고 정상적인 여성이 비극에 처해진 경우도 때로는 똑같은 영향이 미치게 된다. 즉 이러한 경우 정신분열증과 완전히 같은 이유에서 '유대관계'를 가질 힘이 현저히 약해지거나 저해 받게 된다. 태아는 태아대로 '유대관계'를 찾아야 할 감정을 가진 사람이 없게 되는 것이다. 모친은 모친대로 자신 속에 몰입해버리고 갓 태어난 아기에게 전혀 감정이입이 될 수 없게 되고 만다.[19]

---

19) 주: 가정을 잃고 사랑하는 가족의 일원이 죽어버리듯이 임신한 여성이 커

2) 모친과의 악영향

존 탁 박사는 수년 전 현실의 생활에서 생긴 비극적인 예를 두 가지 인용하고 있다. 그는 2명의 여성을 임신초기부터 지속적으로 추적하면서 태아에게 주어지는 비극의 직접적인 영향 내지 출생 후의 장기적인 영향에 대해서 상세하게 분석할 수 있는 입장에 있었다. 존 탁은 다음과 같은 보고를 내놓았다.

'처음으로 임신을 하였다고 하는 젊은 여성의 예인데, 매주, 태아의 움직임이나 심박 수를 조사하였는데, 어느 날 밤 남편의 머리가 이상해져서 자신을 죽이겠다고 위협을 해서 우리 연구소로 도망을 와서는 벌벌 떨고 있었다. 혼자라서 어디에 도움을 청할지도 몰랐을 것이다. 그런데 이야기를 듣고 얼마 안되어서 배속의 아기가 너무 심하게 발로 차서 배가 아플 정도라고 해서 우리들은 태아의 움직임을 조사해 보니 놀랍게도 매주 조사할 때의 10배나 되었다'[20]

그런데 존 탁 박사는 이 반응의 원인 모두를 라이놀드 박사와 똑같이 모친이 공포에 휩싸여 있었기 때문에 호르몬에 이상이 와서 그것이 태아에게 전달된 것으로 보았다. 그러나 오오시마[大島 淸]는 이 경우 역시 호르몬의 작용에 의한 것만이 아니라 태아가 모친의 공포심에 민감하게 반응하였기 때문이라고 보고 있는 것이다. 다시 말해서 갓난아기가 표준 이하의 체중으로 태어나거나 혹은 자주 복통이나 보채며 너무 울어대거나

다란 슬픔에 닥치게 되거나 하면 정신적 여유가 없어지고 태아에 대해서 애정을 쏟거나 할 수가 없게 된다. 이러한 모친의 상태는 당연히 태아에게 느껴지게 되는 것이다.

20) T. Verny & J. Kelly, 小林 登 譯, 胎児は見ている, 祥傳社(東京), 平成11年, pp.73-74.

하는 것은 태아기에 강렬한 육체적 충격을 받아 그러한 충격으로 태아의 마음에 상처를 받은 것이라 보아도 좋은 것이다.

오오시마의 견해로는 만약 존 탁 박사가 그 연구보고 속에서 이러한 아기에 대한 추적 자료를 얻고 있었다면 그 출생 후의 장애는 단순히 호르몬의 육체적 영향이라고 하기 보다는 비극적으로 인해서 태아에 대한 모친의 감정이 어떻게 변하였는지 깊이 관계되어 있다고 하는 것을 알게 되었음에 틀림없을 것이다. 왜냐하면 태아는 자아를 갖고 있는 이상 자신을 가장 위험하게 방치해 두고 있는 것은 어떤 사건에 대한 모친의 육체적인 호르몬의 작용이 아니라 모친이 모친 자신에 대한 끊임없는 마이너스적인 감정이라고 하는 것을 잘 알고 있을 것이기 때문이다.

모친이 비극이나 고통에 의해서 정신도 제정신이 아니게 되고 자신 가운데로 빠져들면 태아 역시 심한 영향을 받게 되는 것은 당연한 것이다. 한편 모친은 자신과 태아와의 사이에 통신회로를 열어서 안심시키는 것 같은 메시지를 보내면 태아를 건전하고 튼튼하게 키울 수가 있는 것이다.21)

IV. 모자간 커뮤니케이션의 3가지 회로

모자간의 커뮤니케이션에는 3가지 회로가 있다. 그런데 모자의 '유대관계'란 세 가지의 각기 다른 통신회로를 거쳐 이루어

---

21) ibid., pp.75-76.

진다. 게다가 한두 가지 예외를 제외하고 이 세 가지의 통로로도 태아에게서 모친에게로, 혹은 모친에게서 태아에게로 같은 메시지를 보낼 수가 있다고 보는 것이다. 그리고 이 통로라고하는 것은 생리적 커뮤니케이션, 동작에 의한 커뮤니케이션, 공감에 의한 커뮤니케이션의 세 가지이다.

1. 생리적 커뮤니케이션

1) 태아로부터 모친에게로

▶ 태아는 임신에 필요한 호르몬의 분비를 촉구한다

최근까지 이 생리적 커뮤니케이션은 모친으로부터 태아에게로 일방적으로 전달되는 것으로 여겨왔으나 태아 역시 커다란 역할을 담당한다는 것이 최근 알려졌다. 예컨대 알버트 리리 박사의 연구에 따르면 임신을 유지하기 위한 호르몬의 분비를 촉진시키는 것은 태아이고, 나아가 모체가 태아를 키우기 위해서 받아들이지 않으면 안 되는 많은 육체적인 변화를 초래하는 것도 태아라고 하는 것이다.

그러므로 이 단계에서 이미 태아는 자신의 인생에 있어서 어느 정도 영향을 줄 수가 있다. 따라서 이로부터 흥미 깊은 문제가 몇 가지 떠올라 온다. 그 중에서도 특히 흥미를 끄는 것은 출산을 거절하는 모친, 혹은 행복하지 않은 모친에게서 태어난 아기들 가운데 많은 경우 육체적, 정신적인 장애의 발생률이 이상할 정도로 높은 것은 단순히 모친에 의해 분비된 유해한 호르몬만으로 인한 것이 아니라고 하는 점이다. 즉 만약 태아는 조금이라도 임신에 영향을 줄 수가 있고 모친이 자신을 적대시 한다거나 자기편이 되어주지 않는다고 하는 것을 느끼게 되면, 태아는 임신을 유지하기 위해 필요한 호르몬의 분비 촉진 등에 협력하기를 중지하고 마는 것이다.22) 그리고 그 결과 자신에게 위해를 가하고 마는 일조차 있을 수 있다.

2) 모친으로부터 태아에게로

(1) 알코올이 태아에게 미치는 영향

모친으로부터 태아에게 전해지는 생리적 커뮤니케이션 중에 가장 확실한 형태를 보이는 것은 지금까지 반복적으로 언급한 바와 같이 모친에게 끊임없이 덮치는 불안으로 인해 분비되는 호르몬이다. 그리고 과도의 음주, 끽연, 약, 과식이나 불규칙한 식사습관 등도 모친에게서 태아에게로의 생리적 커뮤니케이션의 부류에 든다.23)

담배나 술에 의해서 태아의 환경에 유해한 변화가 유발되면 태아는 공포에 휩쓸리게 되는 경우가 있지만 이것은 이것만의 이유가 있다. 술은 그 가장 좋은 예로서, 술은 태아에게 장애를 가져오고 죽음에 이르게 할 수도 있다. 고대 그리스나 로마에서 이미 알려진 것으로 심한 음주가인 모친에게서는 기형아나 병약한 아기가 태어날 확률이 매우 높다고 하여 당시의 사

---

22) 주: 새로운 연구에 따르면 태아의 기관(器管) 중의 하나인 태반에서는 에스트로겐, 프로게스테론, 융모성(絨毛性) 고나드트로핀 등, 그 외 많은 호르몬이 분비되고 이것이 임신을 유지하는 것으로 드러났다. 이것들의 물질을 분비하는 것으로 인해서 태아는 스스로의 생명유지에 적극적으로 참여하는 것이다. - T. Verny, p.77.

23) 심리학적으로는 이들의 현상은 불안의 간접적인 나타남이다.

람들도 주의를 주고 있었다. 최근 10년 정도의 연구를 보아도 그 과학적인 이유가 밝혀지고 있었다. 즉 술은 다른 음식물과 마찬가지로 어렵지 않게 태반을 통과해 버리기 때문이다. 일단 태반을 통과하면 어느 정도의 영향을 받게 되는 가는 태아가 '뒤집어쓴' 알코올의 양과 그 때의 태아의 발육단계에 따라서 결정된다.

가장 좋은 것은 임신하면 술을 마시지 않는 것이다. 어쩔 수 없이 마셔야 할 경우라면 양을 줄일 수밖에 없을 것이다. 위스키 같은 강한 술은 절대로 하루에 60cc 정도가 한도이다. 이를 초과하게 되면 태아는 다음과 같은 '태아 알코올 증후군'의 희생이 된다는 것을 명심해야 할 것이다.

알코올이 초래하는 중대한 장애에 대해서 그 짜임새가 모두 해명되어 있는 것은 아니지만, 모친이 술을 마시면 마실수록 태아의 지혜는 지체되거나 활동과다로 될 확률이 높아지고, 그에 따라서 부정맥이 생기며 머리[頭]가 작다거나 귀의 위치가 낮다거나 하는 등의 두부에 기형이 생기는 경우가 증가한다고 하는 것만은 분명해지고 있다.

미국의 국립 알코올장애, 알코올 중독 연구소의 전문가들에 의하면 매일 맥주를 3, 4병, 혹은 와인을 여러 잔 마시면 이와 같은 장애가 하나 이상은 발생하고, 와인은 1800cc를 넘으면 태아알코올증후군에 관련되는 다양한 기형이 무서울 정도의 비율로 발생한다는 것이다. 매일 강한 술을 300cc를 마시는 것은 '러시안 룰렛'24)을 하는 것 같은 것으로 태아의 생명과 건

---

24) 리볼버 권총으로 한 발만 탄환을 재워 리볼버를 회전시킨 다음 즉각 자신의 목숨을 걸고 방아쇠를 당기는 위험한 도박.

강에 있어서 위험천만한 행위인 것이다. 이러한 양이 되면 태아에 중대한 기형이 발생할 확률은 50%가 된다.

또 술의 양과 함께 위험한 것은 마시는 시기이다. 동 연구소의 전문가에 의하면 태아에게 있어서 특히 위험한 시기는 임신 3개월부터 4개월[25])에 걸쳐서, 그리고 6개월에서 9개월에 걸치는 두 시기가 있다고 한다.[26])

(2) 담배, 카페인, 약이 태아에게 미치는 영향

담배 역시 태아에게 중대한 해를 끼친다. 이것은 흡연으로 인해서 모체의 혈액 속에 산소공급이 끊어지고 말기 때문이다. 그러한 적정한 산소의 공급이 이루어지지 않게 되면 태아를 형성하는 세포의 성장은 지체되는 것이다.

하루에 담배를 한두 개피 정도 피우게 되면 태아에게 심각한 영향을 주는 일은 없겠지만 가장 좋은 것은 피우지 않는 것이다. 하루에 2갑을 피웠다고 하면 중대한 영향이 생길 것이다. 최근의 조사에 따르면 하루에 담배를 40개비 이상 피우는 모친에게서 태어난 아기일 경우, 피우지 않는 모친에게서 태어나는 아기들보다 몸이 작고 병약하다고 한다. 그리고 학령기에 달하면 보통의 아이들에 비해 독서능력이 떨어질 뿐 아니라 정신장애에 걸릴 될 확률도 높다고 한다.

마찬가지로 부친의 끽연이 태아의 발육에 영향을 미친다고 하는 보고도 많다. 독일의 연구자들이 최근 행한 조사에 의하면 부친이 담배를 피우면 피우지 않는 경우보다도 모친이 사산(死産)하는 율이 높다고 한다. 어떻게 된 것인지 그 이유는 분명

---

25) 태아의 뇌는 이 무렵에 중대한 발육단계를 맞이한다.
26) T. Verny & J. Kelly, 앞의 책, 平成11年, pp.78-80.

하지 않다. 그러나 약물학자인 헬무트 그림 박사에 따르면 흡연으로 인해 정자에 미묘한 변화, 어쩌면 현저하게 유해한 변화가 생기기 때문은 아닐까 하는 것이다.

카페인의 영향에 대해서도 연구보고도 있는데, 술이나 담배만큼 유해한 것은 없다고 하지만 결정적인 결론이 나와 있지는 않다. 다만 일부 예외는 있는데 워싱턴대학에서의 최근의 연구에 따르면, 카페인[커피, 콜라, 홍차, 코코아 등 어느 것에 포함되어 있는지에 상관없이]과 몇 가지의 출산장애와의 사이에 분명한 상관이 있다고 하는 것이다. 이 연구에서 대상이 되었던 모친들 가운데 카페인의 섭취량이 가장 많았던 모친에게서 태어난 아기를 보면 근력이 약하고 동작이 둔하다고 하는 자료가 나와 있다. 이러한 영향은 단기적인 것일까? 그렇지 않으면 무엇인가 중대한 장기적인 건강장애에 대한 예고인 것일까. 동 대학의 연구팀의 리더인 안–스토레시그토는 이에 대한 추적 연구를 이어가지 않으면 확실한 답이 나올 수 없다고 말하고 있다.27)

그러나 이와 같은 데이터가 나와 있는 이상 임신한 여성은 무카페인의 커피를 마시든지 콜라나 코코아의 섭취량을 줄이는 것이 현명할 것이다. 적어도 카페인을 섭취하지 않는 것이 몸에 좋다.28) 그리고 커피나 담배를 취하지 않으면 가만히 있을 수 없다고 하면 완전히 끊지를 못해도 좋으니까 그런대로 양을 줄이도록 마음을 쓰는 것이 필요하다.

임신 중에 복용하는 약으로 인한 위험에 대해서는 널리 알려져 있어서 여기서는 새삼 다루지 않기로 한다. 다만 임신초기

---

27) ibid., p.81.
28) 카페인과 고혈압의 관계는 이미 알려져 있다. 그리고 최근의 연구에 의하면 유방암과도 관계가 있는 것으로 보고 있다.

의 태아는 약의 해독을 가장 받기 쉬우므로 아스피린제와 같은 보통 시판하는 약도 포함하여, 예컨대 소량이라 하더라도 어떠한 약일지라도 태아에게 있어서 유해하다고 하는 것은 두말할 나위도 없을 것이다.[29]

2. 동작에 의한 커뮤니케이션

1) 태아로부터 모친에게로
► 신변에 닥칠 위험을 모친에게 알리는 태아

태아가 불쾌하거나 겁에 질리거나 불안에 빠지게 되면 모친의 배를 발로 차서 의사를 표시한다. 그리고 태아가 발로 차는 행위는 자신이 위험한 상태에 놓여있다고 하는 것을 모친에게 전달하는 수단이기도 하다.

이러한 것을 체험한 어느 젊은 여성의 사례를 들어보겠다. 그 여성의 태아는 임신 7개월까지는 비교적 조용하고 그렇게 난폭하지 않고 정상적인 상태였다고 한다. 그런데 임신 7개월 중반 경의 어느 날 배를 예리하게 걷어차는 듯한 느낌이 들었다. 처음이었던 그녀는 그 날은 오후부터 시장을 보러 여기저기 돌아다니고 있었는데 무척 피곤해서 배속의 아기가 피곤해진 때문일 것이라고 신경도 쓰지 않았다.

그런데 저녁 무렵이 되어도 조용해지지 않고 점점 더 심해져서 내버려둘 수가 없게 되었다. 걱정이 된 그녀는 다니던 산부인과 의사에게 전화를 하여 이튿날 진찰을 받게 되었다. 의사의 진단으로는 전치태반(前置胎盤)[30]이라고 하였다. 그런데도 그

---

29) T. Verny & J. Kelly, 앞의 책, pp.80-82.

녀는 배속의 아기의 행동으로 미루어 보아 전치태반이 원인이
라고는 생각하지 못했던 것이다. 그러나 그녀는 진찰 후 적절
한 치료를 받자 배속의 아기는 다시 차분해지게 되고 그 후는
출산까지 조용히 지냈기 때문에 발로 찼던 것은 자신의 생명에
위험한 상태에 놓여 있다고 하는 것을 태아가 알려 주었던 것
이라고 이해할 수 있었다고 한다.31)

2) 모친으로부터 태아에게로
► 이사나 퇴직 등으로 인한 스트레스의 작용

모친의 태아와 주고받는 동작으로 인한 커뮤니케이션의 방법
은 그 대부분이 절묘한 것이면서도 평범한 행위와 같이도 생각
되기 때문에 그로 인해서 태아에 미치는 영향은 자칫하면 못보
고 지내기가 쉬운 것이다. 예를 들어서 임신기간 중에 이사를
하는 경우는 많다. 최근의 조사에 따르면 아기가 탄생하게 된
다는 이유로 이사를 할 예정이라고 하는 여성이 미국에서는
79%나 된다고 한다. 물론 전부가 다 그렇다는 의미는 아니지
만, 문제로 되는 것은 이사에 따른 불안들에 의해서 일어나게
되는 스트레스이다.

R. L. 코엔은 그 획기적인 연구보고에서 이러한 스트레스로
인해서 출생 후의 모자간의 '유대관계' 형성이 지체되기도 한
다고 하였다. 그러나 이와 같은 사실을 모친이 알고 있어서 충
분히 휴식을 취한다든지 태아를 걱정하는 마음을 갖고 그러한
배려를 한다면 스트레스의 영향은 태아에게 없도록 하는 것은

---

30) 전치태반이란 자궁 속에 있는 태반의 위치가 상당히 낮아진 상태로 태반이
    벗겨져 떨어지면 태아의 생명이 위험하게 되는 것이다.
31) T. Verny & J. Kelly, 앞의 책, pp.82-83.

할 수 있을 것이다.

다른 하나는 모친이 아기와 주고받는 동작에 의한 커뮤니케이션으로, 모르고 인식하지 못하는 가운데 모친에게서 태아에게 전해지는 미묘한 것으로 모친이 임신 중에 퇴직을 하는 것으로 인해서 야기될 수 있는 감정이 있다. 한 조사에서 직장여성 75% 정도가 임신기간 중에 직장을 그만두거나 임신휴가를 취한다고 한다. 임신 후반기가 되어서도 직장을 계속 다니는 사람들이 있는가 하면 이와 달리 금방 일을 그만 두는 사람도 있다. 어느 쪽을 택할지는 상관없다.

다만 이것이 문제로 되는 것은 직장을 그만두는 것으로 인해서 경제적, 심리적 독립심을 갑자기 잃게 되고 그로 인한 분개, 분노, 혹은 불만이라고 하는 감정이 모친 측에 생긴다고 하는 점이다. 이럴 때 태아는 아무리 노력하려고 해도 불안이나 불만에 휘말린 모친과는 '유대관계'를 맺을 수가 없다는 점이다.

그리고 모친이 하루 종일 어떻게 움직이는가라고 하는 것 역시 동작에 의한 커뮤니케이션의 하나라고 보아도 좋다. 모친이 집안일이나 장보기 등으로 정신없이 돌아다니는 것과 오랜 시간 느긋하게 걷는 것과는 다른 느낌이 드는 것과 마찬가지이다. 그리고 태아 역시 갓난아기와 똑같이 유모차에 태워져 있을 때와 모친의 무릎 위에 안겨 있을 때와 차이를 느끼게 되는 것이다. 이와 같은 행동은 도를 넘지 않는 한은 전혀 해로운 일은 없다. 그러나 이미 말한 바와 같이 태아는 두드러지게 유연성이 풍부하여 과도한 자극을 지속적으로 받으면 더 이상 참아내지 못하게 되고 태아에게 위험이 생기게 되는 것은 두말할 나위 없다.32)

3. 공감에 의한 커뮤니케이션 - 다시 보아야 할 모친의 직관력

이것은 여러 가지 의미에서 가장 정의 내리기 어려운 것이지만 오오시마[大島 淸]는 공감에 의한 커뮤니케이션이라 부르고 있다. 제1과 제2의 소통로(channel)와 중복되는 부분도 있지만 다만 보다 넓고 깊은 의미가 있다. 좋은 사례는 애정이다. 6개월의 태아가 어떻게 자신이 사랑을 받고 있다고 하는 것을 아는 것일까.

공감에 의한 커뮤니케이션의 다른 예로서 신생아의 우는 모습을 예로 들어 보겠다. 중국의 갓난아기가 아프리카의 아기보다 울지 않는 것은 왜일까. 이것은 아기가 태어난 나라의 문화 차이에 의하는 것이 크겠지만, 그렇다 하더라도 어떻게 해서 생후 3주간 혹은 생후 3개월의 유아가 자신의 나라 문화에 '맞는' 행동을 취하는 방법을 분별할 수 있는 것일까. 아마도 그것은 공감에 의한 커뮤니케이션이라고 볼 수가 있을 것이다.

아프리카의 시골에서 재미있는 사례가 발견되었다. 아프리카 지방에서는 모친은 마치 자루를 짊어지듯이 아기를 등에다 업거나 겨드랑이 쪽으로 안고 다닌다. 어떻게 하건 아기가 배설이라도 하면 모친의 옷은 더러워지고 말 것이다. 그러나 이상하게도 아프리카의 시골지방에서는 그러한 일은 우선 일어나지 않는다. 왜 그럴까. 모친은 사전에 아기의 낌새를 알아차릴 수가 있기 때문이다. 이것은 직관적인 인식 형태이지만 아프리카에서는 그렇게 별난 일은 아닌 것이다. 그리고 일반적으로 지

---

32) ibid., pp.84-85.

방의 시골에 살고 있는 사람은 반드시라고 해도 좋을 정도로 도시에 살고 있는 사람보다도 직관력이 뛰어나다. 이것은 아마도 시골사람 일수록 자신의 감각을 신뢰하고 있기 때문일 것이다.33)

1) 태아로부터 모친에게로
► 태아는 모친이 꾸는 꿈을 통해서 말을 건다.

꿈이라고 하는 것은 어떠한 이유가 있어서 일어나는 현상이다. 임신한 여성이 꿈꾸는 것의 대부분은 출산에 대한 불안이 무의식적으로 나타나는 것일 수도 있고, 또 태몽이라고 해서 태아의 장래의 인간적 성향을 나타내는 것일 수도 있다. 그리고 불안에 떨면서 꿈을 꾸는 임신부는 비교적 출산의 시간이 짧고 즐거운 출산을 하는 경향이 있다. 최근의 조사에서는 꿈이라고 하는 것은 임신부가 불안을 처리하기 위해서 공통적으로 갖는 하나의 편리한 방법이라고 알려져 있다.

임신한 여성이 꾸는 꿈에서 그것이 '정몽(正夢)'으로 된 예는 의학문헌 속에서 많이 나타난다. 꿈을 꾸는 본인도 그 이야기를 들은 의사도 미신으로 취급되거나 과학적이지 않다고 말하고 싶지는 않기 때문에 보고되지 않고 묻혀버리는 정몽의 사례도 있을 수 있다. 이러한 꿈은 우리들이 보통 꾸는 꿈과 마찬가지로 그 내용의 세부적인 것이 아무리 틀려도 몇 번이라도 같은 패턴이나 같은 주제로 나타난다. 그리고 임신한 여성의 경우 항상 태아와의 관계가 긴박한 상태에 놓인다고 하는 꿈이 대부분이다.

---

33) ibid., pp.86-87.

오오시마의 진찰사례의 한 예를 들어본다. 한 여성은 자연유산하기 전날 밤, '밖으로 나가고 싶다. 나가게 해 줘!' 라고 자신이 꿈속에서 외치고 그때마다 몇 번이나 눈을 뜨게 되었다고 하였다.[34] 아마도 배속의 아기는 모친과의 꿈을 통해서 자신의 생각을 말을 건 것임에 틀림없을 것이다.

또 하나, 오오시마와 같은 정신과 의사가 취급한 환자의 다른 사례이다. 이것은 그의 환자의 경우와는 어느 입장에서 보더라도 다른 이야기이지만 태아가 분명히 메시지를 보내려고 한다는 점에서 동일하다. 그 정신과의사가 진찰한 여성 환자는 임신 후기에 들었을 때 정말 진통이 일어나는 것 같은 꿈을 꾸었다고 하는 것이다.

그녀의 임신은 육체적으로도 정신적으로도 문제는 없으며 또 병력이나 심리학적인 진단 결과에서도 어떠한 조산의 두려움이 있다는 소견은 없었다. 그러나 그 후에도 진통을 일으키게 하는 꿈에 시달린 그녀는 무엇인가 의미가 있음에 틀림없다고 생각하여 '만일의 경우에 대비하여' 출산의 준비를 시작하였다. 그 후 2주가 지나 그녀는 출산을 하였다고 한다. 출산 전에 꾸는 꿈도 여기까지 오면 다음은 다만 그 계획에 대해서 이런 저런 생각에 휩쓸리기 마련이기 때문이다. 오오시마는 이것을 태아가 모친에게 보내는 일종의 초감각적인 커뮤니케이션은 아닐까라고 생각하는 것이다.

과학자들 간에도 이러한 현상이 주목의 타겟이 되고 있다. 미국의 노스캐롤라이나 주에 있는 듀크 대학에서는 '초감각' 특별연구팀이 이미 수십 년 간에 걸쳐 연구를 계속하고 있고,

---

34) ibid., p.88.

게다가 세계에서도 가장 권위와 정평이 있는 단체의 하나인 아메리카과학진흥협회에서도 이 초 감각적인 커뮤니케이션 형태의 중요성을 충분히 인식하고 몇 가지 연구계획을 지원하고 있을 정도이다.[35)]

2) 모친으로부터 태아에게로

► 자연유산의 대부분은 공감에 의한 커뮤니케이션의 결여에 의한 소산이다.

모친이 태아에게 전하는 공감에 의한 커뮤니케이션도 역시 태아로부터 모친에 대한 '초감각에 의한 커뮤니케이션설'을 뒷받침한다. 모친이 갖고 있는 감정은 어느 것이든 공감에 의한 것이라고밖에 설명이 되지 않는 방법으로 태아에게 전해질 수 있을 것이다. 공포나 불안 등 분명히 생명에 위험을 유발하는 감정까지도 생리학에 대해서 우리들은 알고 있는 범위를 넘어선 모습으로 태아에게 영향을 미친다. 우리 인간의 몸에 대한 당면한 지식으로는 왜 그러한 감정이 태아에게 영향을 미치는지 전혀 설명할 수 없다. 그러나 연구에 연구를 거듭한 결과 행복하고 불만이 없는 모친에게서는 머리가 좋고 외향적인 아기가 태어날 확률은 훨씬 높다고 하는 것이 알려져 있다.

'양면적인 가치'와 같은 상당히 복잡하고 미묘한 감정의 경우에는 그에 맞는 사례를 들 수 있다. 즉 태아에게 있어서 '양면적인 가치'는 유해한 것이다. 그러나 그것으로 인해서 야기되는 생리적 영향은 대부분 아무것도 없다고 말 할 수 있다. 이와 같은 감정은 마음의 속 깊이 잠재되어 있는 경우가 많기 때

---

35) ibid., p.89.

문에 모친 자신은 그것을 의식하지 못하고 있다. 이러한 감정을 논리적으로 설명해 주는 유일한 것은 오오시마[大島 淸]에 의하면 '공감에 의한 커뮤니케이션'이라 부를 수 있는 것은 아닐까 하는 것이다. 태아의 감정을 잘 숙지하는 능력은 훌륭하다. 그러므로 태아는 모친의 감정을 아주 미세한 움직임까지도 알아차리는 것이다.

자연유산과 관련된 자료를 보아도 공감에 의한 커뮤니케이션이라고 하는 것에 대해서 많은 것이 알려져 있다. 실제 모친의 '양면적인 가치'와 '냉정함'에 관한 연구와 자연유산의 자료를 따져보면 태아와 공감적으로 교류하는 모친의 감정이 어떠한 것이었는지 잘 알 수 있다. 자연유산의 대부분은 어떤 의학적인 이유가 없이도 발생하고 몸이 건강하고 완전하게 아기를 낳을 수 있는 사람들에게도 일어난다. 문제는 정신적인 것으로 인해서 비롯되는 것으로 보통 어떤 형태의 공포가 원인인 경우가 많다.

어느 연구자가 400사례가 넘는 자연유산에 대해서 조사를 한 결과, 아기를 갖는 책임에 대한 공포와 결함을 가진 아기를 낳을지 모른다는 공포, 이 두 가지로 인해서 자연유산에 대한 가능성이 있다고 하는 결론을 얻었다. 그 외에 두 사람의 연구자가 공동으로 자연유산에 대해서 조사한 자료가 있는데 이 경우 역시 같은 결론에 이르고 있다. 다만 한 가지 다른 점은 남편이나 지인, 가족 혹은 의사들로부터 안 되겠다고 단념하고 포기하는 것은 아닐까 하는 것과 같은 똑같은 공포가 대상이라도 다른 종류의 것들이 원인이 되어 있던 경우뿐이다.

물론 공포의 원인이 어떠한 것이든 공포가 있으면 변함없이 같은 생리적인 프로세스가 생긴다. 그러므로 모친이 공포에 시달리게 되면 분비되는 신경호르몬이 현재의 연구결과가 제시하는 이상으로 태아에 대해서 강한 영향을 주고 있을 지도 모른다. 다만 이것이 올바르다고 가정하고 앞으로 새로운 생리학적인 발견이 있다고 하여도 자연유산의 원인을 완전히 해명하려고 하는 것은 무리한 이야기는 아닐 것이다.

마지막으로 일상적인 모친의 행동이나 감정의 전부가 태아에게 영향을 준다고 생각할 지도 모른다. 하지만 사실은 그것이 아니다. 즉 보다 장기적인 전망을 세워 내다볼 필요가 있다. 때로는 소극적인 사고방식을 하거나 스트레스에 빠졌기 때문이라고 해서 태내에서의 모자간의 '유대관계'에 회복될 수 없는 악영향이 미치게 된다고 하는 것과 같은 일은 없다.

거듭 말하지만 태아는 유연성이 매우 풍부하다는 점에서 사소한 것에 녹초가 되거나 말려들지 않는다. 그러나 모친과의 교류를 끊어버린다거나 생리적, 심리적 욕구가 항상 무시되거나 하면 태아에게 위험을 가져다주게 된다.36) 애정과 마음을 쓰는 배려가 절대 필요한 것이다. 이것이 모자관계의 '유대관계'라고 하는 것이다.

V. 태아의 목소리에 응답하는 분만을

1. 태아로부터의 비밀통신

---

36) ibid., pp.90-92.

1) 나, 임신했어요!

태아는 태내에 있을 때에는 착착 신호를 보내고 있지만 모친에게는 좀처럼 미치지 않는다. 모르는 것이다. 최초의 신호로서는 월경이 멈추는 것이다. 그 다음에 입덧이 있다. 이것 역시 '나, 임신했어요!'라는 신호이다. 5개월 정도가 되면 배를 차는 신호를 보낸다. 태동인 것이다. 그 후 징표까지는 아무런 신호가 없다. 가장 비참한 신호는 유산의 때이다. 임신초기 3개월까지 유산의 80%가 일어나는데 그때는 자신의 몸을 내던져 출혈이라고 하는 형태로 모친에게 신호를 보내는 것이다.

가장 두려운 것은 임신하고 있는데도 그렇지 않다고 여기고 술을 마신다거나 함부로 처신을 하는 것이다. 그러나 사람에 따라서는 다음의 월경 때에 출혈을 하는 사람이 있다. 이것은 자궁의 벽에 착상할 때에 출혈하는 경우에 일어난다. 5명에 한 명 정도가 출혈을 보인다. 월경이라고 생각하면 임신인 줄 모르고 처신하는 행동들인 것이다. 이것이 가장 무서운 경우이다. 그러한 위험을 막기 위해서 평소부터 기초체온을 재는 것을 권하고 있다. 기초체온을 측정하고 있으면 임신 중에는 체온이 갑자기 확 오르고 있기 때문에 예컨대 착상출혈이 있어도 잘못되는 일은 없을 것이기 때문이다.[37]

2) 엄마, 나가요!

진통이 시작되는 것은 한밤중이고. 두 발로 일어선 상태이기 때문에 산도가 앞쪽으로 구부러져 있다. 그렇기 때문에 8시간에서 12시간, 심할 경우는 24시간이나 걸리기도 한다. 인간의

---

37) 大島 淸, 子供の腦力は９才までの育て方で決まる, 海龍社(東京), 平成16년, pp.142-143.

경우는 누에의 무늬상태로 되어 있는 태아가 산도(産道)를 돌때에 좀처럼 돌 수가 없어 회전하면서 나오게 된다. 그래서 분만의 시간이 길어지는 것이다. 게다가 머리가 크다고 하는 점도 있을 것이다.

분만은 자궁의 출구인 경관(頸管)이 부드러워지게 되는 것으로 시작이 된다. 이것은 임신 중에는 닫혀 있다가 이곳이 부드러워지게 되면서 분만의 계기가 된다. 이 부분이 부드러워지면 그 신호가 모친의 뇌하수체로 전달되고 뇌하수체는 자궁을 수축시키는 호르몬이 분비되도록 재촉한다. 그러면 자궁이 수축되는 것이다. 그러면 이 자궁의 경관을 부드럽게 하는 것은 무엇인가 하면 태아가 만들어내는 호르몬이다. 태아의 부신에서 만들어진 호르몬이 태반을 통해서 모친의 혈액 속으로 들어가고 마지막에는 오줌으로 나와 배출되는 것이다. 태아는 자신이 내보낸 호르몬으로 이곳을 부드럽게 하여 '엄마! 나가요'라고 신호를 보낸다. 이것이 분만의 시작인 것이다.

그러므로 태아의 컨디션이 나쁠 때는 호르몬의 분비량이 제한적이기 때문에 자궁의 경관이 부드러워지지 않게 되어 분만이 지연된다. 예컨대 태아에게 심장기형이 있다거나 부신의 활동이 좋지 않은 아기일 경우는 시간이 지나도 진통이 오지 않는다. 이럴 때는 어쩔 수 없이 진통촉진제를 투여하여 나오도록 해야 하는 것이다. 이곳이 부드러워져서 '나가요!'라고 할 때에 속된 말로 '징표'로서 피가 조금 나오는 것이다. 그것이 '아기가 나가요!'라고 하는 신호이다.[38]

---

38) ibid., p.145.

2. 자연의 이치에 맞는 분만

1) 자연스런 자세

뇌의 발달이라고 하는 점에서 보면 1세 무렵이 되면 뇌는 800g이 되는 시점에서도 갓난아기의 뇌는 아직 미숙하다. 자궁 속의 태아와 자궁 밖의 태아를 연결하는 중요한 사다리가 출산이다. 그러므로 출산은 자연스런 형태가 가장 좋다. 분만의 방법이라고 하면 '무릎을 세우고 분만'이라고 하는 것이 있다. 또 일본의 호쿠리크[北陸] 지방에는 '명줄[命綱]을 쥐고 힘을 쓰는 출산'도 있다. 옛날 사람은 일어섰다 앉았다 하면서 출산을 하는 경우도 있었다.

오늘날은 병원에서 침대에 반드시 누운 상태로 해산을 시킨다. 이것은 분만을 시켜준다고 생각하는 의사들이 자신들이 관찰하기 쉽도록 산부를 눕도록 했기 때문이다. 그와 같은 부자연스런 형태로 힘을 쓰라고 하는 것은 무리한 자세라는 점이다. 커다란 자궁이 있는데도 천정을 보고 눕게 되면 대정맥이나 대동맥을 압박하게 된다. 그러면 아기에게 보내지는 혈액이 적어지게 된다. 아기의 심박 수 역시 일그러지게 된다. 그것을 알고 있는데도 오랫동안 모친은 똑바로 천장을 바라보고 누워 있는 것이다. 똑바로 누워있는 것과 앉아있는 상태에서는 어느 쪽이 유효한 진통이 오는가에 대해서는 이것은 물론 앉아있는 자세이다. 아기의 심박 수를 안정시킨다.

2) 분만 시의 분위기

탯줄을 내기 직전에 태반을 꺼내기 전 단계에서 아기에게 젖을 물리게 하여 피부와 피부가 서로 맞닿도록 하는 것이 중요하다. 아기는 엄마의 피부에 처음으로 안기게 되는 것이 가장 기분이 좋기 때문이다. 거기에 산실(産室)은 보다 어두운 편이 좋다. 그것은 뱃속의 자궁 속 어두운 곳에 거기에 아기가 들어 있었기 때문이다. 그런데 분만실은 밝은 빛으로 환하게 비친다. 그러면 갓 태어난 아기는 눈을 찌푸리며 눈을 감고 나오게 된다. 반대로 어두운 상태에서는 눈을 뜨고 나오게 되기 때문에 희미하게 어두움을 느끼는 트와이라이트존이라고 하는 느낌으로 출산을 하는 것이 좋다.

갓난아기는 뱃속에 있을 때는 생명의 물인 양수 속에서 등을 구부리고 있는 느낌으로 있었기 때문에 그러한 자세가 가장 자연스럽고 좋은 자세[體位]인 것이다. 성인 역시 그러한 자세를 할 때가 가장 편안하다고 한다. 생명이 시작될 때에는 양수 속에 떠다니며 놀고 있다. 그러므로 우리들은 물속에서 지낸 때를 평생 잊지 않을 것으로 생각한다. 생명의 탄생은 미끌미끌한 감각 속에서 이루어지고 있다. 지구는 46억 년 전에 탄생했지만 생물은 질척질척한 부분에서 태어난 것이다.39)

3. 자신이 태어날 날을 스스로 결정하는 태아

1) 출산의 시작과 태아의 의사(意思)

최근의 연구에서도 밝혀졌듯이 태아는 자신이 태어날 날을 스스로 결정한다고 하는 것이다. 뇌의 한 가운데에는 뇌하수체라고 하는 것이 있고 그 맨 위에 1cm 입방정도의 신경이 가득 차 있는 시상하부(視床下部)라고 하는 부위가 있다. 그곳의 하나

---

39) ibid., pp.145-146.

의 핵, 뇌실(腦室)의 바로 옆에 있는 핵, 즉 실방핵(室傍核)이 발생하게 되면 신호를 뇌하수체에 내보내고, 그리고 뇌하수체에서 나오는 호르몬이 부신(副腎)으로 가고, 부신에서 그 신호를 만드는 호르몬을 생산하는 것이 오늘날 밝혀졌다. 자궁의 출구가 있고 그 자궁의 출구가 부드러워지는 것이 출산의 시작이다. 이곳을 부드럽게 하는 호르몬을 태아의 부신에서 만들고 있는 것이 태아의 뇌와의 관계로 확실하게 알게 된 것이다. 그러므로 태아는 자신이 태어나는 날을 스스로 결정한다고 하는 것을 잘 이해하여 태아의 의사에 반하지 않도록 하기를 바라는 것이다.

태아에게도 마음이 있다. 상당히 소박하지만 미약한 마음은 있는 것이다. 그것은 우리들의 어른들의 마음이라고 하기 보다는 정동(情動)이라고 하는 소박한 마음이다. 충족되지 않으면 불쾌해지고, 불쾌하면 불안해지고, 결국에는 화가 나는 것이다. 막 태어난 아기의 마음이 이와 같은 것이다. 배가 고프면 보채고 엉덩이가 젖어도 보채고, 그대로 내버려두면 결국에는 화가 나서 응아응아 우는 그러한 소박한 마음인 것이다. 소박한 마음이기 때문에 역시 아기라고 하는 것은 자신이 종을 울린 날에 태어나지 못하면 아기의 마음은 뒤틀어진다. 아기의 마음이 뒤틀리지 않도록 아기가 종을 울릴 때에 낳을 수 있도록 하는 것이 좋은 것이다.

2) 자궁 외 모자분리 상태

최근에는 태어난 아기에 대해서 아무리 해도 애정을 가질 수 없다고 하는 모친들이 증가하고 있다. '자궁 외 모자 분리'라고 하는 상태이다. 그러나 이 증상은 실은 임신 중의 모친의 기분과 깊이 관련되어 있는 것으로 알려져 있다. '아직 바라지 않았던 아기'라든지, '사실은 원치 않은 아기'라는 생각으로 임신기를 보내고 말면 태아와 일심동체가 될 수 없었던 모친이다. 그러한 모친은 당연히 갓 태어난 아기에 대해서도 깊은 애정을 갖고 대할 수가 없다. 원숭이의 실험에서도 어미에게 돌봄을 받을 수 없는 새끼원숭이는 자폐증이나 정서장애로 될 가능성이 많다고 하는 결과가 나오고 있다.

태내에서 모자간의 유대관계가 형성되어 있지 않은 '자궁 내 모자분리'는 출산 후의 '자궁 외 모자분리'로 이어지고 마는 불행한 사례도 있다. 그것은 생후 얼마 안 된 신생아가 모친의 젖을 도저히 물지 않는다고 하는 이야기이다. 모친의 젖도 충분히 나온다. 그런데도 아기는 젖병의 우유만을 빨지 모유는 빨지 않는 것이다. 거절된 상태에서 성장한 태아는 태어나는 순간부터 모친을 거절한다고 하는 슬픈 사례인 것이다.

'어쩔 수 없이 생기고 말았기 때문에' 태어난 아기와 '아기를 갖고 싶다'고 기다리고 바라면서 태어나는 아기' 문제는 뱃속에서 이미 결정되어 버린다. 예를 들어서 피임의 실패로 '임신이 된' 경우, 하루라도 빨리 마음을 바꾸어 생명의 탄생을 마음으로부터 기뻐하기를 바라는 것이다. 단 한 개의 수정란이 한 사람의 인간으로 성장 발달해 가는 과정을 이해하고 그 과정을 영위하는 일이 인류의 역사와 함께 영원히 지속된다고 하는 것을 생각하면 생명의 위대함과 강력함에 감명을 받지 않을 수 없는 것이다.[40]

---

40) ibid., pp.148-150.

4. 신생아의 성격 절반 이상은 '태교'의 영향

1) 성격의 기초회로 만들기

뱃속에 있는 아기와 언제나 대화를 하고 좋은 '태교'를 하고 있으면 태어나게 되면서 훌륭한 능력을 발휘하게 된다. 그것은 임신 중에 태어난 뒤의 성격의 기초가 되는 회로가 만들어지기 때문이다. 올바로 보고, 올바로 생각하고, 올바로 말한다. 이러한 회로가 만들어지면 그 아기는 성장하는 과정에서 올바른 것을 민감하게 흡수해 가게 된다. 그러나 그 반대일 경우도 있다. 질투, 원한, 반항심에 민감한 회로가 만들어지면 질투가 심하고 집념이 깊어지며 세상일에 저항하고 인간의 길을 벗어나게 되어 간다고 하는 것이다.

그리고 모친의 배속에 있는 약 10개월 동안에 아기의 성격의 기초로 되는 회로(回路)의 반 이상이 만들어지고 마는 것이다. 그러므로 '태교'라고 하는 것은 모친의 혈액에 문자를 써서 보내지는 것과 같다고 말할 수 있다. 그 정도로 확실히 기록되고 마는 것이다.

2) 모친의 감정과 혈액의 영향

단 한 개의 난자, 단 한 마리의 정자였던 것이 10개월 후에 태어날 때에는 7천 억이나 되는 세포로 되어있다. 그 원재료는 모두 모친과 부친의 혈액인 것이다. 아기의 육체도 마음도 모친이 키워서 크게 자란다. 그런데 걱정거리나 번뇌, 불안한 상태에 있을 경우 혈액은 산성(酸性)으로 변한다. 또 분노상태에 있을 때나 음주를 했을 경우도 역시 산성으로 된다. 임신 중에는 술을 많이 마시면 아기의 정신에 해를 미치는 것은 비교적 널리 알려져 있는 일이지만, 모친의 혈액이 산성으로 되는 것과 무관하지 않은 것이다. 아기가 항상 이 산성의 혈액에 놓여 있으면 아기에게 갖추어져 있던 천성의 훌륭한 능력이 손상을 받게 된다.

갓 태어난 아기는 누구일지라도 천사 같다고 말을 한다. 오염되지 않고 청결한 마음을 갖고 태어나기 때문이다. 그러나 임신중에 나쁜 '태교'를 받고 자라난 아기는 마음에 상처를 받고 어두워지기 시작하는 것으로 출발을 한다. 그리고 철이 들면 반항심이 생겨나고 손도 볼 수 없을 정도로 거칠어져 간다. 나쁜 '태교'라고 하는 것은 말하자면 시한폭탄을 조립하여 가는 것과 같은 것이다. 태어난 다음에 이 장치를 벗어나 스위치가 들어가지 않도록 변환을 시켜 간다고 하는 것은 그리 쉬운 일이 아니다. 아기의 미래는 물론 부모로서의 장래까지도 못쓰게 할 수 있는 두려운 것이다.[41] 따라서 10개월의 태교, 어떻게 대처해 갈 것인가 하는 문제는 마음가짐과 몸가짐, 음식물에 대한 정확한 '태교'에 대해서 올바로 알아 둘 것을 권하는 것이다.

41) 谷口祐司, 胎教とその修正, 育兒文化研究所(東京), 平成2年, pp.21-24.

제8장 동양의 태생론

Ⅰ. 불교의 태생론

1. 연기와 연기설(緣起說)

인간의 생명현상은 어떻게 나타나고 있는 것일까. 인간의 생명발생에 대한 불교적인 논설은 첫째로 연기설이다. 그러므로 불교의 경전에서 인간의 생명현상을 논설하고 있는 연기설을 중심으로 간략히 살펴보기로 한다.

그러면 연기란 무엇인가. 이 연기의 어의(語義)는 범어 'pratityasamutpada'의 번역어로서 인연생기(因緣生起)의 뜻으로, 인(因) 즉 종자에 연(緣) 즉 환경조건의 조력으로 과(果)를 불러일으키는 것이다. 그러므로 이것을 인연이라고도 말한다. 이 인연에 대해서 <불교대사휘[龍谷]>에서는 다음과 같이 설명하고 있다.

1) 인(因)과 연(緣)의 의미

인은 결과를 초래하게 되는 친밀한 원인이다. 연은 인을 도와서 결과를 만들어 내게 되는 소원한 조연(助緣)을 말한다. 즉 인은 씨앗이고 연은 환경을 말하는 것이다. 이와 같이 반드시 인과 연이 화합하여 과(果)가 있는 것이고 그래서 일체의 유위법은 모두 인연의 소생이라고 말한다. 인은 마치 곡물의 씨앗과 같고 연은 흡사 씨앗의 발생을 돕는 우로수토(雨露水土)와 같고, 씨앗의 친인(親因)은 우로수토라는 조연을 빌려서야 비로소 열매를 맺고, 그것을 인연화합이라고 하는 것이다.

이와 같은 설명은 구체적으로 인간에 있어서는 12연기설로 나타내고 있다. 이것은 12연기 혹은 12인연이라고도 하는데, 연기라고 하는 말은 물론 신역(新譯)1)에서의 표현이다.

2) 연기(緣起)의 의미

연기란 인연생기(因緣生起)의 줄임말이다. 다음에 살펴보는 12연기(十二緣起), 업감연기(業感緣起), 아뢰야연기(阿頼耶緣起)를 비롯한 진여연기(眞如緣起), 법계연기(法界緣起) 육대(六大) 연기 등도 이러한 인연생기(因緣生起)의 의미인 것이다.

여기에서 12연기란 무명(無明)·행(行)·식(識)·명색(名色)·육처(六處)·촉(觸)·수(受)·애(愛)·취(取)·유(有)·생(生)·노사(老死)라고 하는 인간의 생사과정을 말한다. 그것은 부모로부터 물려받는 수정란 이전의 생명의 근원으로부터 입태한 후 몸과 마음의 생성과정부터 태어나게 되기까지의 심신의 발생발달과정을 설명하는 것이고, 태어난 후 살면서 노화되어 가고 사망을 하고 다시 무명의 상태로 가고 또 태어나고 하는 윤회의 과정을 설하는 연기론이다. 그리고 업감연기(業感緣起)는 「구사론」 등의 설로서 제법의 연기하는 까닭은 업력(業力)이 초래하는 것으로서 즉 선악의 업력은 선악의 과보를 초래하고 과보의 곳[所]에, 또 업이 있어서 다시 과를 초래하고, 인과의 순환이 끝없이 이

---

1) 신역과 구역의 구분은 당나라 현장법사(602-664) 이전의 시대에 번역된 불교경전을 구역(舊譯)이라 말하고 그 이후의 번역을 신역이라고 말한다.

어진다고 하는 것이다. 그리고 아뢰야연기는 해심밀경, 「유가론(瑜伽論)」, 「유식론(唯識論)」' 등에 의거한 설로서, 만법개발의 본원은 중생의 심식(心識)인 아뢰야식 가운데에 있고 업력(業力) 또한 이 식(識) 속에 종자로서 집지(執持)하게 되어 제법 그 자체의 종자에 힘[力]을 가해 연기케 한다고 하는 것이다.

진여연기는 제법이란 진여가 무명(無明)의 연에 의해서 기동하여, 마치 잠잠한 바닷물이 바람의 연에 의해서 천파만파 일어나는 것이 한량이 없는 것과 같이 절대적인 진여로부터 발현한다고 되어 있는 것으로 이것은 주로 「기신론(起信論)」에서 논하는 설이다.

법계연기는 법계의 제법 하나하나마다 제법을 갖추어 연기하고 그 관계가 무진(無盡)이며 다만 진여(眞如)의 일법만이 연기의 본원이라고 하는 것은 아니라고 보는 것이다. 그리고 6대(六大) 연기는 제법이 지·수·화·풍·공·식(地·水·火·風·空·識)의 6대(六大)로부터 연기하여 나오는 것이라고 하는 설이다.[2] 이에 12연기론과 아뢰야연기를 중심으로 간략히 소개한다.

2. 12연기론(十二緣起論)

1) 무명(無明 : āvidyā)

과거의 모든 번뇌로부터 현재의 과(果)가 이루어지기까지의 전도심(顚倒心)의 상태를 말한다. 무명혹(無明惑) 즉 법성을 음개(陰蓋)하고[善·惡業含有], 명(明)에 반하는 상태로서 이것은 치(痴)

---

2) 龍谷 大學 編, 佛敎大辭彙→ '因緣'조.

와 같은 것이다. 여기에서 전도란 자성(自性)에 어둡고 망(妄)에 따라 진(眞)에 미혹하여 망혹(妄惑)에 따라 망업(妄業)을 짓고, 이 망업에 의해 전전상생(展轉相生)하고 삼계에 윤전(輪轉)하는 것을 말한다.

2) 행(行 : saṃskāarā)

과거의 모든 업의 작용을 말한다. 무명이 발하는 복(福)·비복(非福), 부동의 삼업(三業)으로 작용하고, 무명과 함께 종자 및 현행으로 통하게 된다. 과거의 업에는 (1) 견인(牽人)의 업(業) — 인생의 몸을 받아야 할 업과, (2) 원만의 업 — 다른 일체의 모든 업을 지은 것이 있다. 그리하여 '주인공'은 명(明)이 아닌 무명의 심(心)과, 무상(無常)을 상(常)이라고 생각하는 상(想)과, 취(取)하는 바 중에 분명한 집견(執見)의 이른바 삼전도(三顚倒)를 일으키면서 입태처(入胎處)로 찾아간다.

3) 식(識 : vijñāna)

속생(續生)의 심(心) 및 그 조반(助伴) 즉 주인공으로서의 심왕식과 그에 따르는 상속심의 작용들을 말한다. 수태(受胎)는 삼사화합(三事和合), 즉 모태의 쾌적함. 부모의 교합(交合), 연(緣)이 있는 gandharva의 현장에 와 있어야 한다. — 심왕식(心王識) : 결생(結生)의 종자식[種子識 : 입태 시의 종자] → gandharva(尋香行) → 선체반응(先体反應) → 투명대통과(透明帶通過) → 수정능획득[受精能獲得 : 性의 決定] → 상속심[相續心 : 愛·憎]을 가지고 입태한다. 이 때에 심왕식은 master 유전자로서 기능한다.

4) 명색(名色 : nāma-rūpa)

수정된 수정란(受精卵)은 난할(卵割)을 계속하면서 자궁에 들어 포배(胞胚)의 상태로 되고, 포배는 배반포(胚盤胞)의 상태로 되어 자궁내부조직에 결착(結着) → 착상 → 결생(結生) 하고나서 안(眼) 등의 4종의 색근(色根)이 아직 발생하지 않고 6처 아직 채워지지 않은 중간의 갈라람 등의 태내 5위(胎內 5位)를 말한다. 심왕식(心王識)의 마스터 유전자의 지시로 개도근(開導根) → 신경의 최초출현은 수정 3주간 후 → 등무간연의(等無間緣依 : ālaya識의 遺傳情報傳達), 구유의(俱有依 : manas識의 遺傳情報相續) → 신체를 형성하여 간다.

> ► 1주 : kalala(和合) - 칼라람 등으로 한역하고 정혈(精血)이 화합하여 응결하는 상태를 말한다. 현대 : 수정 후 착상까지. 4일째에 남녀의 성을 판별할 수 있고 7~8일째에 착상한다.

> ► 2주 : arbuda(泡) - 알부담 등으로 한역하고 수정 후 2주. 이때의 색과 모양은 작은 대추와 같다. 사령탑의 역할을 하는 심왕식(心王識)의 지시에 의해 peśi, ghana단계로 발달되어 간다. 현대 : 배아(胚芽)의 간세포(幹細胞)의 형성.

> ► 3주 : peśi(血肉) - 폐시 등으로 한역하고 혈육이 응결되어 굳어지지 않은 상태이다. 현대 : 2.5mm의 크기로 신경판(神經板), 신경구형성(神經溝形成). 뇌포(腦胞), 심포(心胞)가 생기(生起)한다.

> ► 4주 : ghana(堅厚) - 건남 등으로 한역하고 태아의 몸이 단단해진 상태이다. 오장육부(五臟六腑)의 근생기(根生起) - 아직 지상(支相)은 없다. 현대 : 4mm의 크기로 28일이면

뇌가 형성되기 시작하고 신경관(神經管), 심장판(心臟板)이
발생한다.

▶ 5주 이후 : praśākhā(支節) - 발라사거 등으로 한역하고
상형상(上形相)이 이루어지고[대비바사론 제23] 수족(手足)이
형성되기 시작하며, 6처는 아직 구비되지 않고 5주의
8mm의 크기이다. 신근(身根)만이 있는 단계로부터 출생
까지의 기간을 말한다.

5) 육처(六處 : ṣad-āyatanāni)

　제5 praśākhā의 후속발달단계로 안 등(眼 等)의 제근(諸根)이
발생한다. 아직 촉을 위해서 소의처가 되지 못한다. 식(識)을 발
생시키는 근거처(處)로서의 6근과 6경이다.

　태생 3주경 시각기[視覺器 : 眼胞] 생기, 태생 4주경 청각기[聽
覺器 : 耳胞] 발생

▶ 6주 : 10~12mm. 양수에 뜬다. 시신경(視神經), 두개골
(頭蓋骨)의 발달현상이 보인다. 신경절(神經節) 세포출현, 이
(耳), 비(鼻), 수족발생(手足發生)

▶ 7주 : 17~18mm. 성분화징후(性分化徵候). 위정립(胃整立).
항문(肛門) 열림. 미부분퇴화(尾部分退化), 와우관(蝸牛管) 발
생.

▶ 8주 : 25~30mm. 인간으로서의 기본적인 기관과 시스
템이 정비된다. 신장의 1/2이 두부(頭部).

6) 촉(觸 : sparśah)

　안근(眼根) 등의 육근(六根)이 대상과의 접촉을 위해 소의(所依)

기능을 발휘한다 하더라도 아직 고락(苦樂)의 차별을 알지 못한다. 근(根), 경(境), 식(識)이 아직 구생(俱生)하지 않았어도 그 결과가 같기 때문에 화합이라고 하고, 안(眼)은 색(色)을 연하여 안식(眼識)이 발생하고 이 삼사(三事)가 화합하여 발생하는 감각이 촉(觸)이다.[잡아함경]

▶ 2개월 : 25~30mm, 2개월 지나면서 신경계, 순환계의 외계자극(外界刺戟)에 대한 반응을 보인다.

▶ 3개월 : 7~8cm. 내장기관의 현저한 발달. 심박동의 활발. 내외성기도 구별이 가능하게 된다.

7) 수(受 : vedanā)

제6 의식상응의 탐심(貪心)으로, 이에는 싫어하는 고(苦)·좋아하는 락(樂)·중용의 사(捨)의 3수(三受)가 있다. 안이비설신의(眼耳鼻舌身意)의 6대경(六對境)에 대해 외계의 것을 받아들이는 기능[感覺受容器]을 말한다. 촉(觸)과 수(受)의 발생은 구시(俱時)에 일어난다.[구사론, 비바사론]. 6촉으로부터 6수(受)가 생기고 그중에 5는 신수(身受), 1은 심수(心受)이다.[아비달마장현종론]

▶ 4개월 : 16~18cm. 태반완성(胎盤完成). 사지발달(四肢發達). 운동시작. 수족과 신체를 활발하게 움직이고 손가락을 빤다. 입으로 양수를 마시고 배설을 한다.

8) 애(愛 : tṛṣṇā)

색, 성, 향, 미, 촉, 법 등의 대상에 대한 갈애를 말한다. 탐애(貪愛), 음애(婬愛), 자구애(資具愛)의 3애의 심리가 발생한다 하더라도 아직 이를 위해서 사방으로 찾아 힘을 쓰지 못한다.[대비바사론 제23], 욕망의 발생현상이 나타나는 초기 단계이다.

► 5개월 - 24~26cm. 두부(頭部)는 전체의 1/3이 된다. 손톱발생. 태동 활발.

► 6개월 - 30~32cm. 뇌의 주름이 잡히기 시작한다. 근육(筋肉)과 골격의 발달현상이 현저해진다.

9) 취(取 : upādāna)

번뇌의 별명으로, 애(愛)가 대상을 접하면서 점차 깊어져 자아의식이 강해지고 아집(我執)을 이루게 되니 이것이 취(取)이다.[유가사지론 권52]. 모든 존재로의 관계 맺기 발생. 애욕(愛欲)의 대상에 마음을 기울이고 3애(三愛)를 추구하기 위해 힘쓰기를 마다하지 않는다. 외부세계를 분별하기 시작한다. 모든 자구(資具)를 얻기 위해서 활발하게 움직이고 자발적 활동을 보인다. 그러나 취(取)는 아직 후유(後有)를 위해서 선악의 업을 일으키지 못한다. 행하는 모습은 용건(勇健)한 모습을 보인다.

► 7개월 : 35~40cm. 노인의 모습과 같은 모습. 28주로 부터 보행운동과 같은 징조가 보이고, 태편(胎便)이 인정된다.

► 8개월 : 40~43cm. 대뇌피질(大腦皮質)이 완성된다. 진정한 의식의 형성.

10) 유(有 : bhava)

집착에 의해 생성(生成)되는 존재의 의미이다. 이것은 인간의 인격체가 완성된 것을 의미한다. 그러나 생사의 고과(苦果)가 있는 미계(迷界)의 존재로서의 중생으로 생을 받는 업(業)을 짓고

[구사론]. 후유(後有)를 위해서 선악의 업을 일으킨다.[대비바사론23]
- 모체로부터의 영향과 더불어 차생(次生)을 받을 업을 집적(集積)하는 것이다.

► 9개월 : 45~48cm. 체중2,300~2,700g. 피하지방의 발달로 노인과 같은 모습은 없어진다.
► 10개월 : 49~51cm. 체중2,600~3,400g. 성숙아(成熟兒)

11) 생(生 : jāti)

아집에 의해 오온이 생성되어 새로운 생을 받아 태어나는 것을 말한다. 모태에 의탁하여 전생으로부터 상속하는 식심(識心)에 의해 오온(五蘊)이 화합한 새로운 명근(命根)을 발생한 것이 생유(生有)이다. 생은 우(憂)·비(悲)·고(苦)·뇌(惱)를 동반한다.

12) 노사(老死 : jarā-maraṇa)

생(生)의 찰나로부터 명색(名色), 육처(六處), 촉(觸), 수(受)는 노사되어간다.

노(老) : 노화현상은 오온(五蘊) 즉 색[色 : 身], 수[受 : 感覺], 상[想 : 取像], 행[行 : 造作], 식[識 : 種子의 了別識]의 분리과정을 말한다.

사(死) : 사멸현상은 생래(生來)의 오온의 해체현상으로, 이것은 명진(命盡), 복진(福盡), 현세의 외연(外緣)에 의한 것이다. → 자신애(自身愛), 권속애(眷屬愛), 재산애(財産愛), 후유애(後有愛)가 생기한다.[3]

3) 李光濬, 「21世紀における禪心理學の研究問題」, 駒澤大學禪研究所年報第15號, 2003, pp.325(6)~321(10)발췌. 이 12연기론의 설명은 경과 논에 따라 설명하는 방식이 약간의 차이가 있다. 이에 본론에서는 적의 취합한 것이다.

3. 뢰야연기론(賴耶緣起論)

1) 종자로서의 아뢰야식

인간의 생명발생의 현상에 대해서 보다 심리학적 논설로서 해석되는 것으로, 아뢰야연기란 제법은 아뢰야식(阿賴耶識)으로부터 연기한다고 하는 설을 말한다. 이것을 줄여서 '뢰야연기'라고도 하는데 이것은 인간에게 있어서 생명의 주체성을 제8아뢰야식에서 찾고 있는 것이다. 일반적으로 이 제8아뢰야식은' 인간 각 개인에 존재하며 무시이래로 끊임없이 상속해 가고 있는 것이다. 이것들의 식(識)에는 일체법의 원인 즉 종자를 섭장(攝藏)하고, 그리고 적당한 생연(生緣)이 갖추어지면 색심만차(色心萬差)의 모든 법을 발생하게 된다.

『유가사지론(瑜伽師地論)』권1에서는 '중유(中有)'와 '간다르바'라고 하는 개념과 함께 '아뢰야식(alaya-vijnana)'라고 하는 완전히 선심리학적인 개념(깨달음에 의거한 심리학적 이론 전개로서의 개념)으로서의 용어를 도입하기 시작하였다.[4] 이 아뢰야식(alaya, 識)의 의미는 식을 저장해 놓고 있다고 하는 것으로 장식(藏識)이라고도 번역되며, 생명의 종자라고 하는 의미에서의 종자식(種子識)이라고도 부른다. 이 '아뢰야식'은 '유식론'에서 설하는 가장 근원적인 식의 작용인 것이고, 덮여진 채로 잠재되어 있는 완전히 무의식적인 세계를 나타내는 것이다. 그리고 이 식(識)은 마음의 깊은 곳[밑바탕]에 저장되어 있는 식으로, 생시(生時)에 작용하는 식[識, Pravrtti-vijnana 7識]이 발생하기 위한 근저로서의 기반이 된다. 이것을 근본식[mula-vijnana]이라고도 말

---

4) 李光濟, 禪心理學的生命觀, 國際日本文化研究所センター, 2004.

하지만 또 이것은 비가시적, 비현상적인 것이다.

이것은 또 일체 현상의 직접원인인 종자를 받아들여 그것을 자신에게 저장하는 정신적 원리이기도 하다. 아뢰야라고 하는 것은 저장소라는 의미이기 때문에 어떤 실체적, 장소적인 해석을 하기가 쉽지만 그러나 그 본성은 공(空)이라고 말할 수 있는 것이다. 유식설에서는 이것이 개인 존재의 주체, 나아가 윤회의 주최이기도 하며 신체 속에 존재하는 미세한 식이라고 보고 있다' 이와 같은 아뢰야식은 모태에 입태(入胎)하여 현세에서 새로운 생명체를 형성하는 생명의 주인공으로서 설명되고 있다. 그 과정은 제8아뢰야식으로부터 제7마나식으로 그리고 제6의 식이 생성되어가는 것이며, 안・이・비・설・신의 전5식(前五識)을 생성하게 되는 것이다.

그리고 이상과 같은 아뢰야식은 중유에서 생유로, 생유에서 본유로, 본유에서 사유로, 사유에서 중유로의 4유(四有)5)의 상

---

5) 4유설에서의 '유'란 무엇인가? '유(有: bhava)'란 미혹(迷)의 과보에 대한 이름으로 인간이 나고 죽고 나고 죽는 생사윤회의 과정을 사유(四有)라고 해서 생유(生有), 본유(本有), 사유(死有), 중유(中有)를 말하는 것이다. 미계(迷界)의 고락(苦樂)에 각기 별도의 과보는 선악의 각기 별도의 원인에 의해 받게 되고, 생사 상속하며 인과(因果) 없어지지 않기 때문에 '유(有)'라고 하는 것이다. 그리고 이 4유(四有: catvara bhavah)란 즉 유정의 윤회전생에 있어서의 일획(一劃)을 4기(四期)로 나눈 것으로 이 4유 가운데에서 중유란 전생과 금생, 혹은 금생과 내생의 중기에 있는 몸을 말하고, 생유란 금생 탁생의 초신(初身)을 말한다. 그리고 본유란 태어나서 죽을 때까지의 몸을 말하고, 사유란 금생 최후의 생명체가 완전히 벗어나가는 사이의 몸을 말한다. 이것들을 4유라고 총칭하는 것은 유는 불망(不亡), 존재(存在)의 의미로 유정유전(有情流轉)의 인과, 전전상속(展轉相續)해서 멸망하지 않고 색・수・상・행・식의 오온(五蘊) 즉, 몸과 의식계가 화합하여 이루어진 유정이 생사윤회를 계속하면서 항상 삼계(三界)에 존재하기 때문에 그 한 구획(一期)를 끊어서 4로 한 것을 4유(四有)라고 칭하는 것이다.(龍谷, 大學, 전게서, '四有' 참조)

태로, 무시 이래의 과거로부터 대각(大覺)에 의한 해탈의 순간까지 그 생명의 출몰현상은 결코 단절됨이 없는 식신(識神)으로서 생명의 주인공이 된다. 이 식이 자체 내에 선과 악과 무기(無記)라고 하는 모든 업[業: karma]의 종자를 저장한 채로 과거의 생으로부터 현재의 생으로 전이되어 새로운 생명체를 형성한다고 하는 것이다. 즉 이 아뢰야식이 탁태(托胎)하게 됨으로 인해서 하나의 생명체의 발생현상이 시작된다고 하는 것이다.6)

2) 수생(受生)의 과정

여기에서 아뢰야식이 생명의 종자라고 하는 종자는 범어 bija의 번역으로 그 의미는 다음과 같은 것이다.

(1) 곡류 등이 그 씨앗으로부터 생겨나듯이 물심(物心)의 모든 현상을 발생시키는 인종(因種)이 되는 것이다. 그러므로 씨앗[種]이라고도 말하며 곡류 등의 종자를 외종(外種) 혹은 외부 종자라고 하는 데에 대해서, 「유식론」에서는 이와 같은 종자는 아뢰야식의 속에 저장된다고 하고, 이것을 내종(內種) 또는 내부의 종자라고도 한다. 이 내부의 종자는 열매를 맺는 공능[功能: 결과를 낳게 하는 작용]을 가리키며, 이것은 현행의 제법[현재에 나타나서 작용하는 제 현상]에 의해서 마치 물건에 남아있는 향이 스며들 듯이, 아뢰야식에 훈습[薰習: 냄새가 배임]된 관습의 기분이기 때문에 '습기(習氣)'라고도 이름한다.

(2) 「유식론」에서는 종자는 아뢰야식중에 저장되어 있다고 한다. 그 관계를 「성유식론」 권2에서는 아뢰야식은 체(體), 종자는 용(用), 혹은 아뢰야식은 과(果), 종자는 인(因)의 관계에 있으

---

6) 李光濬, 禪心理學的生命觀, 國際日本文化硏究所センター, 2004, p.2.

며, 불일불이(不一不異)라고 논하고 있다.7)

그러면 아뢰야식은 어떠한 과정을 거쳐서 새로운 생을 받게 되는 것일까.

진제삼장(眞諦三藏)은 "본식(本識) 즉 아뢰야식이 부모의 유체와 화합하는 것을 수생(受生)이라 한다"라고 하였다. 여기에서 수생의 순간에 본식으로서의 아뢰야식의 결생(結生)하는 모습을 『유가사지론』에서는 다음과 같이 설한다.

> "그때 부모는 저마다 한 방울씩의 짙은 정혈을 내는데, 둘의 방울은 뒤섞여져서 모친의 태 안에 머무르며 합하여 한 덩이가 되나니, 마치 끓인 젖이 엉기어 맺혀진 때와 같다. 이곳에 온갖 종자의 이숙(異熟)8)이 소속되고 집수(執受)의 의지할 바인 아뢰야식이 섞여서 의탁하게 된다.
>
> 어떻게 섞여서 의탁하느냐 하면, 여기에 나온 짙은 정혈이 한 덩이로 합쳐서 이루어지면 전도된 인연과 함께 중유의 몸은 같이 없어지는데, 없어짐과 동시에 곧 온갖 종자식[一切種子識]의 공능의 힘으로 말미암아 다른 미세한 감관[根]과 원소[大種]는 섞여지면서 생기고, 그 나머지 감관의 동분(同分)9)은 정혈(精血)과 섞여서 뭉쳐지며 생긴다. 이러한 동안을 '식(識)이 이미 머무르고 맺혀 생긴 것이 계속된다'고 하나니, 곧 이를 칼랄라[羯羅藍]라고 한다.
>
> 이 칼랄라 중에는 여러 감관의 원소가 있지마는 오직 몸의 감관과 감과[根]의 의지할 처소[所依處]의 원소만이 같이 생기나니,

---

7) 總合佛敎大辭典, 法藏館, 2005, '種子'조.
8) 이숙(異熟): 선 또는 악의 업인(業因)에 의해 이와는 성질이 다른 곳의 비선비악 등의 결과를 만들어내는 것. 과보(果報) 즉 이숙식은 과보식이다.
9) 동분(同分): 근(根) 경(境) 식(識)이 서로 교섭하면서 자기의 역할을 다하는 것.

이 몸의 감관과 같이 생긴 여러 감관의 원소의 힘으로 말미암아 눈 등의 여러 감관이 차례로 생기게 된다.

또 이 몸의 감관과 같이 생긴 감관의 의지할 바 처소의 원소의 힘으로 말미암아 감관의 의지할 곳이 차례로 생기게 되며, 그 감관과 의지할 바 처소가 완전히 생기게 됨으로 말미암아 원만한 의지[圓滿依止]가 성취된다고 한다.

또 이 칼랄라의 몸[色]은 심왕(心王)과 심소(心所)와 함께 안전과 위험을 같이 하기 때문에 의탁한다고 하나니, 심왕[임자 마음]과 심소[딸린 마음]의 의탁하는 힘으로 말미암아 몸은 없어지지 아니하며, 몸의 손해와 이익 때문에 그도 손해되고 이익된다. 그러므로, 그의 안전과 위험이 같이 한다"고 설명한다.10)

4. 태장8위와 통상8위

1) 태장8위(胎藏八位)

『유가사지론』에서는 태아의 발달과정을 다음과 같이 8단계로 나누어 설명하고 있다. 그 8단계는 다음과 같다.

- ▶ 1주 : 갈라람위(羯羅藍位) : 정혈이 응결하여 대나무 속처럼 성긴 단계.
- ▶ 2주 : 알부담위(遏部曇位) : 겉과 속이 마치 우유 같고 아직 살이 붙지 않은 단계.
- ▶ 3주 : 폐시위(閉尸位) : 살이 붙기 시작하였는데 지극히 유연한 상태의 단계.
- ▶ 4주 : 건남위(鍵南位) : 이미 단단하고 두터워져서 사소한 마찰에 견딜 수 있고 신근(身根), 의근(意根)이 출현하는 단

---

10) 『유가사지론』 권1 발췌.

계.

▶ 5주 : 발라사거위(鉢羅賖佉位) : 살이 증장하여 사지(四肢)로 나뉘는 모습, 즉 수족(手足) 및 신체형상이 나타나기 시작하는 단계.

▶ 6주 : 발모과위(髮毛瓜位) : 모발과 손발톱이 생기는 단계.

▶ 7주 : 근위(根位) : 안근·이근·비근·설근의 4근(四根)이 발생하는 단계.

▶ 8주 이후 : 형위(形位) : 소의처[신체]가 분명하게 나타나고 형상이 완비되어가는 단계 『유가사지론』권2)

대당삼장(大唐三藏)은 말하기를 "갈라람이란 번역하면 화합(和合)이요, 알부담이란 번역하면 포(胞)이며, 폐시란 번역하면 응혈(凝血)이요, 건남이란 번역하면 견후(堅厚)요, 발라사거란 번역하면 지분(支分)이니, 발라를 분(分)이라 하고 사거를 지(支)라 한다"라고 하였다.

2) 통상팔위(通相八位)

통상팔위란 처태위(處胎位), 출생위(出生位), 영해위(嬰孩位), 동자위(童子位), 소년위(少年位), 중년위(中年位), 노년위(老年位), 모숙위(耄熟位)를 말한다. 처태위란 갈라람 등의 8위를 말하고, 출생위란 이 다음부터 영해위까지를 말한다. 영해위란 걸어 다니면서 놀 수 있게 되기 전까지를 말하고, 동자위란 그런 일을 할 수 있는 단계를 말한다. 소년위란 욕망의 경계를 받아들이는 단계로부터 30세까지를 말하고, 중년위란 이 단계로부터 50세까지를 말한다. 노년위란 이 단계로부터 70세까지를 말하고, 이 이후

부터는 모숙위라고 한다.11)

그밖에도 『연기경』을 비롯한 『대정경』 내의 수많은 경전에서는 인생 문제를 논하면서 그 인간의 생사문제를 설하는 가운데 인간의 태생 문제를 논하는 것을 볼 수가 있다. 그러나 그 태생문제를 논하는 목적지는 인간이라고 하는 존재가 어떠한 존재인지를 밝히는 것으로 끝나는 것이 아니라, 인간생활을 잘해서 천상계에 태어나자는 것이고, 나아가서는 윤회의 세계를 벗어나 해탈하는 것 즉 성불(成佛)의 길을 가자고 하는 것이다.

Ⅱ. 티베트 의학의 태생론

1. 인간의 회임부터 출산까지

티베트의학의 의약신은 약왕(藥王)인 멩기라이지만, 이것은 실은 불교에서 말하고 있는 약사여래불이다. 티베트에 전래된 다음의 불교는 '탕카5'에서는 약왕 멩기라의 분신인 '쿠토 · 리크페-예셰'가 이 또한 멩기라의 분신인 '순토 이레케'에 대해서 『사부의전(四部醫典)』의 제2편 「논설탄트라」 속의 '인간의 회태(懷胎)에서 출산까지'에 관한 부분을 논술하였다. 그 주된 근거로 되어 있는 것이 「논설탄트라」의 제1장 '총론'과 제2장 '인체의 발육'이다. 그리고 약왕 멩기라는 티베트의 성스러운 색인

---

11) 『유가사지론』 권2, 여기에서 출생위는 모숙위까지로 보고 있으나 이것은 출생 당시를 의미하는 것으로 보아야 할 것이다.

청자색(靑紫色)으로 몸을 감싸고 연화좌 위에서 2명의 화신(化身)을 지켜보고 있다.12) 그리고 『석의탄트라』 제2장에서 자궁내의 태아의 발달과 성장에 대해 자세히 설명하고 있다.

텐진·츄다크 의사는 임신기간 중의 모친은 적절한 식사와 행동양식을 반드시 지켜야 하며 그렇지 않으면 기형아가 태어날 가능이 있다고 강하게 주장하고 있다. 어떠한 형태이건 화학약품과의 접촉은 해를 초래한다. 또 부모가 건강하지 않는 한 수태되지 않는다. 동 의사는 '담즙(膽汁)' 체액이 너무 많아도 임신을 저해한다고 말하고 있다.

또한 『석의(釋義)탄트라』는 임신에 대해서 언급하기를 자궁은 월경 후 12일간 사이에서만 수태의 준비가 되어있다고 말하고 있다. 그 기간에는 '연화(蓮華)가 완전히 열려 있다'라고 한다. 『석의탄트라』는 또 '일몰 후 연꽃이 닫히는 것처럼 월경기간 후의 12일간이 지나면 자궁은 정자를 받아들이지 않는다'라고 말하고 있다.

임신에는 3가지 요인이 필요하다. 즉 정자와 난자, 거기에 식[識, 종자식]과의 만남이다. 임신이 되었는지의 여부는 순백의 '앙금[澱]'으로서 나타나고 이 흰색은 '풍(風)' 체액과 관련되어 있는 것이다. 만약 '담즙' 체액이 지나치게 많으면 그 순백은 황색을 띠게 된다. 그리고 '점액' 체액이 지나치게 많으면 고형물의 덩어리를 품게 된다는 것이다.

텍스트에는 성결정(性決定)에 관해서도 상당히 자세히 언급하고 있다. 예컨대,

(1) 정자가 자궁에 대해서 우세하면 남자아기로 예상되며

---

12) 池上正治, 氣の曼陀羅, 出帆新社(東京), 1993, pp.81-82.

(2) 반대의 경우에는 여자아기로 예상된다.

(3) 정자와 자궁이 동등하게 강할 경우는 쌍둥이가 수태된다.

출산의 순간에 들어가면 자궁 내의 태아가 모친의 배 오른편에서 움직이고 있으면 남아인 경우이고 반대일 경우에는 여아이다. 그리고 모친의 오른쪽 가슴이 크면 남아이고, 왼쪽편이 크면 여아라고 한다.13)

2. 수태(受胎)의 도리

『사부의전(四部醫典)』 2편에서 쿠토 리크페 예셰는 먼저 '수태(受胎)의 도리(道理)'부터 말하기 시작한다. 이하 탕카 전체를 분해한 각 그림의 캡프션을 역출하면서 수태부터 출산까지 일별하고 있다.

- 남녀가 교합을 할 때 종종 운명과 탐욕이 만나게 되면 수태하게 된다.
- 불임의 이유로서는 다음과 같은 점을 고려할 수 있다. 룽병을 가진 정액 혹은 경혈은 그 색이 검고 조잡하고 맛은 떫다.
- 치빠병을 가진 정액이나 경혈은 그 색이 노랗고 냄새가 나며 맛은 시(酸)다.
- 베켄병을 가진 정액이나 경혈은 그 색이 담백하고 끈적거리며 차갑고 맛은 달다.
- 혈병(血病)을 가진 정액이나 경혈은 그 정액과 경혈이 부패하고 변질되고 만다.

---

13) Tom Dummer, 久保博嗣 譯, チベット医学入門, 春秋社, 1995, pp.58-59.
(原注, Tenzin choedhak, Lectures given in London at RIGPA in 1984)

_ 룽과 베켄의 혼합병일 경우는 그 정액과 경혈은 융합하지 않는
  다.
_ 혈(血)과 치빠의 혼합병일 경우는 그 정액과 경혈은 고름과 같
  다.
_ 룽과 베켄의 혼합병일 경우는 그 정액과 경혈은 응고되어 버린
  다.
_ 룽과 치빠의 혼합병일 경우는 그 정액과 경혈은 건조해버린다.
_ 룽, 치빠, 베켄의 혼합병일 경우는 그 정액과 경혈은 똥과 같다.
_ 오행(五行)의 결락(缺落)에 대해서는 정액과 경혈이 땅 기운이
  결여되어 있으면 생길 수가 없으며, 물 기운이 결여되면 형태
  가 이루어질 수가 없고, 불 기운이 결여되어 있으면 성숙할 수
  가 없고, 풍(風) 기운이 결여되어 있으면 활동할 수가 없으며,
  하늘(天) 기운이 결여되어 있으면 발육할 수가 없는 것이다.
_ 태아의 형성에는 수태할 수 있는 정액과 경혈이 필요하다. 정
  액은 희고, 질이 무거우며, 맛은 달고, 양이 많은 것, 경혈은 색
  이 연한 주홍색 혹은 토끼의 피와 같으며, 핏자국을 씻으면 금
  방 깨끗해지게 된다.
_ 여성은 12세부터 15세에 월경연령으로 되고, 매월 한 차례 있
  으며 1회는 3일이다. 월경이 있는 기간이 수태가능한 기간이
  다.
_ 정액이 섞여서 경액이 많아지면 남아로 탄생된다.
_ 정액이 섞여서 경혈이 많아지면 여아로 탄생된다.
_ 월경 후, 기수날(奇數日)에 교합하여 수정되면 남아를 낳으며,
  우수일(偶數日)에 교합하여 수정되면 여아를 낳게 된다.
_ 부친의 정액에서 태아의 뼈, 뇌, 골수(髓)가 생겨난다.
_ 모친의 경혈에서 태아의 살[肉], 피, 오장육부(五臟六腑)가 생겨
  난다.
_ 태아의 영혼에서 오관감각(五官感覺)이 생겨난다.
_ 오행(五行) 가운데 땅(地)에서는 살, 뼈, 후각(嗅覺)이 생겨나고
_ 오행 가운데 물(水)에서는 피, 미각, 체내의 액체가 생겨나며
_ 오행 가운데 불(火)에서는 체온, 피부색, 시각이 생겨난다.

- 오행 가운데 풍(風)에서는 호흡, 촉각을 낳고
- 오행 가운데 하늘(天)에서는 공규(孔竅), 청각을 낳는다.
_ 이상의 각종 요소들의 공동작업에 의해서 태아의 정체(整體)가 형성되는 것이다.
_ 태아의 영양은 주로 모체의 배꼽, 자궁, 좌우의 맥을 통해서 보내진다. 그것은 마치 연못의 물이 작은 물길을 통해서 논밭으로 관개(灌漑)하는 것과 같은 것이다.

수태의 가능성을 '운명과 욕망'의 일치라고 한 곳에 불교를 배경으로 한 티베트의 정신풍토를 읽을 수가 있을 것이다. 이미 자주 이름이 올랐던 룽, 베켄, 치빠는 인체의 주요 요소로 되는 세 가지이고 그 어느 것인가 가 어떤 병이라도 걸리게 되면 수태의 가능성은 닫히게 되어 불임으로 된다는 것을 구체적으로 지적하고 있다. 그리고 오행(五行)과의 관계에 대해서 티베트는 지(地) · 수(水) · 화(火) · 풍(風) · 천(天)이고, 중국에서 말하는 목(木) · 화(火) · 토(土) · 금(金) · 수(水)란 두 가지 요소가 차이를 보이고 있는 점은 흥미롭다. 남녀의 아기의 성별의 결정에 대해 약간의 의문이 있기는 하지만 정충(精蟲)이라 여겨지는 묘사는 정밀광학의 산물인 현미경을 전제로 하지 않았다는 점을 고려하면 상당히 직관력의 효용이라 하겠다.14)

3. 태아의 발육과정

태아의 발육, 성숙에는 38주가 걸린다고 하는데 그 구체적인

14) 池上正治, 氣の曼陀羅, 出帆新社(東京), 1993, pp.82-85.

변화는 다음과 같다.

    제1주: 정(精)과 혈(血)이 혼합된다.
    제2주: 혼합된 것이 응결하여 치즈 같은 상태로 된다.
    제3주: 요구르트 상태로 된다.
    제4주: 딱딱하게 굳혀지고 성별이 나타난다.
    제5주: 제대(臍帶)를 형성한다.
    제6주: 명맥(命脈)을 형성하며
    제7주: 눈[眼]을 형성하고
    제8주: 머리[頭部]가 나타난다.
    제9주: 흉복(胸腹)부를 형성한다.
    여기까지의 발육을 '물고기[魚] 기간'이라고 할 수가 있다.
    제10주: 어깨와 관골(寬骨)이 돌출하게 된다.
    제11주: 9규(九竅)를 형성한다.
    제12주: 오장(五臟)을 형성한다.
    제13주: 육부(六腑)를 형성한다.
    제14주: 상완(上腕), 대퇴(大腿)를 형성한다.
    제15주: 전완(前腕), 손, 하퇴(下腿)를 형성한다.
    제16주: 손가락, 발가락을 형성한다.
    제17주: 내외가 결합하여 맥(脈)을 형성한다.

여기까지의 발육을 '거북이[龜]의 시기라고 할 수가 있다.

    제18주: 근육, 지방을 형성한다.
    제19주: 인대, 근건[筋腱, 힘줄]을 형성한다.
    제20주: 골(骨)과 수(髓)를 형성한다.
    제21주: 피부가 완성된다.
    제22주: 9규(九竅)가 개통된다.
    제23주: 머리카락, 솜털, 손발톱을 형성한다.
    제24주: 장부(臟腑)가 성숙된다.
    제25주: 호흡을 개시한다.
    제26주: 기억을 개시한다.

제27주-제30주: 태아의 전신이 확실하게 성숙한다.

제31주-제32주: 태아의 신장(身長)이 뻗치고 모체와 상호 영향을 주고 받는다.

여기까지의 발육을 '돼지[豚]의 기간'이라고 할 수가 있다

지금까지의 한 주(週)를 단위로 한 묘사와 표현의 엄밀함은 어디에서 비롯된 것일 까. 자세히 알려져 있지는 않지만 '물고기의 기간' '거북이의 기간' '돼지의 기간' 이라고 구분지어 놓은 것은 생물진화의 과정에 있는 어류, 양생류(兩生類), 포유류에 해당되는 것은 아닐까. 제 11주의 9개의 구멍[九竅]라고 하는 것은 두개의 눈, 두개의 귀, 두개의 코, 입 하나, 전음(前陰), 후음(後陰)을 가리키며 합하면 9개의 구멍이 된다. 감각이건 배설에 대한 것이건 인체가 외계와 통하게 되는 포인트이다. 오장육부의 형성, 손발의 형성, 이것들의 '맥(脈)'으로서의 연결을 가지고 양생류의 거북이와 같은 수준으로서 설정한다. 호흡이나 기억을 개시하고 모체와 영향을 주고받게 되는 포유류의 돼지와 같은 수준인 것이다.

제36주의 태아: 모체 속에서 움직이기 시작하여 번민을 개시한다.

제37주의 태아: 모체에 대해서 대립감정을 갖기 시작한다.

제38주의 태아: 거꾸로 서서 분만을 위한 준비를 시작한다.

남자의 태아는 자궁의 오른편에 결태(結胎)한다.

여자의 태아는 자궁의 왼편에 결태한다.

음양아(陰陽兒)는 자궁의 정 가운데 결태한다.

복부의 양측이 불룩하게 일어나고[융기,隆起] 가운데가 함몰하면 쌍둥이다.

복부의 오른편이 융기하고 오른편 유두에서 유즙(乳汁)이 나오

면 남아를 낳는다.

복부의 왼편이 일어나고 왼편 유두에서 유즙이 나오면 여아를 낳는다.

출산 당일은 생육(生育)에 경험이 있는 여성 즉 조산담당자의 도움을 받아 탯줄(臍緒)을 끊는 일, 신생아를 받아낼 일을 부탁한다.

임산부에게는 도우미가 옆에서 돌보아 주지 않으면 안 된다. 산후는 영양을 취하도록 배려되어야 한다.

열 달 열흘[10개월 10일] 정도 이르면 태아는 자궁 안에서 움직이기 시작하고 괴로워하기 시작한다고 한다. 제 36주의 태아는 가슴에 양손을 대고 실로 고민하는 자세를 취한다. 제37주경에 입에 손을 대고 있는 것은 좁은 자궁에서 나오고 싶다고 하는 요구이기도 한 것인지 사진 설명에서는 '모체에 대한 대립감정'을 갖는다고 한다. 38주에는 얼굴에 손을 대고, 거꾸로 서서 착지(着地)의 준비를 완료한다고 하는 것이다.15)

4. 의식의 확대

라마 고빈다(Lama Govinda)는 에세이 '의식의 확대'라고 하는 저술의 결론부에 대해서 소우주인 호모사피엔스와 경계 없는 환경으로서의 대우주와의 사이에 존재하는 우주론적인 관계를 우리들 모두에게 내재하는 내면의 정적(靜寂)의 지점, 불교도가 말하는 여래장(如來藏, tathāgatagarbha) 혹은 '불성(佛性)'의 중심이라고 하는 말을 쓰고 티베트철학에 어울리는 형태로 기록하고

---

15) ibid., pp.86-89.

있다.

모든 마음과 푸시케[psyche: 영혼]의 기능이 통합되고 경험된 모든 것을 최종적으로 판정하는 자로서, 그리고 우리들의 내부 영역의 최고권위자로서의 내적인 중심을 찾아내지 않고서는 의식의 '확대'에 어떤 가치가 있을까. 이 내적인 중심은 개인의 지성을 둘러싼 의식과 우주적인 나아가 보다 커다란 생(生)에 참여하는 비개인적 심층의식과의 양극사이에 위치하고 있는 것이다. 이 중심이 정상적으로 기능할 때에 모든 인상(印象)은 분명히 내적인 생명과 조화를 유지하게 된다. 내적인 것과 외적인 것은 서로 반목하고 있는 것이 아니라 상호보완적으로 작동하고 있는 것이다.

이 존재의 근간을 이루는 생명의 중심은 양극(兩極) 사이의 안정적인 평형점으로서 표현되는 것이 정상이다. 만약 어느 한 편이 다른 편보다도 우세하게 되면 하늘과 땅, 그리고 세계와 자기와의 바람직하지 않은 결과를 초래하게 되는 것이다. 중심화의 경향은 생물학적, 심리학적으로 필요하다는 것만이 아니라 우주의 역학법칙이기도 하다. 소용돌이 상태의 은하에서 태양계, 혹성, 전자에 이르기까지 그 적응범위는 전 우주에 이르고 있는 것이다.

모든 움직임은 모든 생물체의 무한한 운동에 있어서 유일 가능한 안정점으로서의 움직임의 중심, 혹은 축(軸)을 만들어내려고 하는 경향이 있다. 그러나 생명이 자기 자신을 의식하게 되면 거기에는 새로운 보다 미세한 집중이 의식 속에 생겨난다. 이 집중은 자신의 집중을 만들어 내고 마치 먼 과거로부터 먼 미래로 이어지는 무한히 이어지는 시간 축에 올라타 움직이고 있는 것처럼 보인다. 보다 정확히 말해서 우리들에게는 끊임없는 변혁의 상태에 있는 현재에로의 움직이고 있는 것으로 보이는 것이다.

이에 대한 서양인의 관찰을 보면 저명한 티베트 의학연구자인 엘리자베트 휭케 박사는 티베트 의학에 대해서 자신이 이해했던 모든 것을 매우 간결하게 정리하고 있다.[16]

"티베트 의학은 홀리스틱한 의학이다. 이 의학체제는 그 모든 국면을 3체액설에 의한 것이며 이러한 지식 없이는 진단이나 치료는 불가능하다. 그리고 실제의 현장에 있어서 이 3체액설의 진실성은 입증되었다. 결국 티베트 의학은 체질의 교의체계(敎義體系)라 말할 수 있다. 그리고 신체는 그 해부학적, 생리학적, 정신적, 지적기능을 통해서 대우주의 거울로서 작동한다고 하는 개념을 보다 중요한 면으로서 들어야 할 것이다. 비물질적인 정묘하고 미세한 층이 심신과의 상호반응을 가능케 하고 있다. 이 유추(類推)와 대응관계의 세계는 우리들 서양의 개념에는 비교할 것이 아니며, 또 서양의 언어로는 거의 설명할 수도 없다. 우리들은 단순히 티베트 의학은 주로 기능에 눈을 돌리고 있고 물질층으로는 눈을 돌리고 있지 않다고 관찰할 수 있을 뿐이다.[17] 티베트 의학에 대한 이와 같은 이해는 불교의학에 있어서도 똑같이 말할 수가 있는 것이다."[18]

---

16) Lama Govinda, 'Conscios Expansion', The middle Way, August, 1971, pp.79-80.

17) Elisabeth Finckh, "The Theory and Practice of Tibetan Medicine, Tibetan Review Vol.16, No.4, New Delhi, April, 1981.

18) Tom Dummer, 久保博嗣 譯, チベット醫學入門, 春秋社, 1995, pp.61-63.

III. 한방과 도교경전의 태발생론(胎發生論)

1. 한방고전의 태생론

전국(戰國)시대부터 진한(秦漢)시대에 이르기까지 임신론에 대한 주류는 여성과 남성의 생식액이 결합하여 새로운 생명을 낳는다는 것으로 이해되어왔다. 그리고 이 과정은 천지의 기(氣)의 합체로서 상징적으로 표현되는 경우가 있었다. 육조수당(六朝隋唐) 시대에 있어서도 이러한 경향은 계속된다. 다만 천지의 상징 표현은 줄어들고 양성(兩性)의 생식액을 음양으로 대신하여 표현하는 서술이 늘어난다.

그리고 『관자(管子)』, 『황제내경』 <영추(靈樞)>에서 이미 보이고 있는 남녀 생식액의 분업관(分業觀)은 이 시기에도 전개되었다. 소원방(巢元方)의 『제병원후론(諸病源候論)』 권41에, <부인임신병제후(상)>은 "음양 화합하고 이기(二氣) 상호 감응하여 양시(陽施)하고 음화(陰化)한다. 이것으로 임신이 있다"라고 기술하고 있다. 또 당(唐)시대의 손사막[孫思邈, 581-682]의 『비급천금요방(備急千金要方)』 권2 <부인처방론(상)>에서도 『제병원후론(諸病源候論)』에서의 글을 그대로 인용하고 있다.

그리고 4세기의 갈홍[葛洪, 283-343]의 『포박자(抱朴子)』[19]의 <내편근구편(內篇勤求篇)>에는 '인간의 생명은 우선 정신을 천지로부터 받고, 이어서 기혈을 부모로부터 받는다'라고 말하고 있다. 이 경우 '천지'라고 하는 표현은 남녀의 기혈과는 전혀

---

19) 317년경 성립.

다른 것이다. 그러면 천지로부터 주어진 정신은 인간의 어디로 들어오는 것일까. 아마도 모친의 뱃속 수태부(受胎部)일 것이다. 이것과 부모의 생식액의 3자 합일이 임심의 조건이라고 하는 것이 갈홍의 의견으로 생각된다.

그러나 당대(唐代)에 이르면 임신론에도 불교의 영향이 역력히 나타난다. '황제내경'을 독자적으로 정리하여 『황제내경태소(皇帝内經太素)』를 편주(編注)한 당나라 초기의 양상선(楊上善)의 견해가 그것이다. 그는 『황제내경태소』권6 가운데서 '둘의 정(精)이 부딪힌다. 이것을 신(神)이라 한다'. 『황제내경영추』에서는 '본신편(本神篇)'에 나온다고 하는 부분의 주(注)에서 다음과 같이 말하고 있다.

"신은 이 정(精) 속에서 비로소 생겨나는 것인지 아직 모르고 있다. 이미 있어 지금 온 것인지 아직 모른다. 『황제내경』의 문장을 보건대 왔다고 하는 것이지 처음 생겨난다고 말하는 것은 아니다. 불교의 '석가의 가르침'에 따르면 정합(精合)할 때 신기래탁(神氣來託)한다는 말이 있다고 한다. 다만 부처님만이 말씀하신다. 이에 따라야 할 것이다."

양산선은 남녀의 정(精)이 합체될 때, 그 밖으로부터 정신이 들어온다고 말하는 것이 『황제내경』의 설명이라고 해석하고 있지만 『황제내경』의 표현은 애매모호하기 때문에 결정적인 것은 불교의 설이라고 결론을 내린다.

의사의 세계에서는 어땠을까. 한 가지 의학서에 주목해야 할 서술이 있다. 3세기 초기인 후한(後漢) 말기 장중경[張仲景, 150무렵-219]에 의해 나타나기 시작한 『금궤요략』권24 '금수어충금기병치(禽獸漁蟲禁忌竝治)'에 다음과 같은 기사가 있다. '대저 마음은 모든 신식(神識)이 깃들어 있는 곳이라 한다' 이것[금수어충]을 음식으로 하지 말라. 사람으로 하여금 내세에 그 보복을 다시 받게 한다.'

3세기 초기에 내세에 대한 응보사상이 의학서적에 적혀 있다고 하는 것은 놀라운 일이지만, 현행의 '금귀요략'의 최종적인 성립은 북송(北宋) 시대이었고 간행된 해는 1066년이었다.

다시 『포박자』의 주장의 유래로 돌아가서 이 문제를 검토해 볼 때, 왜 도교의 태생론과의 관계를 고려하지 않으면 안 되는 것일까. 6조기(六朝期)에 성립되었다고 하는 도교경전인 『태상구단상화태정중기경(太上九丹上化胎精中記經)』[『胎精中記經』으로 약칭]에서는, "양기(陽氣)가 붉어 이름을 현단(玄丹)이라 하며, 음기는 누룩하여 황정(黃精)이라고 한다. 음양이 섞이어 이기(二氣)가 내려와 정(精)은 신(神)으로 화(化)하여 결합된다. 상(上)은 구천(九天)에 응하니, 구천의 기(氣) 즉 내려와 단전에 배치하고 정(精)과 합하여 응결하여 명문(命門)에서 모인다. 요컨대 당연히 9(九)를 지나야 한다. 이것을 구단(九丹)이라 한다. 상(上)은 화(化)하고 하(下)는 엉긴다. 이로써 사람으로 된다."

여기에서는 천(天)의 음양접촉은 현실의 남녀의 생식액 합체와 일체시 되고 있다. 바꾸어 말하면 전자는 후자의 상징에 불과하다. 그러나 그 가운데 실제의 천(天)의 기(氣)가 내려와서 이미 자궁내에 형성된 정(精)과 합체한다. 두 성의 생식액의 합체와 천기의 강하의 시간적 순서는 '포박자'의 경우와 반대이지만 우주의 원리와 부모의 생식액의 양 쪽이 태(胎)의 발생에 필요하다고 하는 점에서는 이 책의 서술과 동등하다.[20]

---

20) 中村禎里, 中国における姙娠・胎發生論の歷史, 思文閣出版(京都), 2006,

2. 도교경전의 태생론

『포박자』의 태생관은 『태정중기경(胎精中記經)』 내지 그 이후의 도교 태생관을 예고하는 것이었는지도 모른다. 『태정중기경』에 따르면 결태(結胎) 후 1개월에 하나씩의 기(氣)가 천(天)에서 내려와 태(胎)의 발전을 유도하고 9개월째에는 9천(九天)의 기(氣)가 넘치며, 10개월째에는 '그리하여 사람으로 되는' 것이다.

기본적으로는 중국의 고전적인 천(天)의 관념은 인격적인 천, 리법적인 천, 자연의 천 등 다양한 모습으로 나누어지면서도 유일하게 단 하나라고 하는 것에는 변함이 없다.

도교에 있어서는 하늘(天)은 분할될 수 있는 것만이 아니라 각각 고유명사를 갖고 있고 독특한 역할을 담당한다. 『태정중기경』에서 각 달에 기(氣)를 내리는 9종류의 하늘의 명칭의 일부만을 적어보면, 1개월째는 파리답서천(波梨答恕天), 2개월째는 범마가이천(梵摩迦夷天), 3개월째는 범보천(梵寶天).

이러한 많은 천(天)의 관념은 9천(九天)이라고 하는 중국 자체의 어휘로 붙여져 천제(天帝) 신앙의 전통을 이어서 결국엔 『회남자(淮南子)』에서 보이는 천궁분할설, 『황제내경』<영추> 편에서 모습을 보인 9궁설(九宮說)의 자취까지도 깃들여 있으며 최종적으로는 아마도 불교의 영향 아래에서 태어난다고 볼 것이다.

시대적으로는 『태정중기경』의 성립 이전에 불교의 천(天)의 관념은 들어와 있었을 것이다. 어쨌든 불교적인 천(天)에 대한 관념의 영향 없이는 매달 다른 천(天)으로부터 태아에게 기(氣)가 내려와서 발생의 진행을 유도한다고 하는 설은 아마도 나타

---

pp.40-43.

날 수 없었을 것이다.

가장 초기의 도교경전인 『태평경(太平經)』에서 이상의 논의와의 관련에서 주목해야 할 견해들이 보이고 있다. 이 책에서는 위의 태생론이 후한시대에 형성되기 시작하여 6조기(六朝期)에 성립되었다고 한다. 『태평경』은 천지[음양]의 2원론이 천(天)은 양(陽), 지(地)는 음(陰), 중화(中和)의 3원론으로 개정되었다. 『태평경』에서는 또 '천지와 중화가 상통하여 힘을 합쳐 마음을 같이 하여 함께 범물(凡物)을 만들어낸다'21)라고 주장한다. 그것을 소우주인 사람에게 적용하면 양성(兩性)의 생식액[음양]과 중화(中和)의 협력에 의하여 태(胎)가 태어나지 않으면 안 되는 것이다.

시간적 단계를 생략하고 문제를 자식의 탄생으로 인한 가족의 성립으로 바꾸어 놓는 것이다. '남녀가 상통하여 힘을 합쳐 마음을 같이하여 함께 자식을 낳는다. 세 사람이 상통하여 힘을 합쳐서 마음을 같이하여 함께 하나의 가정을 다스린다.'22)

한편 개체의 생명의 탄생에 한정시킨 기술이라고는 단정할 수 없지만, '세 가지 기[三氣]가 합성하여 즉 인간으로 된다. 만약 이루어지지 않으면 흩어져서 흙으로 된다'23)라고 하는 의견도 기술되어 있다. '삼기(三氣)'란 아마도 음양중화(陰·陽·中和)를 가리킬 것이다.

특히 『태평경』은 임신의 구성에 대해서 남녀 생식액의 다른 요소의 개입을 찾을 수 있는 논리를 제공한 것이 될 것이다. 그러한 점에서 『태평경』의 설은 후대에 나오는 도교경전의 의

---

21) 『태평경(太平經)』 권48.
22) ibid., 권48.
23) ibid., 권112.

논에 선구적인 것이다.24)

3. 『태정중기경』의 태발생론

그러면 태발생론은 어떠한 것이었는지 우선『태정중기경』의 태발생론을 살펴보고자 한다.

> 1개월: 기(氣)를 받는다.
> 2개월: 영(靈)을 받는다.
> 3개월: 변(變)을 품는다.
> 4개월: 정(精)을 엉기게 한다.
> 5개월: 몸과 머리(體首)가 갖추어진다.
> 6개월: 형태가 형성된다.
> 7개월: 신위(神位)를 배치한다.
> 8개월: 9구멍(九孔)이 열린다.
> 9개월: 9천기(九天氣)가 골고루 퍼져 즉 음성(音聲)이 있다.
> 10개월: 사명[司命, 주: 생살권을 가진 천(天)]의 륵[勒, 주:굴레, 즉 인간의 생존기간]을 기록하고 목숨을 받아 태어난다.25)

4. 『내관경』의 태발생론

이어서 『태상노군내관경(太上老君內觀經)』(『내관경』으로 약칭)에서 같은 부분을 소개한다.

---

24) 中村禎里, 中国における姙娠・胎發生論の歷史, 思文閣出版(京都), 2006, pp.46-47.
25) ibid., pp.47-48.

1개월: 포(胞)를 이루고 정혈(精血)이 엉긴다.

2개월: 태(胎)를 이루고 형배(形胚)의 싹이 튼다.

3개월: 양신(陽神)이 삼혼(三魂)을 이루고 작동하여 생겨난다.

4개월: 음령(陰靈)이 7백(七魄)을 이루고 형(形)을 진정시킨다.

5개월: 오행(五行), 오장(五臟)을 나누고 이로써 신(神)을 편안케 한다.

6개월: 6률(六律) 6부(六腑)를 안정시키고 이로써 영(靈)을 북돋운다.

7개월: 7정규(七精窺)를 열어 광명이 통한다.

8개월: 8경신(八景神)을 갖추어 진령(眞靈)을 내려 보낸다.

9개월: 궁실(宮室)을 펼쳐 설치하고 이로써 정(精)을 안정케 한다.

10개월: 기(氣)가 충족되어 만상(萬象)으로 된다.

『내관경』에서 말하는 태발생 과정의 일부는 이것을 보면 알 수 있듯이 숫자 맞추기에 유래한다. 5개월에 오장(五臟), 6개월에 육부(六腑) 형성의 근거는 아마도 이에 근거하였을 것이다.26)

---

26) ibid., pp.48-49.

[부록: 주요 용어 해설]

인간의 유전학

- 감수분열(減數分裂: 減數有絲分裂, meiosis) 염색체의 완전한 2쌍 가운데 한 쌍이 배우자(생식세포) 속에서 최종적으로 포함될 수 있게 되는 프로세스
- 게놈(genome): 하나의 생물체의 전 유전정보(一倍體 염색체의 수)
- 공유결합(covalent bond): 2개의 원자에 의해서 전자가 동등하게 공유됨에 따라 생기는 화학결합
- 광합성(photosynthesis): 세포 속에서 광에너지를 화학에너지로 변환하는 과정
- 넌센스 돌연변이(nonsense mutation): 1염기 대(對)가 변화하여 정지 코돈으로 되고 단백질 합성이 멈춘다
- 누쿠레오솜(nucleosome): 진핵생물의 염색체에 볼 수 있는 비즈 모양의 구조로, 히스톤과 그 주위를 둘러싸고 있는 DNA로부터 구성되어 있다.
- 누클레오티드(nucleotide): 염기, 당, 린산으로 되어 있는 소분자
- 다면작용(多面作用: pleiotropy) 개개의 생물에 있어서 어떤 유전자가 관련하고 있지 않은 몇 개의 형질(形質)에 영향을 미치는 것, 즉 하나의 유전자 또는 하나의 대립유전자가 표현형(表現型)에 관하여 다종다양한 작용을 하는 것 같은 현상을 말한다.(문자대로는 '많은 변화')
- 단백질(protein): 페프치트 결합으로 아미노산이 연결된 1개 혹은 수 개의 사슬로 되어 있으며 세포내에서 구조형성이나 촉매 기능을 해내고 있다
- 대립유전자(allele): 상동(相同) 염색체의 동일 유전자좌에 속하고 서로 구별되는 유전적 변이(變異)를 가진 유전자

- 대사(metabolism): 생물체에 있어서의 전 화학반응을 통합한 호칭
- DNA(deoxyribonucleic acid): 디옥시리보 핵산(核酸). 세포의 염색체 속에 있고 유전정보를 운반하고 있는 거대 분자.
- 동위체(동위원소, isotope): 원소의 다른 형태, 화학적성질은 동일하지만 핵 속의 중성자수가 다르기 때문에 중량이 다르다.
- 미토콘드리아(mitochondrion): 모든 진핵세포에 존재하는 세포소 기관에서 자기 재생산 한다. 세포에 에너지를 공급하는 ATP의 합성장소
- 발현도변이(發現度變異: variable expressivity) 한정된 자연환경의 범위 내에서 어떤 유전자형이 발현하고 주고받는 표현형의 정도.
- 방사능(radioactivity): 입자(粒子)나 방사선의 모양으로 원자핵에서 에너지를 방출하는 것
- 변이원(變異原, 돌연변이 유발요인, mutagen): 돌연변이의 빈도를 증대시키는 물질
- 보편적 암호(universal code): 세균에서 사람에 이르기까지 모든 생물의 코드는 똑같은 아미노산을 규정한다
- 복제개시점(복제기점, origin of replication): 새로운 염색체(DNA분자)의 복제가 시작되는 부위
- 복제종점(terminus of replication): 염색체 DNA의 복제를 끝내기 위한 부위
- 복제포크(replication fork): 2개의 사슬 DNA의 복제가 막 진행되고 있는 영역
- 4차구조(quaternary structure): 2개 혹은 그 이상의 폴리펩타이드 사슬이 서로 접혀져 결합되어 있는 구조로, 이 구조에 의해 기능적인 단백질이 만들어진다.
- 상동염색체(相同染色體: homologous chromosome) 상대로 되는 2개의 염색체, 그들의 염색체의 한 개는 각각 한 쪽의 부모에게서 온다. 상동염색체는 감수 분열할 때 나란히 나열한다(對合)

- 상보적(相補的, complementary): A는T (혹은U) 와G는 C와의 쌍을 이룬다고 하는 염기대(塩氣對)형성의 법칙에 따른 배열 양식
- 선체모(acrosomal cap): 정자의 머리부분 주위에 존재하며 정자가 난자의 표면에 부착 하는 것을 도와주는 단백질
- 수정(fertilization): 웅성배우자와 자성배우자가 결합하여 새로운 개체의 최초의 세포 (접합자 혹은 수정란)을 탄생시키는 것
- 수정능획득(capacitation): 정자가 수난관(輸卵管)을 거슬러 올라가는데 따라 수정능력을 가질 수 있게 되는 생리적 변화
- 아미노산(amino acid): 모든 단백질에 함유되는 20종류의 소분자
- 안드로겐(androgen): 남성호르몬의 총칭(주요한 안드로겐은 테스토스테론)으로, 발생의 초기에 생산되고 정소(精巢)의 형성을 결정한다.
- 암호의 다중압축(縮重, degenerate code) 메티오닌과 트리프트환을 제외한 모든 아미노산은 복수의 코돈으로 규정되어 있다.
- 역위(逆位, inversion): 염색체 단편(斷片)이 180도 회전하여 삽입되어 유전자의 순서가 역방향으로 되는 것
- 연쇄(linkage): 두개 혹은 그 이상의 비대립유전자가 동일 염색체상에서 가까이에 위치하고 있기(연쇄하고 있다) 때문에 동시에 유전하는 것
- 염기(base): DNA, RNA에 함유되는 화학성분으로 염기의 배열이 유전정보를 결정한다.
- 염색체(染色體: chromosome): 진핵생물(眞核生物)의 핵 속에 있고 DNA분자의 형태로 유전정보를 옮기고 있다.
- Y염색체(Y chromosome: 정상적으로는 남성에게 1복사가 존재하는 성염색체
- 원소(元素, element): 통합적인 화학적, 물리적 수단에 의해서는 그 이상 분해될 수가 없는 물질
- 유사분열(有絲分裂, 體細胞有絲分裂: mitosis): 염색체분리와

세포분열의 프로세스
- 유전자(遺傳子: gene): 염색체상의 특별한 장소(유전자좌)에 위치하고 있는 다른 것과 확실히 구별되는 유전의 요소. DNA 속에 있는 단백질을 코드하는 염기배열
- 유전자형(遺傳子型: genotype): 생물의 염색체에 존재하는 한 쌍(一組)의 유전자
- 이온(ion): 正 혹은 負의 電荷를 갖고 있는 원자(原子)
- 이온결합(ionic bond): 두개의 원자간의 전기적인 흡인력이 의해 생기는 결합으로 공유결합 보다 결합력이 약하다
- 2차구조(secondary structure): 폴리패푸티드 사슬의 나선이나 접힌 구조
- 2차성분화(secondary sexual differentiation): 자웅(雌雄)의 발생이 호르몬에 의해서 결정되는 것
- 1차성분화(primary sexual differentiation): 자웅의 발생이 염색체에 의해서 결정되는 것
- 재결합(組換:recombination): 유전적으로 다른 DNA분자의 절단과 재결합. 그 결과 부모에게서는 볼 수 없었던 형질이 자식에게 나타나는 것.
- 점 돌연변이(point mutation): DNA에 있어서의 1염기 대(對)의 변화
- 중립 돌연변이(neutral mutation): 단백질의 아미노산의 변화를 초래하지 못하는 1염기 대(對)의 변화. 그러므로 단백질의 기능, 생물의 표현형도 변하지 않는다
- 중성자(neutron): 전하를 갖지 않는다고 하는 것을 제외하면 양자와 동일한 원자핵 내의 입자
- 지질(lipid): 물에 불용성(不溶性)의 커다란 분자로 지방산을 함유하는 것도 있다
- 진핵생물(眞核生物, eukaryote): 분류학상 세균을 제외한 모든 생물을 포함하며 진의 핵이 있으며, 유사분열(有絲分裂)과 감수분열(減數分裂)을 행한다.
- 체세포(體細胞: somatic cell) 식물 및 동물에 있어서의 생식세

포 이외의 모든 세포

- 촉매(catalyst): 그 자신은 변화하는 일 없이 화학반응을 촉진하는 물질. 효소는 촉매이다.
- 크로마틴(chromatin) 염색체를 구성하고 있는 핵산, 단백질, 히스톤 등의 물질
- 펩타이드결합(peptide bond): 아미노산 종류를 연결시키는 특별한 공유결합으로 이 결합으로 인해 폴리펩타이드 사슬이 형성된다
- 폴리메라제(polymerase): 한 개 사슬 DNA 혹은 RNA를 복제하는 효소의 총칭
- 폴리펩타이드(polypeptide): 아미노산이 연결된 사슬로, 헤모글로빈과 같은 수 개의 사슬로부터 비롯된 단백질에서는 그 중의 한 개의 사슬.
- 프레임시프트 돌연변이(frameshift mutation): DNA에 한 개 혹은 2개의 염기 대(對)가 삽입 혹은 결실(缺失)됨으로 인해 생기는 것
- 핵산(nucleic acid): 뉴클레오타이드가 연결되어 있는 것. RNA와 DNA가 있다
- 헤모글로빈(hemoglobin): 적혈구 속의 산소를 운반하는 분자
- 환승(換乘: crossing-over) 감수분열을 할 때에 상동염색분체(相同染色分體) 간에 생기는 부분교환
- 효소(enzyme): 세포 내의 화학반응을 촉진하는 단백질
- 히스톤(histone): 진핵생물에 있어서 유전자의 발현이나 염색체 구조를 조절한다고 보여지는 DNA결합 단백질.

[참고문헌]

제1장

安藤壽康, 心はどのように遺傳するか, 講談社, 2000

託摩武陵 編, 基礎乳幼兒 兒童心理學, 氏家達夫, 「發達心理論」, 八千代出版, 1989

倉口精一ほか 編: 教育心理學, 梅本堯夫: 「發達の理解」, 新曜社, 1978

黒田實郎譯; 母子關係の理論全3卷, 岩崎學術出版社, 1983

藤永 保 外 編, 新版心理學辭典, 藤田統, 「初期經驗」, 平凡社, 1981

藤永 保 外 編: 新版心理學事典: 南 徹弘; 「刻印づけ」, 平凡社, 1981

高野淸純・林 邦雄 編: 圖說兒童心理學事典, 學苑社, 1975

藤永 保 外 編: 新版心理學事典: 三宅和夫: 「發達」, 平凡社, 1981

藤永 保 外 編: 新版心理學事典: 藤永 保: 「發達心理學」, 平凡社, 1981

東洋 外 編; 発達心理学ハンドブック, 福村出版, 1991

藤掛永良 編, 發達心理學: 千原 美重子, 「胎生期の發達」, 建帛社, 平成8年

藤掛永良; 精神遲滯を呈した一乳兒の助言指導による發達過程, 厚生省兒童家庭局監:兒童

藤掛永良 編: 發達心理學, 建帛社, 平成8

Baltes 외: 藤永 保 外 譯: 發達心理學ハンドブック, 福村出版, 1991

KBS <첨단보고 뇌과학> 제작팀 지음, 『태아성장보고서』, 마더북스, 2013

Delthier, V. G. 外, 矢野喜夫 譯, 發達心理學への招待, サイエンス社, 1991

Erikson, E. H.: 鑢幹八郎 譯: アイデンティティの心理學, 講談社, 1990

Gordon Edlin, 淸水信義 監譯, ヒトの遺傳學, 東京化學同人, 1992

Havighurst, R. J.: 莊司雅子 外 譯: 人間の發達課題と敎育, 牧書房, 1958

Jensen, A. R.: 村田孝次 譯: 敎養の心理學, 培風館, 1977

McCraw, 山内光哉 譯, 發達心理學, ナカニシヤ書店, 1989

Roy Ridgway, 濱野惠一 外 1人 譯, 子宮の記憶はよみがえる, (株)めるくまる, 1993

T. Verny & J. Kelly, 小林 登 譯, 胎児は見ている, 祥傳社(東京), 昭和62

Vygotsky, L. S. 柴田義松譯, 思考と言語, 上・下, 明治圖書, 1962

Watson, J. B.: Behaviorism(rev. ed.). New York: Norton,1930, 安田一郎 譯: 行動主義の心理學, 河出書房, 1968

제2장

李光濬, 胎生論についての禪心理學的研究, 密教學42號, 種智院大學密教學會, 2006.3

大島淸, 胎兒に音樂は聽こえるか, PHP研究所, 1988

大島 淸, 子供の腦力は９才までの育て方で決まる, 海龍社(東京), 平成16

東洋 他 編, 發達心理學ハンドブック, 福村出版, 1991

岩崎庸男・島井哲志編著: 胎兒は訴える, 福村出版, 1988

石田寅夫, ノベル賞からみた遺傳子の分子生物學, (株)化學同人, 1998

遠山益 編著, 分子・細胞生物學入門, HBJ出版局(東京), 1995

小林 登: 育つ育てるふれあいの育兒-胎兒期からの子育て學, PHP文庫, 1995

東洋 他 編: 發達心理學ハンドブック, 井上 勝 ;「生涯發達の視点」, 福村出版, 1992

東洋 他 編: 發達心理學ハンドブック, 川上淸文・高井淸子:「胎兒期,」, 福村出版, 1992

伊瀨知寬, 「新生兒の初期環境と心身發達に關する一研究」, 『九州心理學會第55回大會發表論文集』, 1994

高橋一公・中川佳子 編, 發達心理學十五講, 北大路書房(京都), 2022

中村運, 入門・生命科學, 化學同人(京都), 1994

山內光哉編: 發達心理學, 山內光哉:「各時期の特色」, ナカニシヤ出版,1989,

夏山英一・小林 登: 育つ育てるふれあいの育兒-胎兒期からの育兒, PHP文庫, 1995

藤掛永良 編, 發達心理學: 千原美重子,「胎生期の發達」, 建帛社, 平成8

平野勝巳, 輪廻する赤ちゃん, 人文書院(京都), 1996

水上啓子・加藤忠明・樋口のぞみ: 胎兒期の聽覺經驗に關する一研究, 教育心理學 研究, 32(2), 1984

矢野喜夫, 發達心理學への招待, サィエンス社, 1991

日本放送出版協會, 驚異の宇宙-「人體・生命の誕生」, 1990

NHKスペシャル- 赤ちゃん, このすばらしき生命, NHK 1993.4. 18.

藤永 保 監修: 最新心理學事典, 平凡社, 2013

村松正實 編, 分子細胞生物學辭典, 東京化學同人, 1997

J. ラングマン, 沢野十藏訳: 人體發生學, 醫齒藥出版, 1972

Boyce Rensberger, 久保儀明 外譯, 生命とは何か, 靑土社, 1999

Bruce M. Carlson, 白井敏雄 譯, 發生學, 西村書店, 1996

Floyd E. Bloom 外2人, 中村克樹 外1人 譯, 新腦の探檢(上・下), 講談社, 2004

Gordon Edlin, 淸水信義 監譯, ヒトの遺傳學, 東京化學同人, 1992

Maurer, D. & Maurer, C. : The World of Newborn: New York: Basicbooks, 1988, 吉田利子 譯: 赤ちせんには 世界がどう見えるか, 草思社, 1992

Moore and Persaud, 瀬口春道 監譯, ムーア人體發達學, 醫齒藥 出版, 2001

Prentice-Hall, 村田孝次 譯: 發達心理學, 新曜社, 1978

P. H. Mussen 外 2人, 三宅和夫 外 1人 監譯, 發達心理學槪論, 誠信書房, 1984

Moore, K. L., 星野一正 譯, 受精卵がら ヒトに なゐまで, 醫齒藥出版(株), 1988

Moore, K. L. : The Developing Human Clinically Oriented Embryology 4th ed. Philadelphia: W. B. Saunders, 1988

Moore and Persaud, 瀬口春道 監譯, 人體發生學, 醫齒藥出版(株), 2001

Lievert, R. M., Poulos, R. W. & Mormor, G. S.: Developmental Psychology 2nd edition.1978

Willy Breinholst, 島村 力 譯, 胎兒と母親はホソトに, 會話する?(株) グラフ社, 平成13

제3장

伊瀬知寬, 「新生兒の初期環境と心身發達に關する一硏究」, 『九州心理學會第55回大會發表論文集』, 1994

大島 淸, 胎兒に音樂は聽こえるか, PHP硏究所, 1988

大島 淸, 子供の腦力は9才までの育て方で決まる, 海龍社(東京), 平成16.

大坪治彦, ヒトの意識が生まれるとき, 講談社, 2001

小林登・早川浩(編):赤ちゃんの病氣(からだの科學增刊) : 昆かおり・加我牧子:「聽覺の發達」, 日本評論社,1994

夏山英一・小林登 : 育つ育てるふれあいの育兒-胎兒期からの育兒, PHP文庫, 1995

日本放送出版協會, 驚異の宇宙-「人體・生命の誕生」1990

水上啓子・加藤忠明・樋口のぞみ : 胎兒期の聽覺經驗に關する一硏究, 敎育心理學 硏究, 32(2), 1984

無藤隆 外 編: 講座 生涯發達心理學-2, 人生への旅立ち : 山西由里:「胎兒と母親」, 金子 書房, 1995

村本淳子 外 2人 編, 母性看護學, 醫齒藥出版(株), 2012

室岡一 外 4人 : 胎內音の新生兒に及ぼす影響, 小児科 20(3), 1979

永野重史・依田明編:母と子の出會い : 室岡一 , 「母と胎兒のきずな」, 新曜社,

1983

平野勝巳, 輪廻する赤ちゃん, 人文書院(京都), 1996

藤掛永良 編, 發達心理學 : 千原美重子, 「胎生期の發達」, 建帛社, 平成8

藤井康男, 創造型人間は音樂腦で考える, プレジデント社, 1979

Arnold Gesell, 新井清三郎 譯, 行動の胎生學, 日本 小兒醫事出版社, 昭和55

D. Chamberlain, 片山陽子 譯, 誕生を記憶する子どもたち, 春秋社, 1997

MacFarlance, A.: The Psychology of Child Birth,1977, 鹿島広人・高橋晃 譯、赤ちゃん誕生, サイエンス社、1982

Maurer, D. & Maurer, C.: The World of Newborn: New York, Basic Books,1988, 吉田 利子 譯 : 赤ちゃんに世界がどう見えるか、草思社, 1992

T. Verny & J. Kelly, 小林 登 譯, 胎児は見ている, 祥傳社(東京), 平成11

Matejcek, D. Dytrych, Z. & Schuller, V.: The Prague Study of Children Born from Unwanted Pregnancies, International Journal of Mental Health,7, 1979

Matejcek, D., Dytrych, Z. & Schuller, V.: Follow-up Study of Children Born from Unwanted Pregnancies, International Journal of Behavioral Development,3, 1980

제4장

新井康允, 腦から見た南と女, 講談社, 昭和60

生田 哲, 腦の健康, 講談社, 2002

石浦章一, 生命のしくみ, 日本實業出版(東京), 1999

大木幸介, 腦から心を讀む, 講談社(東京), 昭和61年

大木幸介, こころの量子論, 日經サイエンス(東京), 1984

大木幸介, 心の分子メカニズム, 紀伊國屋書店, 1985

大木幸介, 腦と心の化學, 裳華房(東京), 1993

大木幸介, 腦がここまでわかってきた, 光文社(東京), 1993

大島 清, 胎兒に音樂は聴こえるか, PHP研究所, 1988

大島 清, 赤ちゃんの頭をよくする胎教と0歳兒教育, 二見書房(東京), 1991

大前研一 譯 編, 右腦革命, プレジデント社, 1981

木下清一郎, 心は遺傳子をこえるか, 東京大學出版會, 1996

中村禎里, 中国における妊娠・胎發生論の歴史, 思文閣出版(京都), 2006

二木宏明, 腦と心理學, 朝倉書店(東京), 2010

矢沢サイエンスオフィス編, 最新腦科學, 學習研究社(東京), 1997

現代思想 第19卷第十號, 青土社(東京), 1991年10月

現代のエスプリ No.59, こころ, 至文堂, 昭和47年

A. Oliverio, A. Oliverio Ferraris, 川本英明 譯, 胎兒の腦・老人の腦, 創元社, 2008

Floyd E. Bloom 外2人, 中村克樹 外1人 譯, 新腦の探檢(上・下), 講談社, 2004

Prochiantz, なだいなだ 外 1人 譯, 腦の誕生, (株)丸善, 平成5

R. M. Restak, 河內十郎・高城薰 譯, 乳兒の腦とこころ, 新曜社(東京), 1989

<知能編>

石浦章一, IQ遺傳子, (株)丸善, 平成14

大木幸介, 腦をあやつる分子言語, 講談社, 1979

大木幸介, 心の分子メカニズム, 紀伊國屋書店, 1985

大島 淸, 子供の腦力は9才までの育て方で決まる, 海龍社(東京), 平成16

田所作太郎, こころとくすり, 星和書店(東京), 1986

塚田裕三, 神經研究の進步,22, 1027(1978)

中川八郎・葛西奈津子, 子どもの腦を育てる營養學, 京都大學學術出版會, 2005

藤井康男, 創造型人間は音樂腦で考える, プレジデント社, 1979

最新腦科學, 學習研究社(東京), 1997年 6月號

Hyden H., Scient, Am, 205, Dec. 62(1961), 高壇玄吉郎 譯, 自然 3月 號,22,

Blakeslee, T. R., "The Right Brain", Doubleday, 1980

Warburton, D. M. "Neurochemical Basis of Consciousness" in "Chemical Influences on Behavior", ed. By Brown, K. Cooper, S.J. Academic Press 421, 1979

<음식물 편>

大澤 博, 心理營養學,ブレーン出版(東京), 1994

田所作太郎, こころとくすり, 星和書店(東京), 1986

中川八郎, 腦の營養學, 共立出版(東京), 19895

中川八郎・葛西奈津子, 子どもの腦を育てる營養學, 京都大學學術出版會, 2005

榊 佳之, ヒトゲノム, 岩波書店, 2001

本庶 佑, ゲノムが語る生命像, 講談社, 2018

A. Winter & R. Winter, 酒井一夫 譯, 頭の營養學, 東京圖書(株), 1990

제5장

安藤照子 編 : 情緒の発達と保育（精神の發達，朝倉保育基礎講座2）朝倉書店，1972

生田 哲, 脳の健康, 講談社, 2002

岩崎庸男, 島井哲志編著: 胎児は訴える,福村出版, 1988

大島 清, 胎児に音樂は聽こえるか, PHP研究所, 1988

大島 清, 子供の腦力は９才までの育て方で決まる, 海龍社(東京), 平成16

黑田史郎 監修 : 乳幼兒發達辭典, 上村菊朗 :「新生兒黃疸」, 岩崎學術出版社, 1985

隱岐忠彦編 : 發達心理學, ミネルヴァ書房, 1975

母性衛生28(2), 佐藤芳昭 ;「女性と喫煙-美國での現狀分析から」, 1987

榊原洋一, 腦科學と發達障害, 中央法規出版, 2007

澤田淳編: 別冊 : 發達, 野本直記 :「遺傳相談」, ここまできた早期發見 : 早期治療,こどもの健康と病氣,ミネルヴァ書房,1987

藤掛永良 編, 發達心理學, 千原美重子,「胎生期の發達」, 建帛社, 平成8

馬場一雄 外 編 : 小兒看護學(1), 醫學書院, 1995

藤掛永良 編 : 發達心理學, 建帛社, 平成8

黑田史郎監集: 乳幼兒發達辭典, 細井武光 :「血液型不適合妊娠」, 岩崎學術出版社, 1985

梅本堯夫・大山正監修:新心理學ライブラリ５, 矢野喜夫・落合正行 :「發達心理學への招待」, サイエンス社 1991

岩崎庸南・島井哲志編著: 胎児は訴える-行動異常をもたらすもの, 中村圭佐 :「飮酒と胎兒」, 福村出版, 1988

Kerry, L. Jang, 安藤壽康 外 1人 監譯, 精神疾患の行動遺傳學, 有斐閣, 2007

Willy Breinholst, 島村 力 譯, 胎兒と母親はホントに 會話する?(株) グラフ社, 平成13

R. M. Restak, 河內十郎, 高城薰譯: 乳兒の腦とこころ,新曜社,1989

NewYork時事, 1955年 5月 6日

제6장

東洋 外 編, 發達心理學ハンドブック, 福村出版, 1992

安藤壽康, 心はどのように遺傳するか, 講談社, 2000

安藤壽康,「心は遺傳する」とどうして言えるのか, 創元社, 2017

石川辰夫, 分子遺傳學入門, 岩波書店, 1982

石浦章一, IQ遺傳子, (株)丸善, 平成14

駒井 卓, 人類の遺傳子, 培風館, 昭和54

榊 佳之, ヒトゲノム, 岩波書店, 2001

谷口祐司, 胎教とその修正, 育兒文化研究所(東京), 平成2

田中克己・今泉洋子, 日本人の遺傳, 培風館, 1983

中込彌男,ヒトの遺傳, 岩波書店, 1996

中原英臣 外 2人, DNAかく語りき, PHP研究所(東京), 1995

本庶 佑, ゲノムが語る生命像, 講談社, 2018

三浦謹一郎, DNAと遺傳情報, 岩波書店, 1984

藤永 保 監修：最新心理學事典, 平凡社, 2013

KBS <첨단보고 뇌과학> 제작팀 지음,『태아성장보고서』, 마더북스, 2013

Floyd E. Bloom 外2人, 中村克樹 外1人 譯, 新腦の探檢(上・下), 講談社, 2004

Gordon Edlin, 清水信義 監譯, ヒトの遺傳學, 東京化學同人, 1992

Joseph LeDoux, 谷垣曉美 譯, シナプスが人格をつくる, みすず書房, (東京), 2004

Sam Singer, 關谷剛南 譯, 人間の遺傳學, 東京化學同人, 1995

제7장

大島 淸, 赤ちゃんの頭をよくする胎教と0歳兒教育, 二見書房(東京), 1991

大島 淸, 子供の脳力は9才までの育て方で決まる, 海龍社(東京), 平成16

小林登：育つ育てるふれあいの育兒-胎兒期からの子育て學, PHP文庫, 1995

藤掛永良 編,發達心理學, 高木德子,「新生兒期の發達」, 建帛社, 平成8

谷口祐司, 胎教とその修正, 育兒文化研究所(東京), 平成2

藤掛永良 編, 發達心理學, 千原美重子,「胎生期の發達」, 建帛社, 平成8

小林登ら 編：新しい子ども學I：育つ, 夏山英一 ：「生命の誕生-受精から誕生まで」, 海鳴社, 1985

Matejcek, D. Dytrych, Z. & Schuller, V.：Follow-up Study of Children Born from Unwanted Pregnancies. International Journal of Behavioral Development,3, 1980

T. Verny & J. Kelly, 小林 登 譯, 胎児は見ている, 祥傳社(東京), 平成11

Willy Breinholst, 島村力 譯, 胎兒と母親は木ソト, 會話する?(株) グテフ社, 平成13

제8장

瑜伽師地論

唯識論

成唯識論

黃帝內經〈靈樞〉編

備急千金要方

諸病源候論

太平經

太上九丹上化胎精中記經

太上老君內觀經

四部醫典

李光濬, 「21世紀における禪心理學の研究問題」, 駒澤大學禪研究所年報第15號,
　2003

李光濬, 禪心理學的生命觀, 國際日本文化研究所センター, 2004

李光濬, 胎生論についての禪心理學的研究, 密敎學42號, 種智院大學密敎學會,
　2006.3

中村禎里, 中国における姙娠・胎發生論の歷史, 思文閣出版(京都), 2006

池上正治, 氣の曼陀羅, 出帆新社(東京), 1993

龍谷大學 編, 佛敎大辭彙, 富山房, 大正 3-11-('龍谷'으로 약칭)

總合佛敎大辭典, 法藏館, 2005

Tom Dummer, 久保博嗣 譯, チベット醫學入門, 春秋社, 1995

Elisabeth Finckh, "The Theory and Practice of Tibetan Medicine,
　Tibetan Review Vol.16, No.4, New Delhi, April, 1981

Lama Govinda, 'Conscios Expansion', The middle Way, August, 1971

Tenzin choedhak, Lectures given in London at RIGPA in 1984

[표와 그림 출처]

[표 1-1] 氏家達夫, 託摩武俊編・基礎乳幼兒・學童心理學, 八千代出版, 1983, p.147,

[그림 1-1] 塚田和弘: 新版ヒトの科學, 建帛社, 1993, p.44.

[그림 2-1] 吉田時子, 他 監修：人體發生學, 醫齒藥出版, 1992로부터 改變.

[그림 2-2] 遠山益 編, 分子細胞生物學入門, HBJ出版局, 1995, p.227.

[그림 2-3] Liebert, R. M.; 村田孝次 譯, 發達心理學, 新曜社, 1978, p.47.
　　　　　Scheinfeld, 1973.

[그림 2-4] G. Edlin, 淸水信義 監譯, ヒトの遺傳學, 東京化學同人, 1992, p.297.

[그림 3-1] 生田 哲, 腦の健康, 講談社, 2002, p.59.

[그림 4-1] 明和政子, ヒトの發達の謎を解く, 筑摩書房, 2019, p.115.

[그림 4-2] つなかる腦科學, 利根川進, 講談社, 理化學硏究所腦科學總合硏究
　　　センタ編, 　　　　p.53.

[그림 4-3] 生田 哲, 腦の健康, 講談社, 2002, p.56.

[그림 4-4] 現代のエスプリ No.59, こころ, 至文堂, 昭和47, p.109.

[그림 4-5] 生田哲, 腦の健康, 講談社, p.58.

[그림 4-6] 生田哲, 腦の健康, 講談社, p.23.

[그림 4-7] 生田哲, 腦の健康, 講談社, p.30.

[그림 4-8] Floyd E. Bloom 外, 中村克樹 外 監譯, 新腦の探檢(上), 講談社, 2004, p.46.

[그림 4-9] 大木幸介, 心の分子メカニズム, 紀伊國屋書店, 1990, p.29.

[그림 4-10] 最新腦科學, 學習硏究社(東京), 1997年 6月號, p.245.

[그림 4-11] 最新腦科學, 學習硏究社(東京), 1997年 6月號, p.246.

[그림 4-12] 最新腦科學, 學習硏究社(東京), 1997年 6月號, p.244.

[그림 4-13] 大木幸介, 心の分子メカニズム, 紀伊國屋書店, 1990, p.154.

[그림 4-14] A. Winter & R. Winter, 酒井 一夫譯, 頭の營養學, 東京圖書
　　　(株), 1990, p.3.

[표 4-1] A. Winter & R. Winter, 酒井 一夫譯, 頭の營養學, 東京圖書(株),
　　　1990,p.12.

[그림 4-15] 田所作太郎 編, こころとくすり, 星和書店(東京), 1986, p.8.

[그림 5-1] R. M. Restak, 河內十郎・高城薰譯, 乳兒の腦とこころ, 新曜社
　　　(東京), 1989, 　　　　p.157.

[그림 6-1] 榊 佳之, ヒトゲノム, 岩波書店, 2001, p.3.

[그림 6-2] 榊 佳之, ヒトゲノム, 岩波書店, 2001, p.27.

[그림 6-3] 安藤壽康, 心はどのように遺傳するか, 講談社, 2000, p.50.

[그림 6-4] 安藤壽康, 心はどのように遺傳するか, 講談社, 2000, p.34.

[그림 6-5] 安藤壽康, 心はどのように遺傳するか, 講談社, 2000, p.35.

[그림 6-6] J. LeDoux, 谷垣曉美 譯, シナプスが人格をつくる, みすず書房, (東京), 2004,   p.3.

[그림 6-7] J. LeDoux, 谷垣曉美 譯, シナプスが人格をつくる, みすず書房, (東京), 2004,   p.5.

[그림 6-8] S. Singer, 關谷剛南 譯, 人間の遺傳學, 東京化學同人, 1995, p.234.

[그림 6-9] 中込彌男, ヒトの遺傳, 岩波書店, 1996, p103.

[표 7-1] 藤掛永良 編, 建帛社, 發達心理學, (平8), p.55.

[찾아보기]

저자

이광준(李光濬)

_동국대학교 졸업. 서울대 학지연 연구생, 고려대 석사
_일본 고마자와대(駒澤大學) 심리학 박사
_전공 : 카운슬링, 치료심리학, 선심리학 외 태생학(胎生學) 연구
_경력 : 백상창신경정신과 임상심리실장, 한림성심대학교 교수,
　　　　일본 국제일본문화연구센터 외국인 연구원(교수),
　　　　하나조노대학(花園大學) 연구원, 류코쿠 대학(龍谷大學) 강사,
　　　　류코쿠대학 객원연구원, 서울불교대학원대학교 석좌교수 역임
_ 현재 : 동서심리학 연구소장

_저서 :
카운슬링과 심리치료, 한국적치료심리학,
정신분석해체와 선심리학, 한방심리학(韓方心理學),
불교의 참회사상사, 정토불교의 참회사상, 일본-그 문화와 사회,
한·일 불교문화교류사, 법화사상사, 붓다의 법담학 연구,
반야심경 제대로 공부하기, 반야경의 사상개설,
카운슬링에 있어서의 선심리학적 연구(일어),
불교와 카운슬링(일어·공저), 불교와 카운슬링의 이론과 실천(일어·공저),
불교와 심리학의 접점(일어·공저)

_역서:
1. 일본을 결정한 100년
2. 동양의학
3. 깨달음의 재발견

_논서 :
1. 선과 상담에 관한 비교연구
2. 한국의 카운슬링에 있어서 찰학적 정초를 위한 일고
3. 상담을 위한 성서적자원의 일고찰
4. 불교의 심식론과 뇌과학
5. S. Freud의 『전이 신경증 개관』
6. 태생론에 대한 선심리학적 연구
7. 재판심리학의 전망과 과제 외 다수

胎兒心理學

초판 1쇄 인쇄일 2023년 11월 24일
초판 1쇄 발행일 2023년 12월 2일

지 은 이 이광준
만 든 이 이정옥
만 든 곳 행림서원
서울시 은평구 수색로 340 〈202호〉
전화 : 02) 375-8571
팩스 : 02) 375-8573
이메일 pyung1976@naver.com
등록번호 25100-2015-000103호
ISBN 979-11-89061-15-9 93510
정 가 25,000원